D1987376

Achim Peters

Das egoistische Gehirn

Achim Peters
mit Sebastian Junge

Das egoistische Gehirn

Warum unser Kopf Diäten sabotiert und gegen den eigenen Körper kämpft

Ullstein

2. Auflage 2011

ISBN 978-3-550-08854-4

© 2011 by Ullstein Buchverlage GmbH, Berlin
Alle Rechte vorbehalten
Lektorat: Heike Gronemeier, München
Abbildungen: Deutscher Infografikdienst, infografikdienst.de
Gesetzt aus der Minion
Satz: Pinkuin Satz und Datentechnik, Berlin
Druck und Bindearbeiten: Bercker, Kevelaer
Printed in Germany

Für Lisa Marie und Lasse

Inhalt

Prolog
Das Rätsel von Sikinien

Im Sommer des Jahres 2008 befand ich mich auf einem Flug von Hamburg nach Spanien. Ich blickte gedankenverloren aus dem Fenster und sah, wie die Maschine bei klarem Wetter Lausanne und Montreux am Genfer See überflog. Hier hatte ich eine Woche zuvor meinen Freund und Kollegen Luc Pellerin besucht. Es waren aufregende Tage, in denen wir Ideen diskutiert und Forschungsergebnisse ausgetauscht hatten. Während weit unter mir mächtige Bergformationen vorüberglitten, durchströmte mich plötzlich ein tiefes Glücksgefühl. Inspiriert durch die Lektüre eines Buches, in dem ein Philosoph den Moment seiner Jugend beschreibt, in dem er eine entscheidende Erkenntnis machte, die sein Leben prägen sollte, war auch ich in meine Vergangenheit abgetaucht … Sommer 1976, ich hatte endlich mein Abitur in der Tasche und in Vorbereitung auf mein Medizinstudium ein Krankenpflegepraktikum begonnen. In jenem Sommer nahm ich auch an der zweiten Runde im Bundeswettbewerb Mathematik teil. Man musste in zwei Monaten vier Aufgaben zu Hause lösen, drei hatte ich schon. Die vierte gestaltete sich schwieriger, ich suchte schon seit Wochen nach einer Lösung: »Auf der Insel Sikinien gehen von jedem Dorf drei Straßen aus. Jede dieser Straßen führt wieder in ein anderes sikinisches Dorf. Andere Straßen gibt es dort nicht, und die Zahl der Dörfer ist begrenzt. Ein Wanderer startet im Dorf A und wählt im nächsten Dorf die linke Straße der Gabelung, im übernächsten die rechte, dann wieder die linke, immer abwechselnd. Beweise, dass der Mann schließlich ins Dorf A zurückkommt.«

Plötzlich fällt mir der entscheidende Gedankenschritt ein.

Die Lösung muss etwas damit zu tun haben, dass es nicht unendlich viele Dörfer auf Sikinien gibt! Ja, so konnte ich zeigen, dass sich der Straßenzug zu einer »geschlossenen Figur« fügt, die zum Ausgangspunkt zurückführt. Das Glücksgefühl, als ich diese vierte Aufgabe endlich gelöst hatte, war unbeschreiblich. Und ich weiß noch, wie ich später oft davon träumte, dass ich eine so klare Lösung auch einmal für ein Problem im Bereich der Medizin finden würde. Als ich nun im Flugzeug aus dem Fenster blickte, begriff ich plötzlich, wie nahe ich der Verwirklichung dieses Traums gekommen war. Ich hatte meine geschlossene Figur gefunden! Denn so wie der Wanderer auf unserer Insel wieder an den Ausgangspunkt seines Weges zurückkehrt, so hatte ich herausgefunden, dass die Energie für das Gehirn von dem Ort aus bestellt wird, an dem sie benötigt wird. Die Lösung meines medizinischen Rätsels von Sikinien lautete nämlich: »Das Gehirn versorgt sich selbst zuerst.«

TEIL I

Wie unser Gehirn den Stoffwechsel kontrolliert

Übergewicht – alles nur eine Frage des Willens?

Der Blick auf die Waage bestätigt die schlimmsten Befürchtungen: zwei Kilo zugenommen, innerhalb weniger Tage. Wieder einmal waren die wochenlangen Diätbemühungen vergebens. Dabei hatte alles so hoffnungsvoll begonnen: Die Pfunde schmolzen dahin wie Butter an einem schönen Sommertag. Doch der Stolz über die ersten geschwundenen Pfunde verflog rasch. Der Verzicht, das Mit-sich-Ringen um jede Mahlzeit, die schlechte Laune, die quälenden Heißhungerattacken und die ständigen Gedanken ans Essen nagen am Felsen der Entschlusskraft – bis zu jenem entscheidenden Moment der Schwäche, in dem man alle Vorsätze über Bord wirft. Plötzlich scheint alles egal, Hauptsache, wieder einmal richtig essen …

Jeder, der schon einmal eine Diät gemacht hat, kennt solche Situationen. Dabei suggerieren uns Ratgeber und Zeitschriften, dass die Sache mit dem Abnehmen doch ganz einfach sei. Gewicht verlieren ist schließlich nur eine Willensfrage, nicht wahr? Oder warum fühlen wir uns schuldig, wenn wir trotz aller Bemühungen nicht abnehmen oder schon in kürzester Zeit wieder an Gewicht zulegen? Schlanksein ist längst zu einer zentralen Wertenorm in unserer Gesellschaft geworden, und wer ihr nicht entspricht, hat es schwerer, anerkannt zu werden. Schlank zu sein suggeriert Aktivität, Lebensfreude und Leistungsfähigkeit. Übergewicht hingegen scheint der Inbegriff mangelnder Disziplin zu sein, gepaart mit der Unfähigkeit, Verantwortung zu übernehmen. Wer das noch nicht einmal für den eigenen Körper schafft, wie kann so ein Mensch dann zu einem vollwertigen Leistungsträger der Gesellschaft werden, die uns doch immer mehr Dynamik und Flexibilität abverlangt?

Die Sichtweise, dass das Streben nach Lustgewinn ein Ausdruck mangelnder Willenskraft sei, hat im abendländisch-christlichen Kulturkreis eine lange Tradition. Im Mittelalter wurde unmäßiges Essen sogar als Todsünde angesehen. So beschreibt der italienische Dichter Dante in seiner *Göttlichen Komödie*, wie Schlemmer und Fresssäcke in der Hölle bestraft werden: »Tief im Schlamm und Kot liegen sie, der Regen klatscht unerbittlich auf sie nieder ... wegen der Gaumensünde, der verderblichen.« Bis heute werden übergewichtige Menschen stigmatisiert. Nicht immer geschieht dies aus Bosheit. Im Gegenteil: Vieles, was sich übergewichtige Menschen anhören müssen – von den Medien, Mitmenschen oder Experten –, wird mit besten Absichten geäußert. Es geht ihnen um die Vorbeugung von gesundheitlichen Problemen, sie warnen vor einem Anstieg von Diabetes und anderen Erkrankungen, die nicht nur für den Einzelnen, sondern für das ganze Gesundheitssystem gravierende Folgen haben.

Tatsächlich aber offenbaren all die gutgemeinten Abnehmempfehlungen eine große Ratlosigkeit. Denn die Medizin blieb bis heute konkrete Antworten auf die Frage nach den Ursachen von Übergewicht schuldig. Betrachtet man die Zahlen der Weltgesundheitsorganisation (WHO), so scheinen sie zu bestätigen, dass es uns bis heute an den richtigen Angriffspunkten zur Vorbeugung und Behandlung mangelt. Es sind die Zahlen einer stillen Gesundheitskatastrophe: Weltweit sind 1,6 Milliarden Erwachsene übergewichtig. 400 Millionen von ihnen haben Adipositas, also so starkes Übergewicht, dass es als Krankheitsbild eingestuft wird. 42 Millionen Kinder unter fünf Jahren wiegen ebenfalls deutlich zu viel. Im Report der WHO wird Übergewicht seit Jahren als globale Epidemie aufgeführt – und als das kostspieligste Gesundheitsproblem der kommenden Jahrzehnte. In einigen Bundesstaaten der USA hat sich die Zahl der an Adipositas erkrankten Erwachsenen seit 1980 mehr als verdreifacht; dort wurde inzwischen sogar der Begriff der Superadipositas (ab einem Body-Mass-Index von über 35) eingeführt. Ähnlich dramatisch ist die Situation in Großbritannien, Osteuropa oder Ozeanien. Und in der EU liegt Deutschland mit 75,4 Prozent übergewichtigen Männern und 58,9 Prozent übergewichtigen Frauen auf Platz eins. Insbesondere für deutsche Kinder und Jugendliche sind die Zahlen beunruhigend gestiegen, bereits heute sind 14,8 Prozent oder 1,7 Millionen übergewichtig. Was müssen wir ändern, damit unsere Kinder schlank bleiben und die Epidemie endlich zum Stillstand kommt?

Auch das chinesische Gesundheitswesen sieht sich mit einer zunehmenden Übergewichtsproblematik konfrontiert – zumindest in der Bevölkerung der schnell wachsenden Metropolen. Hier hinterlässt der rasante wirtschaftliche Aufstieg Spuren im Stoffwechsel der Menschen, und das mit einer Geschwindigkeit, die alarmierend ist: 53,9 Prozent der Einwohner von Peking und 34 Prozent der Einwohner von Shanghai wiegen zu viel. Und was ist mit dem Kontinent, der im allgemeinen Bewusstsein mit Hunger und Unterernährung in Zusammenhang gebracht wird? So unglaublich es klingen mag, selbst in Afrika breitet sich Übergewicht aus. Doch warum gelingt es nicht, dieser Epidemie Einhalt zu gebieten, obwohl in vielen Ländern enormer finanzieller und therapeutischer Aufwand betrieben wird? Gegessen hat die Menschheit immer – warum wurde Essen plötzlich zum Problem? Und warum kann niemand dieses Problem lösen? Woran liegt es also, dass die Menschen immer dicker werden?

»Der Grund für Übergewicht liegt im Energiestoffwechsel des Körpers«, davon war der Physiologe Jean Mayer überzeugt. Er hatte in den 1950er Jahren als Erster den Versuch unternommen, die Stigmatisierung von übergewichtigen Menschen durch neue wissenschaftliche Erkenntnisse zu beenden. Er wollte mit einem physiologischen Modell belegen, dass die Nahrungsaufnahme nicht vom Willen abhängt, sondern vom Energielevel in unserem Körper reguliert wird. Ausgehend von dieser Grundidee nahm Mayer den medizinischen und gesundheitspolitischen Kampf gegen das Phänomen des Übergewichts in den USA auf.

Der gebürtige Franzose, ein Ernährungsexperte mit ausgeprägtem politischem Bewusstsein und großem Einfluss, wurde zu einem der maßgeblichen Vordenker im Kampf gegen die Ausbreitung von Übergewicht und Typ-2-Diabetes. Mayer, der aus einer traditionsreichen Familie von Unternehmern und Ärzten stammte, wurde am 19. Februar 1920 in Paris geboren. An der Sorbonne studiert er zunächst Philosophie, Mathematik und Biologie, bis ihn der Zweite Weltkrieg zur vorläufigen Aufgabe seiner Universitätslaufbahn zwingt. Nach dem Krieg entschließt sich Mayer, in die USA auszuwandern, wo er wissenschaftlich in die Fußstapfen seines Vaters, eines renommierten Physiologen, tritt. In Yale promoviert er in Physiologischer Chemie, weitere Stationen seiner wissenschaftlichen Karriere werden die Washington Medical School und Harvard. Mayer ist der neue strahlende Stern am Wissenschaftshimmel – zumal er sich mit einem Bereich beschäftigt, der medizinisch und gesundheitspolitisch an Bedeutung gewinnt. Sein Interesse gilt der Ernährungsforschung, die Entstehung und Behandlung von Übergewicht und Diabetes macht er zu seinem Spezialgebiet. Nach Jahrzehnten, die geprägt waren von Wirtschaftskrisen, Mangel, Krieg und Rationierungen, bricht mit den 1950er Jahren eine Epoche des Wohlstands an. Die Ernährungsgewohnheiten der Amerikaner verändern sich dramatisch. Aus dem American Diner entstehen Fastfood-Ketten. Schnelles Essen verdrängt zunehmend die häusliche Kultur des Kochens und des gemeinsamen Miteinanders bei Tisch. Die Folgen dieses Wandels sind aus damaliger medizinischer Sicht eklatant: Übergewicht und Diabetes breiten sich in der Bevölkerung aus. Für die Behandlung von Stoffwechselerkrankungen waren Ärzte damals nur unzureichend gerüstet. Insbesondere der insulinabhängige jugendliche Diabetes (Typ 1) stellte die Mediziner vor Probleme. Der Blutzucker konnte nur langwierig in Monatsabständen vom Hausarzt gemessen werden, während es heutzutage Teststreifen gibt, mit denen jeder Diabetespatient selbst mehrfach am Tag seinen Blutzucker rasch bestimmen und so seine Nahrungsaufnahme und seine Insulindosis anpassen kann. Auch die medizinischen Möglichkeiten, das Risiko von Folgeerkrankungen zu senken, waren vor fünfzig Jahren wesentlich begrenzter als heute. Und die Ursachen, die überhaupt erst zur Eskalation des Stoffwechsels und damit zu Übergewicht und zum nicht-insulinabhängigen Alters-Diabetes (Typ 2) führen, lagen im Dunkeln.

Mayer wollte dies ändern. Er setzte sich das Ziel, die Gesetze der Energieversorgung des Körpers zu finden und zu erklären. Dabei legte er zunächst einen Grundgedanken fest: Der Energiefüllstand im Körper bestimmt die Nahrungsaufnahme. Mit anderen Worten: Wenn zu wenig Energie in unserem Körper vorhanden ist, werden wir hungrig und essen; wenn das Energielevel im Körper wieder ansteigt, sind wir satt und hören auf zu essen. Dieser Prämisse folgend, müsste es also ein Signal geben, das zunächst anzeigt, dass der Körper Energie benötigt, und diese dann gezielt anfordert.

Auf der Suche nach einem solchen Botenstoff, der den Energiefüllstand im Körper signalisiert, hatte sich Mayer dem Naheliegendsten zugewandt: dem Blut. Glukose war als wichtigste Energiewährung des Körpers bereits bekannt, und Blutzuckerwerte spielten schon bei der Behandlung der größten bekannten menschlichen Energiekrise, des Typ-1-Diabetes, eine entscheidende Rolle. Genau dort knüpft Mayers »Glukostatische Theorie« an. Sie besagt, dass das Gleichgewicht des Blutzuckers der entscheidende Faktor bei der Energieversorgung des Körpers ist. Der Blutzucker, der durch die Nahrungsaufnahme reguliert wird, bestimmt die Energieversorgung aller Organsysteme einschließlich des Gehirns.

Jean Mayer veröffentlichte seine Theorie im Jahr 1953. Noch im selben Jahr kam eine Variante von Mayers Grundgedanken auf: die »Lipostatische Theorie« von Gordon C. Kennedy. Auch er ging davon aus, dass der Energiehaushalt durch einen Botenstoff aus dem Körper reguliert würde. Kennedy vermutete diesen Stoff aber nicht im Blut, sondern im Fettgewebe. Nach seiner Theorie setzen Fettzellen je nach Füllstand Botenstoffe frei, die dafür sorgen, dass mehr oder weniger Nahrung zugeführt wird. Kennedy suchte nach einer Art Sättigungshormon, ohne es allerdings finden zu können. Andere Wissenschaftler folgten ähnlichen Ansätzen und forschten im Magen-Darm-Trakt nach einem eindeutigen Hinweis zur Energieregulierung. Einen entscheidenden Durchbruch bei der Frage nach der Entstehung von Übergewicht erzielte mit all diesen Forschungsansätzen bis heute niemand.

Am Ende setzte sich Mayers Grundgedanke in der medizinischen Behandlung von Übergewicht und Diabetes durch. Jean Mayer investierte viel Zeit in die Erforschung seiner Glukostatischen Theorie. Er konnte durch Studien und Publikationen ihren Geltungsbereich erweitern, allerdings gelang ihm dies nicht lückenlos. Trotz seiner jahrzehntelangen Bemühungen blieben viele Fragen offen, darunter eine ganz entscheidende: Warum isst ein Patient mit Diabetes, obwohl sein Blutzucker dramatisch erhöht ist? Aufgrund seines hohen Blutzuckers müsste er gemäß Mayers Theorie eigentlich sofort zu essen aufhören. Die aus Mayers Grundgedanken abgeleitete Lipostatische Theorie wies eine ähnliche Lücke auf: Warum isst ein Patient mit Übergewicht, obwohl seine Fettspeicher übervoll sind? Gemäß den Vorhersagen des Modells dürfte auch er wegen des hohen Energiefüllstandes im Körper nicht mehr essen. Warum sich diese Prognosen in der Praxis nicht bestätigen, auf diese Frage konnte bis heute niemand eine Antwort geben.

Von 1969 an kehrte Mayer der experimentellen Forschung den Rücken, wurde Präsident der Tufts University und in den folgenden Jahren gesundheitspolitischer Berater von drei US-Präsidenten – Richard Nixon, Gerald Ford und Jimmy Carter. Obwohl seine Theorie offenkundige Schwächen hatte, war er bis 1993 der einflussreichste Experte für Ernährungsfragen in den USA. Unter seiner Leitung wurden diverse Programme und

Richtlinien zur Bekämpfung von Unter- und Überernährung aufgelegt und zum Teil zu Gesetzen und Verordnungen geformt. Sein Denkansatz fand weltweit Beachtung und hatte auch Auswirkungen auf das Gesundheitswesen in Deutschland. Die gesamte Fachrichtung der Diabetologie etwa basiert auf Mayers Theorie und formuliert dementsprechend ihre Therapieziele: Der Blutzucker soll in engen Grenzen normal oder nahe normal eingestellt werden, auch bei Menschen mit Typ-2-Diabetes. Gleiches gilt für die Bewertung von Gesundheitsrisiken durch Übergewicht in der Inneren Medizin; auch das Körpergewicht soll gemäß der von Mayers Grundidee abstammenden Lipostatischen Theorie auf normal eingestellt werden. Dementsprechend zielt die daraus abgeleitete Therapie von Adipositas schlicht auf eine Normalisierung des Körpergewichts.

Jean Mayers Konzept hat über die vergangenen Jahrzehnte die gesundheitspolitische Diskussion geprägt. Die Erfolge indes sind bescheiden. Die Industrienationen geben nach wie vor Milliarden für die Behandlung von Übergewicht und den daraus entstehenden Folgeerkrankungen aus. Parallel dazu hat sich ein weiterer Milliardenmarkt etabliert, der Unsummen mit Diäten, kalorienreduzierten Lebensmitteln oder Nahrungsergänzungsmitteln verdient. Alles, um das Übergewichtsproblem zu lösen. Alles vergebens, wie die Statistiken der WHO belegen.

Erstaunlicherweise machen trotzdem alle so weiter wie bisher: die Mediziner, die Politiker, die Ernährungsberater, die Physiologen … In einer Situation, in der ein Problem trotz vielfältiger Bemühungen unlösbar erscheint, steht die Schuldfrage hoch im Kurs. Irgendjemand muss doch für die Übergewichtsepidemie verantwortlich sein. Diesen endlosen und ebenso sinnlosen Diskurs hat der Kinderarzt Robert H. Lustig in einem Artikel in der Fachzeitschrift *Pediatric Annals* treffend so beschrieben: »Die Gesundheitsbehörden sagen, Übergewicht resultiert aus einem Ungleichgewicht im Energiehaushalt – es wird zu kalorienreich gegessen und zu wenig Sport getrieben. Die Lebensmittelkonzerne beklagen, dass sich die Menschen nicht genug bewegen, die TV-Industrie behauptet, es liegt an der falschen Ernährung, die Atkins-Leute verteufeln die Kohlenhydrate, die Ornish-Befürworter verdammen das Fett, die Fruchtsafthersteller machen die Limonaden verantwortlich, die Limonadenhersteller verweisen auf die Fruchtsäfte. Die Schule sieht die Verantwortung bei den Eltern, die Eltern sehen die Schule in der Pflicht. Wie soll man ein Problem lösen, wenn sich niemand verantwortlich fühlt?« Und das Problem wird immer drängender. Die eingangs erwähnten WHO-Zahlen werden schon bald überholt sein. Besonders dramatisch ist der rasante Anstieg von übergewichtigen Kindern. Übergewicht in der Kindheit und Jugend wiederum ist ein maßgebliches Vorzeichen für Übergewicht im Erwachsenenalter. Und: Je früher Übergewicht auftritt, desto früher erhöht sich auch das Krankheitsrisiko. Es ist nicht die Zeit, einfach so weiterzumachen. Es ist an der Zeit, eine Krise auszurufen: Wir haben ein riesiges Gesundheitsproblem mit übergewichtigen Kindern und Erwachsenen, und Schuldzuweisungen werden es nicht lösen. Es ist an der Zeit, alte Überzeugungen in Frage zu stellen und die Ursachen, die zu Übergewicht führen, besser zu erforschen und neu zu bewerten. Ein wichtiger Fingerzeig dafür sind neue Forschungsergebnisse, die belegen, dass vermehrte Nahrungsaufnahme letztlich nichts anderes als eine Notlösung des Gehirns ist, das sich in einer Energiekrise befindet. Welche Rolle Stress dabei spielt, was das für Fragen der Ernährung, für Diäten, für die Richtigkeit von Therapien bei Übergewicht und Diabetes, ja sogar für die Erziehung unserer Kinder bedeutet, darum geht es in diesem Buch. Und um die Erkenntnis, dass diese neue wissenschaftliche Sicht herkömmliche Denkansätze zur Entstehung von Übergewicht, die auf »Lustgewinn« und »Schuldzuweisung« beruhen, endlich überflüssig macht.

Als selbstkritischer Wissenschaftler setzte sich Jean Mayer immer wieder mit experimentellen Ergebnissen auseinander, die nicht zu seinem Konzept passten. Interessanterweise hätte er die Chance gehabt, eine der entscheidenden Lücken zu schließen, die sowohl in der Glukostatischen wie auch in der Lipostatischen Theorie vorhanden waren, und damit sein Konzept entscheidend zu erweitern und zu verbessern. Denn schon 1921 hatte Marie Krieger, eine Pathologin aus Jena, eine Studie veröffentlicht, die in Mayers Theorie zu einem wichtigen Grundpfeiler hätte werden können. Mayer könnten ihre Arbeiten vorgelegen haben. Umso mehr, da sein Vater und Kriegers Doktorvater, Robert Rössle aus Berlin, die berühmtesten Physiologen ihrer Zeit waren und sicherlich die Arbeiten des jeweils anderen kannten. Jedenfalls hat Mayer die Studie nie in einer seiner Publikationen erwähnt. Was Marie Krieger vor über neunzig Jahren herausfand, können wir also erst heute bewerten: als einen Meilenstein in der Erforschung der Frage, welchen Einfluss der Energiebedarf des Gehirns auf unser Körpergewicht hat.

Frühjahr 1917: Über zehn Millionen deutsche Soldaten führen einen Zweifrontenkrieg – im Westen gegen Frankreich und seine Verbündeten England und die USA, im Osten gegen das zerfallende russische Reich. Nicht nur für die Soldaten, auch für die Zivilbevölkerung hat der lange, zermürbende Krieg fatale Folgen. Aufgrund der Kontinentalblockade der Alliierten wird die Versorgungslage in Deutschland immer schwieriger. Es fehlt an Brennstoffen, Medikamenten und vor allem an Nahrungsmitteln. Im sogenannten Steckrübenwinter des Jahres 1916/17 spitzt sich die Situation dramatisch zu. Viele Menschen sind chronisch unterernährt und gesundheitlich geschwächt. Typhus, Ruhr und Tuberkulose breiten sich aus.

Im Pathologischen Institut der Friedrich-Schiller-Universität in Jena werden täglich Opfer der tödlichen Entbehrungen eingeliefert. Die von Krankheit und Hunger ausgemergelten Körper werden dem Institut zu Forschungszwecken überstellt. Im Keller des Gebäudes arbeitet Marie Krieger als junge Doktorandin. »Über die Atrophie der menschlichen Organe bei Inanition« lautet der Titel ihrer wissenschaftlichen Arbeit. Atrophie bezeichnet den Gewebeschwund des Körpers und seiner Organe. Die Ursache dafür nennt das zweite medizinische Fachwort im Titel: Inanition. Darunter verstehen Mediziner die Abmagerung des Körpers auf ein extremes Maß unterhalb des Normalgewichts. Die Körper, die Marie Krieger untersucht, unterschreiten diesen Wert deutlich. Einige der Leichname weisen bis zu 45 Prozent Gewichtsverlust auf. Die Ursachen dafür sind vielfältig, wenngleich alle mit den Folgen des Krieges in Zusammenhang stehen: psychische Erkrankungen, die zu massiven Essstörungen führten, Ruhrfälle, wodurch die Nahrungsaufnahme der Kranken zum Erliegen kam, vor allem aber extreme Mangelversorgung bei jungen Soldaten.

Für die Medizinerin wird diese Jahrhundertkatastrophe zur wissenschaftlichen Chance, niemand hat bislang die organischen Folgen von Hunger und Auszehrung beim Menschen dokumentiert. Ausgangspunkte von Kriegers Untersuchungen sind ganz einfache Fragen: Wenn unser Körper abnimmt – durch Hungern oder Fasten –, schrumpfen dann nicht nur Muskeln und Fett, sondern auch die inneren Organe? Und wenn ja, trifft das auf alle Organe zu?

Um diese Fragen beantworten zu können, ermittelte die Wissenschaftlerin zunächst die Durchschnittsgewichte der inneren Organe normal ernährter Männer und Frauen. Für die Leber zum Beispiel notierte sie: »Beim gesunden Erwachsenen im normalen Ernährungszustand macht die Leber 2,69 Prozent des Körpergewichts aus – sie wiegt zwischen 1592 und 1659 Gramm.« Für das Gehirn stellte sie ein Durchschnittsgewicht von 1405 Gramm fest. Dann entnahm sie den ausgemergelten Toten verschiedene Organe und legte sie auf die Waage. Im Vergleich zu den Normalwerten wichen die meisten Messergebnisse stark ab. Alle inneren Organe waren durch die Auszehrung um bis zu 40 Prozent leichter als bei normal genährten Erwachsenen – alle, bis auf das Gehirn. Nur zwei Prozent oder weniger Gewichtsverlust ergaben Marie Kriegers Messungen. Selbst unter schlimmsten Ernährungsbedingungen, so ihre sensationelle Entdeckung, verändert das Gehirn sein Gewicht nur minimal.

Im Jahr 1921 veröffentlichte sie ihre Ergebnisse, und obwohl Kriegers Analysemöglichkeiten damals nur bescheiden waren, hat ihr Befund bis heute Bestand. Mittlerweile lassen sich Gewichtsverluste innerer Organe durch die moderne Magnetresonanztomographie (MRT) auch bei lebenden Menschen präzise ermitteln. Bei Menschen, die an Magersucht (Anorexie) leiden, weisen die inneren Organe im Extremfall Gewichtsverluste von bis zu 40 Prozent auf, während das Gehirn nur minimal an Masse und Gewicht einbüßt. Auch neueste MRT-Ergebnisse zu stark übergewichtigen Patienten, die mit Hilfe einer kalorienreduzierten Diät Körpermasse verlieren, belegen, dass das Gehirn im Gegensatz zu allen anderen Organen nicht abnimmt.

Woran liegt das? Warum gibt es ein Organ in unserem Körper, das selbst während einer Hungersnot nicht von der Mangelernährung betroffen zu sein scheint? Für dieses Phänomen kann es nur eine Erklärung geben: Das Gehirn nimmt in der Stoffwechselhierarchie des Körpers eine Sonderstellung ein. Es stellt zuerst seine eigene Versorgung sicher, während sich der Rest des Körpers mit der Energie begnügen muss, die dann noch übrigbleibt. In Zeiten des Mangels bedeutet dies, dass die anderen Organe hungern und dem Gehirn alle verfügbaren Energiereserven überlassen müssen. Kann es sein, dass unser Gehirn wie ein egoistischer Despot agiert?

Checks and Balances – das Prinzip der Gewaltenteilung in unserem Gehirn

Den Wissenschaftlern war zwar seit den 1950er Jahren klar, dass das Gehirn Informationen aus dem Stoffwechsel empfängt, sie verarbeitet und weitergibt. Grundsätzlich aber war das Gehirn für sie nur ein ganz normaler Energieempfänger wie alle anderen Organe auch. Keiner kam auf die Idee, dass das Gehirn einen ganz eigenen Energieplan haben könnte. Marie Krieger hatte einen ersten Beleg dafür geliefert, dass unser Stoffwechsel hierarchisch organisiert ist und das Gehirn darin eine Sonderstellung einnimmt. Der »Egoismus des Gehirns« geht dabei sogar so weit, dass es in Notsituationen den Rest des Körpers von der Energiezufuhr weitgehend abschneidet. Dieses charakteristische Vorgehen gab der Forschungsrichtung, die diesem Buch zugrunde liegt, ihren Namen: die Selfish-Brain-Theorie (engl. »selfish« = selbstsüchtig; engl. »brain« = Gehirn).

Es mag auf den ersten Blick befremdlich erscheinen, dass unser Gehirn wirklich selbstsüchtig oder egoistisch sein kann. Denn das würde bedeuten, dass unser Zentralnervensystem in der Lage ist, eigenständig zu handeln, möglicherweise ohne unsere Wünsche und Interessen zu berücksichtigen. Doch dieser Egoismus des Gehirns verschafft uns Menschen Vorteile. Ist es also denkbar, dass uns gerade ein solchermaßen konkurrenzfähiges Gehirn dabei hilft, unseren Körper auch in Zeiten des Nahrungsüberangebotes schlank zu halten?

Das funktioniert natürlich nicht einfach per Knopfdruck. Die Entscheidungs- und Handlungsprozesse, die in unserem Kopf ablaufen, sind viel komplexer, als wir denken, und am ehesten vergleichbar mit der Funktionsweise eines demokratischen Rechtsstaats. »Checks and Balances« ist eine Redewendung aus der angelsächsischen Politikwissenschaft. Frei ins Deutsche übersetzt bedeutet sie: kontrollieren und ausgleichen. Ein solches Regulationssystem ermöglicht demokratischen Regierungen innerhalb definierter Grenzen Handlungsfreiheit und reduziert die Gefahr einer Diktatur. Denn Macht und Entscheidungsgewalt sind auf verschiedene Instanzen verteilt, die sich gegenseitig beeinflussen und kontrollieren. In einem demokratischen Staat sind das die Regierung, die Parteien, das Parlament, die Gerichte und die Wähler. Keiner kann allein entscheiden. Und solange die Zeiten gut und stabil sind und das System intakt ist, wird keiner die uneingeschränkte Macht an sich reißen können. So entsteht eine ideale Balance, die es ermöglicht, die wesentlichen Bedürfnisse aller zu befriedigen.

Diese Gewaltenteilung ist auch ein grundsätzliches Prinzip unseres Gehirns. Sie gilt sowohl für unsere bewussten als auch für unsere unbewussten Entscheidungen. Jeder der verschiedenen Gehirnteile ist an Entscheidungen beteiligt, kein Teil regiert allein. Welcher sich am Ende durchsetzt, welche Instanzen im Gehirn ein Entscheidungsimpuls durchläuft und inwieweit dieser dabei noch modifiziert wird, das hängt von ganz unterschiedlichen Faktoren ab. Wenn das System defekt ist oder in schlechten Zeiten unter Druck gerät, kann es sich zwar an die geänderte Situation anpassen, aber es entsteht eine neue Balance: Die Kompetenzen werden umverteilt, Bedürfnisse anders befriedigt. Dieses neue Gleichgewicht ist nicht mehr so ideal wie der Ausgangszustand, aber unter vielen schlechten Optionen dennoch die beste.

Eine derartige »Stabilisierung durch Veränderung«, wie diese Form der Anpassung in der Hirnforschung genannt wird, vollzieht sich insbesondere bei stoffwechselphysiologischen Vorgängen, also dann, wenn Energie im Körper verteilt wird. Denn sobald es Engpässe bei der Energieversorgung des Gehirns gibt, tritt eine besondere Fähigkeit unseres Denkapparates zutage, die für unser Überleben ausschlaggebend ist: Das Gehirn entscheidet selbständig und teilweise sogar egoistisch gegen den eigenen Körper. Geostrategisch formuliert könnte man sagen: Energiepolitik ist für das Gehirn eine Frage der neuronalen Sicherheit – sie hat höchste Priorität.

Energie – freie Fahrt ins Gehirn

Diesen Grundgedanken der Selfish-Brain-Theorie habe ich erstmals im Mai 1987 in der kanadischen Metropole Toronto formuliert. Ein Stipendium der Deutschen Forschungsgemeinschaft hatte es mir damals ermöglicht, im *Hospital for Sick Children*, eine der renommiertesten Kliniken Nordamerikas, meine wissenschaftliche Arbeit zum Thema Diabetes aufzunehmen. Toronto ist für die Diabetesforschung von großer historischer Bedeutung. Hier wurde die medikamentöse Anwendung von Insulin erfunden und erprobt. Ganz in der Nähe meines Büros lag das Institut, in dem Fred Banting und Charles Best 1921 erstmals Insulin isoliert und einem kleinen Jungen namens Leonard verabreicht hatten. Leonard, ihr Patient 0, war an Typ-1-Diabetes erkrankt. Die Inselzellen seiner Bauchspeicheldrüse hatten nach und nach ihre Insulinproduktion eingestellt. Insulin aber ist lebensnotwendig, damit der Körper die aufgenommene Energie in Form von Zucker (Glukose) in den Depots abspeichern kann. Ein Mensch, dessen Bauchspeicheldrüse kein Insulin mehr produziert, kann so viel essen, wie er will, und wird doch innerhalb weniger Wochen verhungern. Leonard war der erste Mensch mit Typ-1-Diabetes, der die Krankheit überlebt hat. Seitdem wird Diabetes mit Insulinspritzen behandelt, die Lebenserwartung der Patienten ist von praktisch null auf »nahezu normal« gestiegen.

Trotz dieser medizinischen Erfolgsgeschichte stellte die Diagnose Ärzte und Patienten noch in den 1980er Jahren vor ein schwerwiegendes Problem. Denn es gab keine Richtwerte, wie viel Insulin der Körper eines Betroffenen tatsächlich braucht. Die Insulintherapie ist eine der komplexesten Einstellungen in der Medizin, der Blutzucker muss viermal täglich analysiert werden, um die richtige Dosisaufteilung zu finden. Eigentlich kann dies nur eine medizinische Fachkraft optimal berechnen – für die Betroffenen auf Dauer ein unzumutbarer Zustand. Deshalb konzentrierte ich mich während meines Aufenthaltes in Toronto auf die Frage, wie man Menschen mit Zuckerkrankheit dabei helfen könnte, die richtige Insulinmenge selbst zu bestimmen.

Ich glaubte, einen Lösungsansatz für das Problem finden zu können. Mitte der 1980er Jahre gab es die ersten Minicomputer auf der Basis leistungsfähiger Taschenrechner. Was wäre, wenn man ein solches Gerät dahingehend programmierte, dass jeder Patient den mittels eines Teststreifens selbstermittelten Blutzuckerwert einfach in den Computer eintippt und dieser daraus die angemessene Insulindosis errechnet? Eine präzise Hochrechnung, nicht wie bisher eine Schätzung, das wäre ein großer Fortschritt. Die Wirkung des Insulins würde verbessert. Und das Risiko einer Überdosierung würde gesenkt, wodurch sich insbesondere eine drohende Gewichtszunahme einerseits und die durch Unterzucker ausgelösten Ohnmachtsanfälle andererseits eindämmen ließen. Nach der präzisen Berechnung könnte sich der Patient die ermittelte Dosis selbst spritzen. Das wäre die größtmögliche Verbindung von wirksamer Therapie und Lebensqualität.

Doch wie würde so ein Computerprogramm aussehen? Welches Schaltschema läge ihm zugrunde? Um diese Frage beantworten zu können, müsste man wissen, wie unser Körper im gesunden Zustand das Problem der optimierten Insulinausschüttung gelöst hat. Eine Frage, die der Medizin noch immer Rätsel aufgab.

Eines Morgens nahm ich nicht den direkten Weg in mein Büro, sondern wanderte durch die Straßen von Downtown Toronto und genoss die frische Frühlingsluft. Beim Gehen kommen einem die besten Ideen, heißt es. Ich erreichte eine Kreuzung und musste an einer Fußgängerampel warten. Autos fuhren an, während die Wagen auf der kreuzenden Straße stoppten. Dann schaltete die Ampel wieder um, und der Gegenverkehr begann von neuem zu fließen. Ich war so in Gedanken, dass ich die nächste Grünphase verpasst hatte. Fasziniert starrte ich auf die Kreuzung: Wenn zwei Straßen aufeinandertreffen, lässt sich der Verkehrsfluss mit einer einfachen Rot-Grün-Phase sicher und effektiv regulieren. Wäre dieses Modell auch für den Stoffwechsel denkbar? Eine Art Ampelschaltung des menschlichen Organismus, die die Glukosezufuhr zum Gehirn beziehungsweise zu den Speicherorganen reguliert?

Beflügelt eilte ich ins Büro und ging mein Bücherregal durch. Ich hatte mich schon früher mit Mathematik und der Berechnung von Schaltkreisen beschäftigt, Joseph J. DiStefanos Buch *Theory and Problems of Feedback and Control Systems* über Regelungstheorie musste hier irgendwo sein. Tatsächlich entdeckte ich darin die Schaltung einer Ampel, die den Verkehr der sich kreuzenden Straßen A und B regelt. Diese Ampel war aber nicht, wie im Straßenverkehr üblich, starr programmiert. Hier ging es um eine flexible Ampelschaltung, die ständig Informationen über das aktuelle Verkehrsaufkommen erhält und die Grünphasen für A und B rechnerisch so anpasst, dass Verkehrsstaus vermieden werden.

Ließe sich so ein flexibles System auf die Regulierung des Blutzuckers bei Menschen wie dem kleinen Leonard übertragen? Ich spielte das Szenario durch: Straße A führt ins Gehirn, Straße B ins Fett- und Muskelgewebe. Bei einem Energiemissverhältnis (zu wenig Glukose gelangt ins Gehirn, zu viel in die Speicher) ergeht ein Signal an die Bauchspeicheldrüse: »Insulinausschüttung drosseln!« Fett- und Muskelzellen können jetzt keine Glukose mehr aufnehmen, der »Blutzuckerverkehr« fließt ungehindert ins Gehirn. Entsteht dort eine Überkapazität, erfolgt der gegenteilige Befehl: »Insulin ausschütten!« Jetzt sind die Speicher im Muskel- und Fettgewebe offen, der Glukose-Strom wird gezielt dorthin geleitet.

Wenn dieses Prinzip zutraf, könnte so auch ein Insulinrechner funktionieren – wie eine intelligente Ampelschaltung, die aufgrund aktuell erhobener Blutzuckerwerte den Energiefluss des Körpers durch eine rechnerisch optimal angepasste Insulindosis reguliert. Ob dieses Schaltmodell so oder ähnlich tatsächlich im Körper arbeitet, war 1987 allerdings noch nicht zu belegen. Viele physiologische Aspekte lagen im Dunkeln, auch die Frage, welche Rolle das Gehirn bei der Entscheidung spielt, wohin der Blutzucker gelenkt wird, war ungeklärt. Wer weiß, vielleicht war sogar das Gehirn allein für die Programmierung der Stoffwechsel-Ampel in unserem Körper verantwortlich. Diese einfache, aber fundamentale Frage nach der Kontrolle des Energieflusses durch das Gehirn war schließlich der Ausgangspunkt für die Entstehung der Selfish-Brain-Theorie. Bis dahin hatte die Medizin versucht, Störungen im Energiehaushalt des Körpers symptomatisch zu behandeln, ohne näher zu erforschen, wo die tieferen Ursachen für das Ungleichgewicht lagen.

Auch wenn es mir damals noch nicht gelang, meine Theorie experimentell zu untermauern – die Idee vom egoistischen Gehirn ließ mich nicht mehr los. 1998 beschäftigte ich mich erneut mit der Ampelidee. Ich hatte mein Forschungsprojekt in Kanada beendet und arbeitete an der medizinischen Fakultät der Universität Lübeck. Dort befasste ich mich mit der entscheidenden Frage, ob und wenn ja auf welche Weise das Gehirn den Energiefluss im Körper kontrolliert. Seit Toronto waren elf Jahre vergangen – viel Zeit für neue Erkenntnisse. Inzwischen hatten ein Kanadier, ein Amerikaner und ein Brite drei wichtige Funktionen des Hirn- und Körperstoffwechsels entdeckt: Luc Pellerin hatte 1994 den Schlüsselmechanismus des Hirnenergiestoffwechsels gefunden und nachgewiesen, dass Nervenzellen Energie beim Körper »bestellen«. Im gleichen Jahr hatte Jeffrey Friedman das Leptin (vom griechischen *leptos* = schlank) entdeckt, einen körpereigenen Botenstoff, der dem Hirn den Energiefüllstand im Fett- und Muskelgewebe übermittelt. David Spanswick lieferte drei Jahre später den letzten *missing link*. Er fand ihn im ventromedialen Hypothalamus, einer Region im oberen Hirnstamm, in der Stoffwechselvorgänge des Körpers reguliert werden. Hier laufen die Informationen über die Energieflüsse im Blut zusammen. Hier werden die Energiefüllstände im Gehirn sowie im Fett- und Muskelgewebe registriert und verglichen; und von hier werden die Glukoseströme gelenkt. Der Ampelschalter im Gehirn war gefunden!

Jetzt musste man die Studien nur noch in einen Zusammenhang stellen. Interessanterweise war genau dies bisher nicht geschehen. Pellerin, Friedman und Spanswick kannten die Forschungen der jeweils anderen zu wenig. Aber wenn man diese hervorragenden Arbeiten aus den Gebieten des Körper- und Hirnstoffwechsels wie bei einem Puzzle zusammenfügte, würde ein völlig neues Bild Konturen annehmen. Das Ergebnis war die Selfish-Brain-Theorie, die erklärt, wie das Gehirn selbstbestimmt seine Energieversorgung sichert und dabei in Krisenzeiten alle anderen Organe in die zweite Reihe verweist.

1998 formulierte ich die Selfish-Brain-Theorie in Lübeck, 2004 wurde sie publiziert. Wie die Golden-Gate-Brücke in San Francisco ruht die Theorie auf zwei fundamentalen Grundpfeilern:

- Das Gehirn reguliert zuerst seinen eigenen Energiefüllstand. Dazu aktiviert es sein Stresssystem, das die Energie aus den Körperreserven ins Gehirn leitet (die Ampel zeigt Grün Richtung Gehirn).
- Anschließend kehrt das Stresssystem wieder zurück in seine Ruhelage. Jetzt erfolgt die Nahrungsaufnahme, um die Körperreserven wieder aufzufüllen (die Ampel zeigt Grün Richtung Körper).

Die Selfish-Brain-Theorie wurde inzwischen anhand von mehr als 10000 Studien aus den unterschiedlichsten Fachdisziplinen geprüft und findet sich mit diesen im Einklang. Sie wurde auf »Plausibilität« getestet, in zahlreichen persönlichen Gesprächen und auf zwei internationalen Selfish-Brain-Konferenzen mit ausgewählten Experten der Bereiche Neuroenergetik, Stressforschung, Adipositas, Diabetes, Schlaf und Gedächtnis. 2004 rief die Deutsche Forschungsgemeinschaft an der Universität zu Lübeck die Klinische Forschergruppe »Selfish Brain: Gehirnglukose und Metabolisches Syndrom« ins Leben. In diesem Team forschen seitdem unter meiner Leitung 36 Wissenschaftler und fünfzig Doktoranden aus den Disziplinen Hirnforschung, Innere Medizin, Diabetologie, Psychiatrie, Psychologie, Neuroendokrinologie, Pharmakologie, Ökotrophologie, Biochemie, Chemie und Mathematik zum gleichen Thema: zur Selbstsucht des Gehirns.

Wie wir später noch sehen werden, ist der Egoismus des Gehirns aber kein reiner Selbstzweck, sondern verschafft uns evolutionäre Vorteile. Der prähistorische Mensch war ständig von Nahrungsknappheit und Gefahren aus der Umwelt bedroht – ein Problem, das noch weit bis in die Neuzeit reichte. Um darauf adäquat reagieren zu können, war es vor allem wichtig, dass das Gehirn funktionierte. Die Wahrnehmung musste geschärft sein, man musste in Situationen der Gefahr die richtige Entscheidung treffen und wissen, wo man in Zeiten des Mangels Nahrung finden konnte. Also hieß die Devise: Alle Energie in die Schaltzentrale! Diese Mechanismen, die uns damals in Zeiten der Nahrungsknappheit eine gute Hirnleistung garantiert haben, wirken in uns noch heute. Wenn sie reibungslos funktionieren, ermöglichen sie uns, trotz des Nahrungsüberangebots schlank zu bleiben. Tritt allerdings eine Störung auf, dann – und nur dann – werden wir dick.

Dieses Thema ist natürlich aus wissenschaftlicher Sicht hochspannend – vor allem aber ist es für jeden Einzelnen von uns von großer Bedeutung. Denn es zeigt, wie groß der Einfluss unseres Gehirns auf unseren gesamten Stoffwechsel ist. Wenn die Ampelschaltung funktioniert, können wir vom Egoismus des Gehirns profitieren, denn er sichert in schlechten Zeiten unser Überleben und hält uns in guten Zeiten schlank. Wenn das System aber aus dem Tritt kommt, hat das gravierende Folgen. Übergewicht, Typ-2-Diabetes, Magersucht und Bulimie, die vermeintlichen Zivilisationskrankheiten unserer Zeit, haben ihren Ursprung in einer Veränderung in unserer Ampel-Schaltzentrale und nicht in »Maßlosigkeit« oder bewusstem »Verzicht«. Erst wenn wir die Rolle des Gehirns als Verbraucher Nummer eins und Regulator Nummer eins im menschlichen Energiestoffwechsel verstehen, können wir Therapien entwickeln, die nicht nur die Symptome behandeln, sondern endlich die Ursachen von Übergewicht und Diabetes bekämpfen. Und wir können uns von der Idee verabschieden, dass wir nur streng genug Diät halten müssen, um dauerhaft abzunehmen. Dabei wird es auch um die Fragen gehen, inwieweit unser Gefühlsleben und unser Umgang mit Stress mit dem Stoffwechsel von Gehirn und Körper zusammenhängen.

Energie auf Bestellung – eine Tasse Zucker täglich

Die Studien von Marie Krieger waren der erste Beleg dafür, dass sich unser Stoffwechsel in Notzeiten zugunsten des Gehirns radikalisiert. Mit anderen Worten: Der Kampf um Nahrung, den der hungernde Mensch gegen die Natur oder andere Menschen führt, vollzieht sich spiegelbildlich auch in seinem Inneren. Gekämpft wird dabei um den wichtigsten Rohstoff des Körpers: Zucker. Diese Kohlenhydratverbindung zirkuliert in den Blutbahnen in Form von Glukose, dem begehrtesten Energieträger des Stoffwechsels. Unter normalen Umständen nimmt ein Mensch pro Tag 200 Gramm Glukose zu sich. Dass unser Gehirn ein egoistischer Herrscher ist, der sich selbst zuerst bedient, wissen wir bereits. Man kann also vermuten, dass das Gehirn gerade beim Zucker den Löwenanteil für sich fordert. Aber wie groß ist dieser Teil, was gelangt noch in die anderen Organe?

Bereits in den 1940er Jahren entwickelten die amerikanischen Neurowissenschaftler Seymour Kety und Carl Schmidt ein Verfahren, durch das sie wichtige Einblicke in den Hirnstoffwechsel erhielten. Dazu legten sie Probanden einen Katheter in die Armarterien, um den Blutglukosegehalt vor der Passage durchs Gehirn zu bestimmen. Weitere Katheter wurden in beide großen Halsgefäße bis auf Höhe der Ohren eingeführt – eine Messstation, die das abfließende Blut nach seinem Weg durchs Gehirn passieren musste. Aus der Messung des Glukosegehalts im zu- und abfließenden Blut ergibt sich eine genaue Analyse der Glukoseausbeute des Gehirns. Allerdings birgt dieses Verfahren Verletzungsrisiken für die Versuchsperson und wird daher heute nur noch in Ausnahmefällen angewendet. Doch bereits in den 1950er und 1960er Jahren wurde auf der Grundlage der Kety-Schmidt-Methode ermittelt, wie viel Glukose in 24 Stunden im Blut umgesetzt und wie viel davon im Gehirn verbrannt wird. Die Ergebnisse beider Untersuchungsreihen waren verblüffend: Von den 200 Gramm Glukose, die ein Mensch täglich zu sich nimmt, beansprucht das Gehirn allein 130 Gramm für sich – das entspricht in etwa der gleichen Menge Haushaltszucker (das ist so viel, wie in eine nicht ganz randvoll gefüllte Kaffeetasse passt). Eine solche Tasse Zucker wird jeden Tag in unser Gehirn transportiert und dort verbrannt, damit wir denken, fühlen, entscheiden, träumen und unseren Körper kontrollieren können.

Aber wie kommt es, dass das Gehirn diesen hochenergetischen Stoff fast ausschließlich für sich beanspruchen kann? Was ist mit den Muskeln und anderen verbrennungsintensiven Organsystemen? Warum rebellieren sie nicht gegen diese »ungerechte« Energieverteilung? Auf der Suche nach einer Erklärung für dieses Phänomen konzentrierte sich die Forschung zunächst auf die Frage, wie die Energiebeschaffung bei Neuronen, den einzelnen Nervenzellen des Gehirns, abläuft.

Jede einzelne Nervenzelle kümmert sich selbst um die Logistik der eigenen Versorgung. Neuronen beziehen ihre Energie von sogenannten Astrozyten, das sind Zellen, die gewissermaßen wie Tankstellen im Hirngewebe funktionieren. Mit ihren sternförmigen Ausstülpungen docken sie auf der einen Seite an den Nervenzellen an, auf der gegenüberliegenden an den Kapillaren. Diese kleinsten Blutgefäße unseres Körpers transportieren den Kraftstoff Blut bis zur Zelle. Sowohl an den Kapillar- als auch an den Astrozytenwänden befinden sich Transportvorrichtungen, die Glukosemoleküle aufnehmen und weiterreichen können. Zunächst nahm man an, dass diese Glukosetransporter einfache Verbindungsporen von der Art starrer Röhren seien, durch die Glukose aus dem Blut hindurchgedrückt würde. Das hätte bedeutet, dass Nervenzellen *passiv* mit Zucker versorgt werden: Je mehr im Blut angeboten wird, desto mehr wird in die Zellen gedrückt.

Tatsächlich agiert das System wesentlich raffinierter. Die Glukosetransporter in den Astrozytenwänden sind zwar wie Röhren, aber sie sind flexibel, gehen auf und zu. Sie öffnen sich, wenn die Zelle Energiebedarf hat, und sie schließen sich wieder, wenn der Bedarf gedeckt ist. Mit anderen Worten: Die Astrozyten nehmen *aktiv* Energie auf. Sobald nun der Glukosenachschub über die geöffneten Poren zum Astrozyten gelangt ist, wird er dort chemisch in Laktat (Milchsäure) umgeformt. Jetzt ist das Kohlenhydrat so weit raffiniert, dass es in der Nervenzelle verbrannt werden kann.

So weit das Funktionsprinzip. Aber woher weiß der Astrozyt, wann sein Neuron Energie benötigt? Und vor allem, wie viel? Der kanadische Physiologe Luc Pellerin vermutete, dass es eine Art chemisches Signal geben müsse, mit dem der Energieaustausch reguliert wird. Er experimentierte mit dem Botenstoff Glutamat, dem wichtigsten chemischen Überträgerstoff für Informationen von Nervenzelle zu Nervenzelle. Mit Glutamat kommen auch Astrozyten in Berührung, wenn sie mit ihren sternförmigen Ausstülpungen an den Kontaktstellen zwischen sendender und empfangender Nervenzelle andocken. Bei dieser Verbindung entsteht zwischen Neuron und Astrozyt ein Kontaktspalt, eine Art Schnittstelle, die dazu geeignet ist, Informationen aufzunehmen. Im Laborversuch wollte Pellerin belegen, dass der Astrozyt Glutamat in sich aufnimmt und auf die Befehle des Botenstoffs reagiert: Als der Wissenschaftler den Astrozyten, die er als Zellkultur angezüchtet hatte, eine bestimmte Menge Glutamat verabreichte, begannen die Zellen tatsächlich Glukose zu saugen und zu verarbeiten. Damit war dem Kanadier ein wichtiger Durchbruch gelungen: Die Hirnzelle selbst *bestellt* die benötigte Energie, und zwar mit Hilfe des Glutamats. *Energy on demand*, Energie auf Abruf, nannte Pellerin das Konzept, mit dem eine bis dahin in der Wissenschaft verbreitete These zumindest auf der Zellebene widerlegt wurde: nämlich dass die

Gehirnversorgung *nur* vom Angebot aus dem Körper abhängt und das Gehirn auf diese Weise ausschließlich passiv versorgt wird. Stattdessen wusste man nun: Nervenzellen des Gehirns bestellen Energie und werden je nach Angebot *und* Nachfrage bedient.

Wenn sich Pellerins Erkenntnisse über die Energieregulierung auf zellulärer Ebene auch auf den Energiehaushalt unseres Körpers und auf die Leistungsfähigkeit unseres Gehirns übertragen ließen, könnte man die Frage beantworten, warum unser Gehirn sich den Löwenanteil Glukose sichern kann. Bei einer solchen Übertragung stößt man zwangsläufig auf das »Prinzip der Selbstähnlichkeit«. In der belebten und unbelebten Natur entdeckt man verblüffend oft das Phänomen, dass sich große und kleine Strukturen eines Systems auffallend ähneln. Vergrößert man zum Beispiel das Satellitenbild einer Küstenlinie immer weiter, stellt man fest, dass die Windungen und Einbuchtungen eines kleinen Strandabschnitts dem Verlauf der gesamten Küste erstaunlich gleichen. Es hat beinahe den Anschein, als befänden sich Mikrokosmos und Makrokosmos in einem Ideenaustausch.

Während sich Pellerin mit dem Mikrokosmos (Zellstoffwechsel) beschäftigte, forschte ich über den Makrokosmos (Energieversorgung der Organe). Als er mich 2002 erstmals in Lübeck besuchte, lautete unsere gemeinsame Kernfrage: Wie kommt die Energie in die Nervenzelle, beziehungsweise in die Organe und das Gehirn? Pellerin hatte diese Frage für seinen Bereich mit einem Laborexperiment erfolgreich beantwortet. Für die Selfish-Brain-Forschung würde dieser Nachweis auf der Ebene der Organe nicht so einfach zu erbringen sein. Muskeln, ein kompletter Blutkreislauf und ein Gehirn lassen sich nicht als Laborkultur in einer Nährlösung anlegen. Hier kam uns nun das Prinzip der Selbstähnlichkeit zu Hilfe. Träfe es auch in diesem Fall zu, würde das bedeuten, dass nicht nur eine Nervenzelle im kleinen Maßstab, sondern auch das Gehirn im großen Maßstab genau die Energiemenge anfordert, die es braucht – jede

Sekunde, jede Minute, unser ganzes Leben lang, auch wenn wir schlafen.

Man kann sich vorstellen, wie schwierig es für den Körper sein muss, solchen permanenten Energieforderungen nachzukommen. Das Gehirn verhält sich dabei im Grunde wie der anstrengendste Gast eines Luxushotels, der den kompletten Service für sich beansprucht und das Personal Tag und Nacht tyrannisiert. Ist genug Energie im Blut? Gelangt sie schnell genug ins Gehirn? Ist der Nachschub gesichert? Wie lange wird es dauern, bis die nächste Lieferung eintrifft? Der Beschaffungsdruck, den ein derartiges System ausübt, wäre enorm und hätte einen permanenten Einfluss auf unser Leben.

Es gibt nur eine Kraft im Gehirn, die so stark ist, den Körper dazu zu zwingen, sich derart zu fügen: das Stresssystem. Wenn wir diesen Begriff hören, denken wir vielleicht an äußere Einflüsse, durch die wir unter »Stress« geraten – etwa, wenn wir im Stau stehen und dringend zum nächsten Termin müssten, wenn wir eine Prüfung ablegen müssen oder in einen Streit verwickelt sind. Tatsächlich war das Stresssystem in der Evolution der Wirbeltiere ursprünglich dazu da, Gefahrensituationen besser zu meistern und sofort mit einer Kampf- oder Fluchtreaktion auf einen Stressor (einen bedrohlichen Reiz von außen) zu reagieren. Bei einer Bedrohung wird die Reaktionsfähigkeit gesteigert, das Stresshormon Adrenalin ausgeschüttet, der Blutdruck steigt, das Herz klopft, der Körper läuft auf Hochtouren. Ist die Gefahr gebannt, kehrt das Stresssystem wieder in seine Ruhelage zurück. Wie bei einem Fernsehgerät steht es so lange auf Standby, bis das Drücken des Startknopfes das Programm wieder aktiviert.

Wie genau unser Stresssystem funktioniert, denn natürlich reicht bei uns ein Knopfdruck allein nicht aus, kann man am besten mit einem Beispiel erklären: Stellen Sie sich vor, der Ausstellungsraum eines großen Kunstmuseums soll ganzjährig exakt auf 20 °C temperiert werden. Das übernimmt die Heizungsanlage (das Stresssystem), ein teures und hochsensibles

System, denn die alten Gemälde sind sehr empfindlich und wertvoll. Plötzlich reißt ein Unbefugter das Fenster im Ausstellungsraum auf (Stressor von außen). Sofort misst der empfindliche Thermostat (die Energiefühler im Gehirn) einen minimalen, für den Besucher kaum spürbaren Temperaturabfall auf 19,8 °C (Energiekrise im Gehirn). Der Thermostat gibt der Heizung nun die Anweisung, hochzufahren – schnell und genau in dem Umfang, der nötig ist, um zur gewünschten Ausgangstemperatur zurückzukehren. Die Anlage arbeitet dabei so präzise und effizient, dass es erst gar nicht zu einem größeren Temperaturabfall kommt. Kleinste Veränderungen von ±1 % in der Temperatur führen also bereits zu großer Aktivität des Systems. Die Heizung hält die Hochleistung (Stresssystem unter Belastung), bis jemand das Fenster wieder schließt und die Lage sich entspannt (Stresssystem kehrt langsam zurück in die Ruhelage). Nun bringt sie wieder ihre Grundleistung, die den Raum auf jenen 20 °C »Wohlfühltemperatur« hält, die für die Bilder optimal sind (Gehirnenergie im Gleichgewicht).

Zu solchen präzisen Leistungen ist auch das Gehirn mit seinem Stresssystem fähig.

System unter Stress

Unser Stresssystem ist eine mächtige Größe, die immer präsent ist, auch wenn sie ruht, aber jederzeit aus dieser Ruhelage, ihrem Standby-Modus, gerissen werden kann. Wie schnell und mit welchen Folgen, diese Erfahrung hat wohl jeder von uns mehr oder weniger bewusst schon einmal erlebt: während einer Auseinandersetzung, in einer Prüfungssituation oder einer Gefahrenlage. An der Universität zu Lübeck wurden im Rahmen des Trier-Social-Stress-Tests ebensolche Situationen zu Forschungszwecken inszeniert. Freiwillige Probanden wurden psychosozialem Stress ausgesetzt, wie er während einer schwierigen Prüfung oder einem Verhör entstehen kann. Die Testsituation sah folgendermaßen aus: Bei den Teilnehmern handelte es sich um gesunde Männer im Alter von 18 bis 33 Jahren. Sie betraten einen spärlich eingerichteten Raum. An einem Tisch saßen eine Prüferin und ein Prüfer in den weißen Uniformen der medizinischen Experten, die Testpersonen selbst mussten stehen. Eine Kamera und ein Mikrofon zeichneten das »Examen« auf. Die Probanden hatten einige Minuten Zeit, sich vorzustellen und über ihre persönlichen Stärken zu berichten. Sie sollten die Jury von sich überzeugen, ernteten aber statt Signalen der Anerkennung, Offenheit oder Ermunterung nur ernste, unterkühlte Blicke. Die Prüfer zeigten sich offenkundig mit dem Gesagten nicht zufrieden und machten sich ständig schriftliche Notizen. Im nächsten Teil der Prüfung wurde eine mathematische Aufgabe gestellt. Die Testkandidaten sollten von 2023 in 17er Schritten rückwärts rechnen. Bei jedem Fehler begann die Rechenprozedur von vorn, jedes falsche Ergebnis wurde mit kalter Geringschätzung quittiert.

Nach zehn Minuten hatten die Probanden die zermürbende Situation überstanden. Sie wurden in einen Nebenraum geführt, in dem ihr Stresslevel gemessen wurde. Schon vor dem Test hatte man den Kandidaten eine Kanüle in die Armvene eingeführt und Blut entnommen. Diese Anfangsproben wurden nun mit den neuen Blutproben verglichen. Obwohl die Testpersonen wussten, dass sie nur an einem wissenschaftlichen Versuch teilnahmen und die Prüfung für sie persönlich keine Relevanz hatte, sprachen ihre Blutwerte eine ganz andere Sprache: Die Stresshormone Adrenalin und Kortisol waren nach den zehn Prüfungsminuten auf sehr hohem Niveau. In dieses Bild fügten sich weitere Stresssymptome wie Herzrasen, Unruhe, Zittern, Schwitzen. Das sind die typischen Merkmale für die Aktivierung des sympathischen Nervensystems, mit dessen Hilfe das Gehirn mit den inneren Organen kommuniziert. Das war zu erwarten gewesen. Überraschenderweise traten auch sogenannte neuroglukopenische Symptome auf, besonders deutlich in den ersten Minuten nach dem »Examensstress«. Neuroglukopenie bezeichnet einen Glukosemangel der Nervenzellen (»Neuro« für Nerven, »-gluko-« für Glukose, »-penie« für Mangel). Die Symptome sind Sprachschwierigkeiten, Konzentrationsstörungen bis hin zu Blackouts, verlangsamtes Denken, verschwommenes Sehen, Schwindel, Schwäche. Diese Symptome kennt man in der Stoffwechselforschung eigentlich nur von Diabetespatienten mit Unterzucker, der eine mangelhafte Glukoseversorgung im Gehirn anzeigt. Erstmals beobachteten Forscher nun aber solche neuroglukopenischen Symptome bei normalen Blutzuckerwerten. Ein Ergebnis, das nur einen Schluss zulässt: Psychosozialer Stress kann ein messbares Energieproblem im Hirn, einen zerebralen Erschöpfungszustand herbeiführen.

Die Angst, die rasenden Gedanken und die langsam wieder abebbende Aufregung kennen wir alle aus ähnlichen Situationen – und auch das Gefühl, dass das ganz schön viel Energie gekostet haben muss. Aber die wenigsten Menschen wissen, welche Vorgänge dabei in ihrem Körper ablaufen. Eine Rückblende auf die Prüfungssituation: Der Testkandidat schwitzt, überlegt fieberhaft. Dabei steigt der Energiebedarf seines Gehirns. Das Stresszentrum im Gehirn des Probanden arbeitet auf hoher Alarmstufe und fordert vermehrt Glukose an. Es braucht noch mehr Energie, um besser nachdenken zu können. Die Energiebestellung erfolgt über die Stresshormone Adrenalin und Kortisol, die aus der Nebenniere ausgeschüttet werden. Um sicherzustellen, dass die im Blut zirkulierende Glukose tatsächlich dem Gehirn zur Verfügung steht, ergeht außerdem über das sympathische Nervensystem der Befehl an die Bauchspeicheldrüse: »Stopp die Insulin-Ausschüttung!« Das Speicherhormon Insulin ist normalerweise nötig, um Muskulatur und Fettgewebe die Glukoseaufnahme zu ermöglichen. Aber der Stoff ist jetzt zu knapp, zu kostbar. Auf strikte Anordnung des Gehirns wird kein Insulin mehr ins Blut abgesondert, Muskulatur und Fett können folglich keine Glukose mehr aufnehmen. Die wird nun stattdessen verstärkt ins Gehirn transportiert. Denn das Gehirn ist das Organ, das im Gegensatz zu den meisten anderen Organen kein Insulin braucht, um Glukose aufzunehmen.

Doch damit ist die Krise längst nicht abgewendet. Die Prüfer setzen den Probanden weiter unter Druck, immer mehr Adrenalin und Kortisol werden freigesetzt. Auch der Befehl des sympathischen Nervensystems an die Bauchspeicheldrüse, das Insulin weiter aus dem Spiel zu halten, bleibt stark – so lange, bis das belastende und quälende »Examen« vorbei ist. Danach fällt das Adrenalin innerhalb von 30 Minuten wieder auf fast normale Werte. Das Kortisol sinkt deutlich langsamer (der Normalwert ist erst nach ein bis zwei Stunden erreicht), und der Insulinwert verharrt sogar über zwei bis drei Stunden unter dem Durchschnitt. Der akute Stress ist zwar vorbei, das Gehirn signalisiert aber immer noch einen Versorgungsengpass – und spart Energie durch Abschalten einiger Hirnfunktionen ein. So kommt es zu den beobachteten neuroglukopenischen Ausfallerscheinungen (Konzentrationsmangel, verlangsamtes Denken).

Die Lübecker Wissenschaftler führten den Versuch nun in die Schlussphase. Vier Stunden vor dem Test hatten alle Probanden ein identisches Mittagessen zu sich genommen. Danach durften sie keine weitere Nahrung zu sich nehmen. Nach dem Prüfungsstress gab es »zur Entschädigung« ein üppiges Buffet mit Käse, Wurst, Brot, Lachs, Fleischsalat, Muffins, Schokolade und Orangensaft. Die Probanden griffen zu, während ihnen immer wieder Blut abgenommen wurde. Im Vergleich zu den Daten, die die Forscher bereits im Vorfeld ohne Stresseinfluss erhoben hatten, ließ sich nun feststellen, wie viel Glukose während der zehn Minuten Examensstress verbraucht worden war: Die gestressten Probanden nahmen am Buffet im Schnitt 34 Gramm Extra-Kohlenhydrate zu sich. Das entspricht einem Sechstel des gesamten Tagesbedarfs von etwa 200 Gramm. Eine einfache Nahrungsumrechnung belegte: Zehn Minuten psychosozialer Stress verbrauchen mehr Energie, als in eineinhalb Brötchen (50-g-Größe) steckt.

Für die gestressten Testkandidaten war das üppige Buffet so etwas wie ein Happyend. Sie konnten ihre Energiespeicher gezielt wieder auffüllen, die Stressanzeichen wie Zittern und Schwitzen gingen schnell weg, und auch die nachfolgenden Symptome wie Müdigkeit und Erschöpfung verschwanden. Doch wie bei manchen DVD-Versionen eines modernen Hollywood-Films gab es auch hier ein alternatives Ende: Einer zweiten Testgruppe wurde nur ein mageres Buffet mit grünem Salat und kalorienarmem Dressing angeboten. Auch diese Gruppe aß nach dem Examensstress mit Hunger, aber die Erholung stellte sich nicht ein. Noch anderthalb Stunden nach dem Essen waren bei dieser Gruppe die Zeichen der Neuroglukopenie im Gehirn so ausgeprägt wie unmittelbar nach dem Stress. Der Notstand dauerte an und zeigte sich in Form von Erschöpfung und Müdigkeit. Diese Gruppe verkörperte sozusagen die Gegenprobe, die bestätigt: Extra-Glukose kann das durch Stress verursachte Energieproblem im Gehirn lindern oder sogar aufheben.

Überträgt man die Ergebnisse der Lübecker Forschungen auf unseren Alltag, wird verständlich, wodurch unter Stress Heißhungerattacken entstehen, warum selbst kurzzeitige Leistungssteigerungen des Gehirns uns todmüde machen können und wie das eigene Gehirn bei mangelhafter Glukosezufuhr zur unerträglichen Nervensäge wird.

Nur: Wie kommt das Gehirn überhaupt dazu, so und nicht anders zu reagieren, wenn es unter Stress gerät? Seit wann gibt es das Programm, nach dem unser Nervensystem sich an belastenden Situationen abarbeitet? Interessanterweise ist es schon ziemlich alt – sogar sehr viel älter als 100 000 Jahre. Denn unser Stresssystem arbeitet noch immer so, als lebten wir in einer Epoche der Sammler und Jäger.

Geistesblitz der Evolution

Das Zagrosgebirge im heutigen Kurdistan vor rund 60 000 Jahren: Ein schwer Verwundeter schleppt sich mit letzter Kraft durch ein abgelegenes Tal. Sein Ziel ist ein Höhlenversteck, eine dunkle Felsgrotte, in der er vor seinen Verfolgern in Sicherheit ist. Dort sinkt er erschöpft zu Boden. Später wird er vermutlich in einen Dämmerzustand hinübergeglitten sein, vor Erschöpfung und um Kräfte zu sammeln. Sicher ist, dass er einige Tage oder sogar Wochen in seinem Versteck überlebt hat. Vielleicht hatte er etwas Wasser und einige Vorräte bei sich. Aber es fehlte ihm offenbar die Kraft, aufzustehen und neue Nahrung zu suchen. Die Verletzung war zu schwerwiegend, der Tod kam langsam und qualvoll.

Der Tote des Zagrosgebirges wurde zum Glücksfall für die Wissenschaft. Um 1960 wurde die Leiche des Mannes von Anthropologen in der Höhle entdeckt. Schnell war klar, dass es sich bei dem Toten nicht um einen modernen Menschen, sondern um einen Neandertaler handelte. Die Wissenschaftler benannten ihren Fund nach der Höhle, die ihm zum Grab geworden war: Shanidar 3. Seine Verletzungen – eine tiefe Brustwunde – gaben den Forschern lange Zeit Rätsel auf. Wer oder was hatte sie ihm zugefügt? Erst 2009 kam der Forensiker Steven Churchill von der Duke University im US-Bundesstaat North Carolina dem Geheimnis auf die Spur. Er untersuchte den Torso, vermaß die Brustwunde und bestimmte den Eintrittswinkel des spitzen Gegenstandes, der in den Brustkorb eingedrungen war. Churchill fand heraus, dass ein Speer die Tatwaffe gewesen sein musste. »Das Geschoss wurde geworfen und traf den Oberkörper des Opfers nach einer typischen Flugbahn in einem Winkel von 45 Grad«, so Churchill in seinem Autopsiebericht. Damit wurde der Kreis der Verdächtigen eingegrenzt: Neandertaler kamen als Täter nicht in Frage. Sie verfügten zwar über Speere, nutzten sie aber ausschließlich als Stichwaffen. Nur ein Lebewesen war vor 60 000 Jahren fähig, Wurfspeere zu verwenden: der moderne Homo sapiens. Liefert Shanidar 3 also den lange fehlenden Beweis, dass wir es waren, die die Neandertaler vor gut 30 000 Jahren ausrotteten? Wenn das zuträfe, wäre die alles entscheidende Frage, welche Eigenschaft uns dazu befähigt hat, unsere lästigen Nahrungskonkurrenten zu überdauern, beantwortet. Interessanterweise geht die anthropologische Forschung heute davon aus, dass Lebensumstände, Hirngröße und Intelligenz der beiden Unterarten Mensch in etwa vergleichbar waren. Beide waren Jäger. Sie fertigten und benutzten einfache Werkzeuge und Waffen, kannten das Feuer, kleideten sich mit Fellen, bestatteten ihre toten Angehörigen und hinterließen eigentümliche Kunstwerke in den Höhlen, die sie bewohnten. Es gibt auch Hinweise, dass sich Neandertaler und Mensch nicht nur feindselig begegnet sind. Sie haben Tauschhandel betrieben, zuweilen gemeinsam eine Unterkunft genutzt und vielleicht sogar gemeinsame Nachkommen gezeugt. Dennoch wurde die eine Gruppe zum Erfolgsmodell der Evolution, während die andere im Dunkel der Erdgeschichte verschwand.

Über die Gründe für das Aussterben der Neandertaler gibt es in der Paläontologie verschiedene wissenschaftliche Erklärungsmodelle – doch bewiesen ist bislang nichts. Auch die Selfish-Brain-Forschung kann diesen Beweis nicht liefern, aber sie führt zu der neuen Vermutung, dass es ein hirnphysiologischer Vorteil war, der unsere Vorfahren entscheidend begünstigt haben könnte: Der Schlüssel zum Verständnis für die Erfolgsgeschichte des modernen Menschen steckt möglicherweise in der Energiezuteilung zwischen seinem Gehirn und seinem Körper. Um Energie zu gewinnen, hat die Natur zwei grundsätzlich verschiedene Konzepte entwickelt: die Standorttreue – das Lebewesen verharrt zeitlebens am selben Ort und kämpft gegen die Konkurrenz um Ressourcen wie Licht, Wasser und

Nährstoffe. Pflanzen folgen diesem Energiekonzept. Der Vorteil besteht in der Einsparung – wer sich nicht bewegt, verbraucht deutlich weniger Energie. Die meisten Tiere hingegen sind Energiefolger. Sie müssen nach Nahrung suchen oder sogar jagen. Ihr Dilemma besteht darin, dass sie Energie investieren müssen, bevor sie ihre Kraftreserven durch Nahrungsaufnahme auftanken können. In Krisenzeiten, wie zum Beispiel während eines harten Winters oder einer Dürreperiode, nehmen die Risiken dieses Verfahrens zu. In welche Richtung soll sich das Tier oder eine Gruppe von Tieren auf der Suche nach Beute wenden? Wie teilt man seine Kräfte sinnvoll ein? Welche Situationsanalyse birgt die größten Chancen und die geringsten Risiken? Die Jägerkulturen vor 60 000 Jahren standen immer wieder vor diesen überlebensentscheidenden Fragen und wurden so zu Konkurrenten. Neandertaler und der moderne Homo sapiens verfügten über unterschiedliche physische Voraussetzungen. In einem Faustkampf wäre der Neandertaler einem modernen Menschen wahrscheinlich überlegen gewesen – aufgrund seiner größeren Körperkräfte. »Neandertaler waren sehr stark«, so der britische Anthropologe Leslie Aiello, »sie hatten kräftige Muskelpakete, und ihre Knochen waren sehr dickwandig.« Man schätzt, dass sie 20 bis 50 Prozent mehr Körperkraft besaßen als der moderne Mensch, was sich bereits am Knochenbau erkennen lässt: Das Skelett des Homo sapiens wirkt neben dem Knochengerüst eines Neandertalers wie ein graziler Leichtbau, gewissermaßen eine abgespeckte Version.

Die Entstehung solcher »abgespeckten Versionen« ist ein evolutionäres Erfolgskonzept in Krisenzeiten. Body-Downsizing, so nennt sich dieses Phänomen, lässt sich bereits bei evolutionär niederen Wirbeltieren wie etwa Fischen nachweisen. Bei anhaltenden Witterungsumschwüngen, Nahrungsknappheit oder einer langwierigen Erkrankung bildet sich Gewebe zurück. Jeder von uns hat so etwas selbst schon einmal ansatzweise erlebt, zum Beispiel nach einer schweren Grippe: Muskeln erschlaffen, Fettgewebe wird abgebaut. Unser Körper begreift eine Krankheit als Krise und wechselt in einen Energiesparmodus. Die Leistungsfähigkeit des Bewegungsapparates und der meisten Organe wird abgesenkt. Gewebeverlust ist eine Folge. Im Extremfall kommt es sogar zur Inanition, der bereits erwähnten regelrechten Ausmergelung des Körpers.

Dieses Schrumpfen hat zwei Effekte: Zum einen wird Energie gespart, zum anderen verändert sich die Body-Brain-Balance, das Gleichgewicht zwischen Gehirn und Körper. Das bedeutet, dass das Gehirn im Verhältnis zum Körper größer wird, ohne selbst zu wachsen. Schon bei Marie Kriegers Studien an verhungerten Weltkriegssoldaten wurde deutlich, dass in Versorgungskrisen alle Organe des Körpers schrumpfen – mit Ausnahme des Gehirns.

Doch was bedeutet es, wenn ein Lebewesen das Größenverhältnis zugunsten seines Gehirns effektiv verschieben kann? Dann bleibt die Energieversorgung des Gehirns gleich hoch, während der Energiebedarf des verkleinerten Körpers abnimmt – und damit auch der Gesamtenergiebedarf. Im Überlebenskampf eines harten Wintereinbruchs in der Welt der Jäger und Sammler vor 60 000 Jahren war dies ein entscheidender Vorteil. Der energieeffizientere moderne Homo sapiens konnte so die Leistungsfähigkeit seines Gehirns bei Energieengpässen länger auf einem hohen Niveau halten. Während also ein hungernder Neandertaler bereits tief in einen inneren Energiekonflikt zwischen Gehirn und Körper verstrickt war, muss der Homo sapiens noch in der Lage gewesen sein, aufmerksam und konzentriert zu agieren, selbst unter extremer körperlicher und psychischer Belastung. Ein unterversorgtes Gehirn hingegen zeigt dramatische Leistungseinbußen bis hin zu Fehlern, die das Urteilsvermögen trüben. Ein unsicherer Tritt auf einem vereisten Bergpass, eine falsche Abzweigung oder eine frische Raubtierspur, die übersehen wird – man ahnt, wie schwerwiegend Fehlentscheidungen in Grenzsituationen waren, für den Einzelnen oder sogar für die ganze Gruppe.

Wir wissen aus anthropologischen Forschungen, dass Body-

Downsizing zunächst ein vorübergehender Effekt ist. Verbessert sich die Versorgungssituation, nimmt der Körper wieder zu. In der Geschichte der Gattung Mensch, die vom Homo australopithecus, über Homo erectus bis zu uns reicht, gab es indes lang anhaltende Krisenperioden wie Eiszeiten und Dürreperioden.Mit knapper werdenden Energieressourcen vergrößert sich langfristig der Überlebensvorteil von Individuen mit höchster Energieeffizienz und -kompetenz. Betrachten wir die Zeit vor 50 000 Jahren als ein Beispiel für eine solch lang andauernde Versorgungskrise in der Stammesgeschichte des Menschen, so ist sie möglicherweise die Ursache dafür, dass sich beim modernen Homo sapiens der Körper nachhaltig umbaute, filigraner wurde und so dem Gehirn einen größeren Energiezugang verschaffte. Dafür spricht, dass vor etwa 50 000 Jahren mit Beginn der letzten Eiszeit ein fortschreitendes Body-Downsizing einsetzte. Offenbar war die modernere Unterart des Homo sapiens in der Lage, sich optimal anzupassen. Warum die Neandertaler im Body-Downsizing nicht so erfolgreich waren, ist eine bislang ungeklärte Frage. Tatsache ist, dass sie zum Auslaufmodell der Evolution wurden und zum Ende der letzten Eiszeit von der Erde verschwanden. Welche Rolle der moderne Mensch beim Untergang seiner Vettern gespielt hat, ist – wie gesagt – noch nicht hinreichend erforscht. Aber wir dürfen annehmen, dass das egoistische Gehirn unserer Vorfahren womöglich den entscheidenden evolutionären Vorteil beschert haben könnte. Die dauerhafte Umverteilung der Energieressourcen zwischen Körper und Gehirn wurde so zum Schlüssel für die Entwicklung des menschlichen Denkens. Das Gehirn des modernen Menschen verfügt über eine bessere Energieversorgung als jedes andere Säugetiergehirn. Die besonders ausgeprägte Fähigkeit des Gehirns, sich nach Bedarf vom Körper Energie zuführen zu lassen, hat offenbar dem menschlichen Gehirn seinen Sonderstatus verschafft. Durch diese optimale, hocheffektive Energielieferkette konnte es wachsen, sich immer komplexer vernetzen, mehr Informationen speichern, besser denken. Der Siegeszug des Selfish Brain war nicht mehr aufzuhalten.

Energieverwaltung im Gehirn

Vom Jäger und Sammler bis zum Menschen des Industriezeitalters war es ein langer Weg – auch für unser Gehirn. Als es sich immer weiter strukturierte, lebten wir in Savannen, gingen auf die Jagd, lernten giftige von genießbaren Pflanzen zu unterscheiden und mussten vor großen Raubtieren auf der Hut sein. Was passierte mit diesem Jäger-und-Sammler-Gehirn, als es zivilisatorisch umerzogen wurde? Als Arbeitsprozesse komplexer wurden und sich von der direkten Nahrungsbeschaffung immer weiter entfernten?

Erstaunlicherweise verfügt unser Gehirn über eine große Anpassungsfähigkeit, ohne sich grundlegend zu verändern oder gar zu wachsen. Menschliche Gehirne lassen sich durch Arbeitsorganisation, Logistik und technisches Wissen »projektbezogen« vernetzen. Im Ägypten der Pharaonen wurde dies bereits auf eindrucksvolle Weise deutlich. Die Pyramiden legen von dieser durchorganisierten Gemeinschaftsleistung Tausender Gehirne – vom Baumeister bis zum einfachen Arbeiter – Zeugnis ab. Dabei unterschied sich das Gehirn eines Steinmetzen im Ägypten der frühen Antike physiologisch nicht von dem eines Jägers und Sammlers.

Unser Gehirn, diese faszinierende Lernmaschine, ist in der Lage, neue Aufgaben und Situationen schnell zu begreifen. Es kann kreativ denken, planen, konstruieren, ist aber auch fähig, sich ein- oder unterzuordnen und zum ausführenden Organ eines Arbeitsablaufs zu werden. In diesem Sinne nötigte die Industrialisierung dem menschlichen Gehirn weitere Anpassungsschritte ab. 1913 revolutionierte der US-Autohersteller Henry Ford die Arbeitswelt: Er führte das Fließband ein. Die Fertigung eines Fahrzeugs übernahmen jetzt bis zu hundert Gehirne. Jedes gehörte zu einem Arbeiter, der den immer wiederkehrenden gleichen Arbeitsschritt in einer Fertigungskette vollzog. Keines der beteiligten Gehirne konnte den kompletten Vorgang der Fertigung eines Automobils mehr überblicken oder gar durchführen. Jeder Arbeiter hatte gelernt, Glied einer Lieferkette zu werden, wie Wirtschaftswissenschaftler dieses Prinzip der Arbeitsaufteilung nennen.

Aber die Fähigkeit, sich in so einem Arbeitsprozess optimal zu synchronisieren, stößt immer wieder an Grenzen. Um im Bild zu bleiben: Eine Arbeitsgruppe am Fließband ist nur so produktiv wie der langsamste Arbeiter. Bei ihm stauen sich die angelieferten Werkstücke seiner produktiveren Kollegen. Das kann für Hektik und Stress sorgen. Der Mitarbeiter, der vielleicht gerade neu ist und die Arbeitsabläufe noch nicht so gut kennt, fühlt sich überfordert. Darunter leidet seine Arbeitsqualität zusätzlich. Möglicherweise wird er sogar krank und fällt aus. Und schon funktioniert die Lieferkette suboptimal.

1947 dachte der japanische Manager Taiichi Ohno über dieses Problem nach. Er sollte beim Autohersteller Toyota die Produktivität der Fließbandarbeit optimieren. Ohno fand eine genial einfache Lösung: Kanban. Das japanische Wort bedeutet Karte oder Tafel. Ohnos Idee beruhte darauf, die Lieferkette am Fließband mit einem einfachen, aber wirksamen Rückmeldungssystem zu versehen – dem Kanban-Prinzip, das sich bereits bei der Lagerhaltung bewährt hatte: Bevor eine Ware aus dem Bestand verschwindet, fordert eine Karte Nachschub an. Ohno ordnete an, dass jeder Arbeiter, der sein Werkstück weitergibt, eine Karte in die andere Richtung reicht, die besagt: »Ich bin jetzt bereit für ein neues Werkstück.« Erst dann wird Nachschub geliefert. So werden Staus in der Lieferkette ebenso vermieden wie Leerlauf. Tatsächlich führte das Kanban-System innerhalb kurzer Zeit zu verbesserten Arbeitsabläufen, weniger Stress und mehr Produktivität.

Das Prinzip der Lieferkette

Szenenwechsel: Es ist die erste Woche der Sommerferien, und trotzdem arbeiten sechs Schülerinnen und Schüler der Lübecker Geschwister-Prenzki-Gesamtschule und der Oberschule zum Dom konzentriert im Physikraum. Im Rahmen der Summerschool 2010 haben wir uns zu einer freiwilligen Projektwoche zusammengefunden. Gemeinsam soll untersucht werden, wie man aus einer abstrakten mathematischen Vorlage der »Lieferkette des egoistischen Gehirns« ein anschauliches Modell machen kann, das auch andere Jugendliche gut verstehen können. Mit viel Kreativität und tollen Ideen gehen die Jungen und Mädchen ans Werk. Am Ende soll ein Entwurf für ein funktionstüchtiges Modell stehen, das den Energiestoffwechsel des Gehirns mit möglichen Störeinflüssen veranschaulicht.

Der Gedanke, die Lieferkette auf den Menschen zu übertragen, war mir 2005 gekommen, als mir eine Studentin der Wirtschaftswissenschaften im Rahmen einer Sommerakademie in Salem vom Kanban-Prinzip berichtete. Möglicherweise lag hier die Erklärung dafür, wie unser Gehirn das logistische Problem der bestmöglichen Energieversorgung gelöst hat. Unterstützung holte ich mir bei dem Mathematiker Dirk Langemann von der Universität Lübeck, der unter anderem auch Wirtschaftsmathematik lehrt und sich sehr genau mit Lieferketten auskennt.

Es stellte sich heraus, dass sich die drei Gesetze der Lieferkette auch auf den Energiestoffwechsel anwenden lassen:

1. Der Energieerhaltungssatz: Was hineingeht, entspricht dem, was herauskommt. Mit anderen Worten: Es geht nichts verloren.
2. Eine Lieferkette funktioniert nach dem Push-und-Pull-Prinzip. Angebot und Nachfrage erzeugen entweder einen Druck oder einen Sog in der Lieferkette. Beim Push-Prinzip offeriert

der Anbieter das Material und bestimmt so die Aktivität des Produktionsschrittes. Beim Pull-Prinzip wird das Material, das für einen Produktionsschritt benötigt wird, nur dann bereitgestellt, wenn der Empfänger es braucht – also, wenn er das Kanban-Signal gibt. Push und Pull, das sind die Kräfte, die für eine sich ständig verändernde Dynamik sorgen, die es zu regulieren gilt, damit das System stabil und effizient bleibt.

3. Der Fluss der Lieferkette ist immer nach vorne gerichtet. Störungen breiten sich jedoch rückwärts, entgegen der Flussrichtung, aus.

Dass unser Gehirn in der Lage ist, Energie zu bestellen, wissen wir bereits: Das Gehirn zieht so viel Energie in Form von Glukose aus dem Körper, wie benötigt wird. Biochemisch betrachtet läuft die Versorgung des Gehirns so ab: Im Darm werden die Kohlenhydrate aus der Nahrung aufgespalten und zu Glukose umgewandelt. Diese wird anschließend von den Darmzellen aufgenommen und über die Pfortader zur Leber weitergeleitet. Ein Teil der ankommenden Glukose füllt dort gegebenenfalls Speicherdepots wieder auf; der Rest passiert die Leber. Den Transport der Glukose im menschlichen Organismus übernimmt der Blutkreislauf.

Während man früher annahm, dass allein das Angebot der zirkulierenden Glukose alle Organsysteme ausreichend versorgt (Push-Prinzip), wissen wir inzwischen, dass die Logistik wesentlich komplexer und raffinierter ist: Der Glukosetransport in der Lieferkette bewegt sich zwar hauptsächlich in Richtung Gehirn, es gibt aber noch eine Abzweigung in die Speichergewebe (Muskel- und Fettgewebe). Damit geht der Fluss immer in zwei mögliche Richtungen: zum Gehirn oder in die Speicher. Und jetzt kommt der »Brain-Pull« (von engl. »brain«= Gehirn; »pull« = ziehen) ins Spiel: Als Brain-Pull bezeichnet man die Kraft, mit der das Gehirn sich die verfügbare Energie (Glukose) aus dem Körper zieht. Wie bei der japanischen Lieferkette regulieren auch im Körper Kanbans den Energiefluss. Nur sind das hier keine Kärtchen, sondern biochemische Botenstoffe. Das Gehirn fordert mit deren Hilfe nach aktuellem Bedarf Glukose an. Nimmt der Energiepegel im Gehirn auch nur geringfügig ab, gibt es sofort eine Rückmeldung, gewissermaßen die Kanban-Karte, und die Glukoselieferungen an das Gehirn werden gesteigert. Im gleichen Moment wird die Belieferung der Abzweigung zu den Speichergeweben gedrosselt.

Sobald die Energieversorgung im Gehirn ausgeglichen ist, gibt es kein Kanban-Signal mehr aus. Die Glukose nimmt jetzt den anderen Weg in die Körperspeicher. Das Gehirn wird also »just in time« beliefert – nur mit der Blutzuckermenge, die wirklich in diesem Moment gebraucht wird. Dieses logistische System mit seinem einfachen Regulationsmechanismus hat drei enorme Vorteile: effektive Kontrolle, schnelle Verfügbarkeit und das Vermeiden von Überkapazitäten in den vorgeschalteten Lieferkettenstationen.

Wer bestimmt nun letztlich die Energie-Lieferflüsse im menschlichen Organismus? Dieser Punkt ist in der Selfish-Brain-Theorie von entscheidender Bedeutung. Die folgenden Zusammenhänge sind für den Laien sicherlich nicht ganz leicht nachzuvollziehen, aber sie sind für das Verständnis der Selfish-Brain-Theorie wesentlich. Ich habe daher versucht, mich auf die zentralen Elemente zu konzentrieren.

Es ist tatsächlich das Gehirn selbst, das nicht nur den eigenen Energiebedarf feststellt, sondern auch seine Energieanforderung kontrolliert. Ein wichtiges Kontrollzentrum dafür ist, wie bereits erwähnt, der ventromediale Hypothalamus (VMH). Dabei handelt es sich um eine kleine Region im oberen Hirnstamm, die spiegelbildlich auf beiden Hirnseiten angeordnet ist, also einen sehr zentralen Platz im Gehirn einnimmt. Hier wird der Energiebedarf ermittelt, mit Hilfe von Sensoren für ATP (Adenosintriphosphat). ATP ist ein energiereiches Molekül und universeller Energieträger in unserem Körper – gewissermaßen die Energiewährung innerhalb der Zellen. Jede Zelle kann ATP erkennen und verwenden, um ihre Aufgabe zu erfüllen. Die Nervenzellen beispielsweise benötigen ATP, um ihre Informationen zu übertragen. Und schon sind wir mittendrin in der Energielieferkette des Gehirns. Stellen die ATP-Messfühler der Nervenzellen einen Energiebedarf des Gehirns fest, verteilt der VMH die Kanban-Karten in Form von biochemischen Signalstoffen. Die Botschaft lautet: »Energie liefern!« Um diese Nachrichten zu kodieren und zu versenden, bedient sich das Gehirn seiner mächtigsten Trumpfkarte: des Stresssystems. Stresshormone und die Botenstoffe des sympathischen Nervensystems sind die Kanban-Karten des Gehirns. Wenn ATP knapp wird, sendet der VMH sehr frühzeitig einen Befehl über seine absteigenden Stressnervenbahnen an die Bauchspeicheldrüse: »Insulinausschüttung drosseln!« Durch die so verminderte Insulinkonzentration im Blut kommt es dazu, dass Muskeln und Fett jetzt keine Glukose aufnehmen können. Denn Insulin ist der Schlüssel, um die Speicher aufzuschließen (Insulindrosselung hingegen verschließt die Speicher). Das Gehirn aber kann seine Energie auch ohne Insulin aufnehmen, es ist schließlich unabhängig davon. Mit diesem Kunstgriff schneidet es die Speicherorgane vorübergehend vom Energienachschub ab und sichert sich den Großteil der angelieferten Glukose.

Dieser Vorgang, der Brain-Pull, ist der entscheidende Schritt der Energiebeschaffung des Gehirns. Wenn aber im Blut nicht genügend Glukose zirkuliert, müssen entsprechende Gegenmaßnahmen getroffen werden. Sinkt der Blutzucker und die Körperdepots wie Muskulatur, Fettspeicher und Leber haben sich bereits entleert, sorgt die Lieferkette in einem zweiten Schritt dafür, dass Nachschub von außerhalb erfolgt. Auch hier werden die Pull-Signale im oberen Hirnstamm verarbeitet, genauer im lateralen Hypothalamus (LH). Die Signale kennen wir: Wir verspüren Appetit, Heißhunger und durchlaufen je nach Dauer des Versorgungsengpasses alle Stadien des Hungers. Diese Kraft ist der Body-Pull: Der Körper zieht sich entsprechend seinem Füllstand Energie – durch Essen.

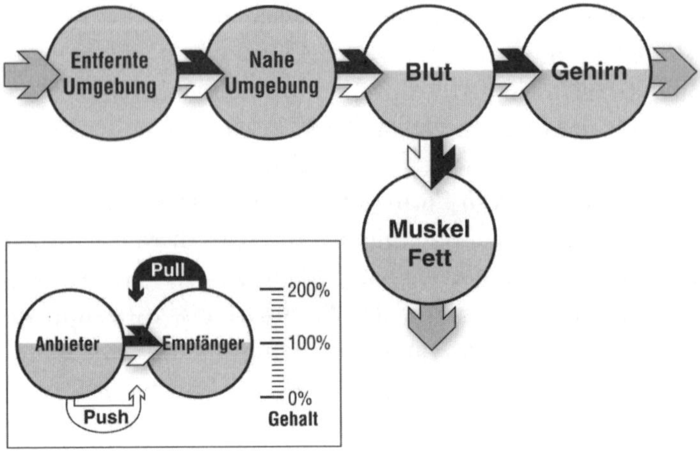

Abbildung 1

Die Lieferkette des Gehirns.
Die Energie gelangt aus der Umwelt in den Körper und von dort aus ins Gehirn. Es gibt eine Abzweigung in die Speicherdepots, also ins Muskel- und Fettgewebe. Hat das Gehirn Bedarf, so fordert es Glukose aus dem Körper an. Diese anfordernde Kraft nennt man Brain-Pull. Laufen die Energiereserven im Körper (Blut, Depots) leer, so wird Nahrung aus der Umwelt angefordert: Das heißt, wir essen. Diese Kraft heißt Body-Pull. Wenn der Tisch und der Kühlschrank leer sind, holen wir Nachschub aus der entfernteren Umgebung; wir kaufen beispielsweise auf dem Markt ein. Diese Kraft, die uns zur Nahrungsbeschaffung antreibt, nennt man Such-Pull. Der Anteil des Energieflusses, der vom Anbieter bestimmt wird, heißt Push-Anteil (weißer Teil der Pfeile); der Anteil, der vom Empfänger bestimmt wird, heißt Pull-Anteil (schwarzer Teil der Pfeile).

Angenommen, Küche und Kühlschrank sind leer. Haben wir in diesem Moment Hunger, ist es unerlässlich, dass wir uns Lebensmittel besorgen. Hier kommt nun die dritte Kraft ins Spiel, der Such-Pull zur Nahrungsbeschaffung. Wir gehen einkaufen, ins Café um die Ecke oder ins Büro eines Kollegen, um Süßigkeiten zu schnorren. Der Such-Pull ist eine mächtige Kraft. Er kann in Krisenzeiten das Ausmaß einer Naturgewalt annehmen, Menschen zu Dieben und Bettlern machen, den Frieden bedrohen, Gesellschaften zerstören. In der Katastrophenforschung geht man von folgender Annahme aus: Aufgrund eines dramatischen Versorgungsengpasses kommt es in einer Stadt zu einem Ausnahmezustand. Die Lebensmittel werden knapp. Wie lange dauert es, bis die öffentliche Ordnung zusammen- und Anarchie ausbricht? Die Antwort fällt beunruhigend aus. Schon ab sechs fehlenden Mahlzeiten geraten zivilisierte Menschen in einen Energienotstand, der sie in einen verzweifelten Kampf um Nahrungsressourcen stürzt.

Der Brain-Pull – ein *primus inter pares*

Fassen wir noch einmal die Gemeinsamkeiten und Unterschiede der drei Pulls zusammen. Obwohl jeder von ihnen sein Kontrollzentrum im Gehirn lokalisiert hat, erhalten sie unterschiedliche Namen. Für die Namensgebung eines Pulls ist jeweils die anfordernde Lieferkettenstation entscheidend: Der Brain-Pull wird so genannt, weil er vom Füllstand des Gehirns abhängt; signalisiert dieses Bedarf, wird über den Brain-Pull Energie aus dem Körper gezogen und ins Hirn transportiert. Der Body-Pull heißt so, weil er vom Energiefüllstand des Körpers abhängt; er zieht Energie aus der näheren Umgebung (z.B. dem Kühlschrank). Der Such-Pull schließlich bezieht sich auf den Energiefüllstand der nahen Umgebung (ist noch Essen da oder muss ich einkaufen?); er zieht Energie aus der entfernteren Umwelt (Markt, Kiosk).

Aber sind alle drei Pulls gleichrangig? Solange alles nach

Plan läuft und keine gravierende Krisensituation besteht, arbeiten die Kräfte in etwa auf Augenhöhe. Der Brain-Pull ist dann sozusagen ein *primus inter pares*, ein Erster unter Gleichen. In Zeiten einer Versorgungskrise aber wird der Brain-Pull so etwas wie der »Master-Pull«. Er übernimmt in kritischen Situationen – etwa bei einem verhungernden Menschen – die höchste Kontrolle. Die Gewichtung der beiden anderen Pulls ist in diesem Fall nicht festgeschrieben, sondern fließend und veränderbar. Sie reagieren auf Informationen und Impulse von der übergeordneten Brain-Pull-Ebene. Hier wird nicht nur die gesamte Lieferkette überwacht, hier wird bei Störfällen Ausgleich geschaffen, und hier werden Vorkehrungen für Engpässe oder Überlastungen getroffen. Der Brain-Pull verfügt in solchen Fällen über die Strategie, notfalls sogar seine eigene Kraft zurückzufahren und die Energiebeschaffung an die nächste Station in der Lieferkette zu delegieren, an den Body-Pull. Im Falle einer eigenen Leistungsschwäche kann er auch vom Body-Pull Hilfe und Unterstützung anfordern.

Ausschlaggebend für die Kontrolle und den Einsatz der jeweiligen Pulls sind Informationen, die in den Gehirnhemisphären oder -hälften abgespeichert sind. Diese Informationen kennen wir unter dem Begriff »Erinnerungen«. Erfahrungen, Gefühle, persönliche Erlebnisse, Gelerntes – all das sind Erinnerungen, die in verschiedenen Bereichen der Hirnrinde als Gedächtnisinhalte verschlüsselt sind. Konkret können dies Geschmackserinnerungen sein, Gerüche, Gefühle oder Erinnerungen an Namen oder an Orte, an denen wir bei der Nahrungssuche erfolgreich waren. Bei unseren urzeitlichen Vorfahren handelte es sich dabei vielleicht um einen besonders pilzreichen Wald oder ein gutes Jagdrevier. In unserer heutigen Welt kann das ein Wochenmarkt mit seinen bunten Auslagen an frischem Obst und Gemüse sein oder das neonleuchtende Banner eines Fast-Food-Restaurants, das auf einer nächtlichen Autofahrt eine Erinnerung an schnell verfügbare Nahrung weckt. Aber auch belastende, angstbeladene Erinnerungen können das Wechselspiel der Pull-Kräfte beeinflussen. Das ist ja ein Hauptmerkmal unseres Stresssystems. Jeder kennt das Gefühl, wenn uns bei einer belastenden Erinnerung plötzlich das Adrenalin ins Blut schießt, das Herz zu rasen beginnt und der kalte Schweiß ausbricht. Ein anderes Mal steigen schöne, emotional positiv besetzte Episoden aus unserer Vergangenheit aus den Tiefen unseres Gedächtnisses auf. Sie lösen in uns naturgemäß keine Stressreaktion aus, schlagen aber dennoch die gleiche Saite im Gehirn an. So erklärt sich zum Beispiel, warum die Duft- und Geschmacksempfindung einer kleinen *Madeleine* eine glückliche Kindheitserinnerung wachrufen kann. Der französische Dichter Marcel Proust setzte diesem Gebäck in einem Kapitel seiner *Suche nach der verlorenen Zeit* ein literarisches Denkmal und signierte mit ihm sein monumentales Romanwerk (»*Pe*tite *M*adeleine« sind die verkehrten Initialen des Autors). Die moderne Neurowissenschaft bezeichnet diese von Proust vor knapp hundert Jahren mit höchster Genauigkeit beschriebene Form der emotionalen Erinnerung inzwischen als das »Proust-Phänomen«.

Die Erinnerungen, die wir mit Obstständen, Werbebotschaften oder bestimmten Kindheitserlebnissen verbinden, haben also einen direkten Einfluss auf die Funktionsweise der Pulls unseres Gehirns. Denn die gleichen Nervenzellverbände im sogenannten Mandelkern (Amygdala), die unser emotionales Gedächtnis kodieren, also Erinnerungen verarbeiten und sichern, sind es auch, die den Brain-Pull auf höchster Ebene aktivieren und massiv Informationen zum Hirnstamm und zu drei Pull-Zentren senden. Im Grunde werden die Pulls ständig mit neuem Wissen versorgt. Jede dieser Informationen kann zu Veränderungen in ihrem Aktivitätsmuster führen. Mit anderen Worten: Die Regulierungseinheiten der Lieferkette in unserem Kopf sind lernfähig und optimieren sich grundsätzlich selbst. Aber die Lernprozesse, denen wir sie tagtäglich unterwerfen, können unser ganzes Leben verändern – zum Guten oder zum Schlechteren.

Wie das egoistische Gehirn geboren wird

Das egoistische Gehirn könnte in der Lage gewesen sein, Menschheitsgeschichte zu schreiben, indem es dem modernen Homo sapiens zum Siegeszug verhalf. Aber wann übernimmt das Gehirn die Federführung in unserer ganz persönlichen Geschichte? Wann erwirbt es seine hierarchische Sonderstellung im Stoffwechsel?

Das egoistische Gehirn beeinflusst uns nicht erst als erwachsenen Menschen. Schon Säuglinge, ja sogar Ungeborene besitzen ein solches diktatorisches Gehirn. So konnte es passieren, dass ein Lebewesen wie der Mensch im Laufe seiner Entwicklungsgeschichte immer unsportlicher geworden ist, aber gleichzeitig in Hinsicht auf die Energieversorgung seines Gehirns immer fitter wurde. Deutlich wird das vor allem bei extrem unterversorgten Babys. Es sind Szenen wie diese, die wir aus den Elends- und Kriegsgebieten der Welt kennen und immer wieder in den Nachrichten sehen: Ein neugeborenes Baby auf dem Arm seiner Mutter, hungrig sucht es nach Nahrung. Dabei kann es den großen, schweren Kopf kaum auf seinem ausgemergelten Körper halten. Alles Suchen ist vergebens, die Milchproduktion der Mutter ist versiegt, und Babynahrung ist für die Frau unbezahlbar. Die dramatische Ernährungskrise dieses Kindes hat nicht erst nach seiner Geburt begonnen. Die Nahrungsmittelknappheit, ausgelöst durch kriegerische Übergriffe, Armut, Dürre oder eine Naturkatastrophe, hat die Mutter bereits während der Schwangerschaft in einen akuten Energienotstand gestürzt – eine Lage, mit der auch der Fötus zurechtkommen muss. Im Mutterleib wendet sein Gehirn deshalb die gleiche Krisenstrategie an, die schon Marie Krieger bei den verhungerten Soldaten des Ersten Weltkriegs festgestellt hat: Das ungeborene Kind startet das Brain-Sparing, also das »Verschonen des Gehirns (von Mangelerscheinungen)«, wie es die klinischen Geburtshelfer nennen. Dieses Notfallprogramm stellt sicher, dass das Gehirn trotz Energieknappheit optimal versorgt wird. Gespart wird am Körper des Fötus. Das Kalkül des Gehirns ist alternativlos: Defizite in anderen Organen lassen sich vielleicht nach der Geburt durch eine hoffentlich bessere Versorgungslage ausgleichen. Entwicklungsstörungen im Gehirn können hingegen nicht wieder korrigiert werden. Mediziner nennen diese Kinder, die schon hungernd auf die Welt kommen, Small Babys. Auf uns wirken sie wie Kinder, deren Köpfe zu groß für ihren zerbrechlichen Körper sind. In Wahrheit ist es genau andersherum: Der Kopf ist der einzige Körperteil, der bei diesen Kindern Normalgröße aufweist.

Doch das Gehirn des ungeborenen Kindes kontrolliert nicht nur den Energiehaushalt seines eigenen, noch im Entstehen begriffenen Körpers – sondern auch den seiner Mutter. Der Fötus verfügt zwar über einen eigenen Blutkreislauf, dieser ist jedoch über die Plazenta an das Blutgefäßsystem der Mutter angeschlossen. Die Energieversorgung des Fötus, die überwiegend aus Glukose besteht, erfolgt über die Plazenta aus dem Blut der Mutter. Ihr Stoffwechsel versorgt während der Schwangerschaft nicht nur den eigenen Körper, sondern macht dem Kind ein Glukoseangebot. Wie dieses ausfällt, prägt entscheidend die körperliche Entwicklung des Kindes. Das Gehirn des Ungeborenen reagiert nicht nur auf Unterversorgung, sondern auch auf ein Zuviel an mütterlicher Glukose. Schon ab einem Geburtsgewicht von über 4000 Gramm sprechen Mediziner von Big Babys – also Kindern, die übergewichtig zur Welt kommen. Auch bei ihnen ist der Kopf normal entwickelt, wirkt aber kleiner, weil der Körper überdurchschnittlich groß ist. In beiden Fällen sorgt das fetale Gehirn dafür, dass es möglichst optimal wachsen kann. Die negativen Auswirkungen der Unter- bzw. Überversorgung hat der Körper zu tragen. Werdende Mütter mit Diabetes haben ein besonders hohes Risiko, Big Babys zur Welt zu bringen. In ihrem überzuckerten Blut herrscht ein Überangebot, welches das Kind zu groß werden lässt. Die übermäßige Energieversorgung durch die Mutter pusht die Energie in den Körper des Fötus.

Wenn extreme Ernährungsengpässe der Mutter beim ungeborenen Kind dazu führen, dass bei der Körperentwicklung zugunsten des Gehirns gespart wird – bedeutet dies, dass bereits der Fötus über einen eigenen Brain-Pull verfügt? Diese Frage ist mit einem eindeutigen Ja zu beantworten. Mehr als 50 Prozent der vom Fötus aufgenommenen Energie gehen in sein Gehirn. Die klinische Beobachtung zeigt, dass bereits das Gehirn eines ungeborenen Babys selbstsüchtig agiert, indem es die Energieregulation kontrolliert und zu seinen Gunsten nutzt. Es beansprucht als einzelnes Organ für seine eigene Entwicklung mehr Energie, als dem Rest des Körpers zur Verfügung steht. Sollte es zu einem Energieengpass kommen, kann der Fötus dem Gehirn der Mutter eine Art Notsignal senden. Er aktiviert dann seinen Brain-Pull und stößt einen stummen Schrei aus. Dieser biochemische Ruf nach Energie ist für den Stoffwechsel der Mutter unmöglich zu ignorieren. Es ist das Stresshormon Kortisol, welches das Kind aus seiner Nebenniere freisetzt, um die Mutter spüren zu lassen, dass ihm Energie fehlt. Das Kortisol macht sich bemerkbar, indem es Einfluss auf das Stresssystem der Mutter nimmt – allerdings nicht auf direktem Weg. Wie so oft in der Physiologie ist die Sache etwas komplizierter.

In der Plazenta, der Versorgungsstation, die Mutter und Kind verbindet, besteht eine Kortisolbarriere. Eine Art Kontrolleinrichtung, die verhindern soll, dass Kortisolbotschaften ungehemmt passieren können. Die Kortisolnachricht des Kindes kann das Gehirn der Mutter auf direktem Weg also nicht erreichen. Dazu bedarf es eines Übersetzers, eines vermittelnden Botenstoffes, der die kindliche und mütterliche Kortisolfreisetzung parallel verknüpft. Dieser Mittlerstoff wird in der Plazenta gebildet, die nicht nur eine Energiebörse ist, sondern gleichzeitig das Kommunikationszentrum, das biochemische Informationen zwischen Mutter und Kind synchronisiert. Wenn nun das kindliche Gehirn Energiebedarf hat, setzt der Fötus aus seinen Nebennieren Kortisol frei. Die Plazenta reagiert auf dieses fetale Kortisol, indem sie vermehrt den Botenstoff CRH (Corticotropin releasing hormone) bildet. Das CRH gelangt in den Kreislauf der Mutter und bewirkt bei ihr, dass auch ihre Nebennieren Kortisol freisetzen. Dieses mütterliche Kortisol ist nicht nur das letzte und entscheidende Glied der Informationskette, die vom Gehirn des Fötus zum Gehirn der Mutter führt. Es sorgt auch dafür, dass der eigene Brain-Pull der Mutter unterdrückt wird. Um in dieser angespannten Lage die ausreichende Versorgung ihres eigenen Gehirns sicherzustellen, muss sie ihren Body-Pull verstärken. Den daraus resultierenden starken Hunger kennt jede schwangere Frau. Von der reichlich aufgenommenen Energie profitiert letztlich auch der anfordernde Fötus, dessen freigesetztes Kortisol erst den Brain-Pull der Mutter gehemmt hat.

Machtkampf im Mutterbauch

Immer wenn auf Kortisolebene ein neuer Spieler hinzukommt, verändert das die Lage – im Mutterleib durch den Fötus, beim Erwachsenen durch die Gabe von künstlichem Kortisol, besser bekannt als Kortison. Zur Veranschaulichung des Funktionsprinzips von Kortisol soll ein Gleichnis dienen: Ein Vater (das Gehirn) trägt seinem Sohn (er steht für das Stresssystem) auf, die Blumen zu gießen. Der Vater kontrolliert anschließend, ob der Junge seine Arbeit auch tatsächlich gut gemacht hat, indem er mit dem Finger fühlt, wie feucht die Blumenerde ist (feuchte Blumenerde = Kortisol). Denn auch das Gehirn prüft nach, ob das von ihm aktivierte Stresssystem seine Arbeit gut gemacht hat, indem es misst, wie viel Kortisol im Hypothalamus angekommen ist.

Zurück zum Gleichnis. Die ältere Schwester (der Kortison gebende Arzt) schaltet sich ohne Wissen des Vaters ein und nimmt dem Bruder das Gießen ab. Der Vater fühlt wieder die feuchte Erde und teilt seinem Sohn mit, er habe genug gegossen. Der wird also von seinem Auftrag abgezogen, ohne ihn überhaupt ausgeführt zu haben. Ganz ähnlich verläuft der Vorgang auch im Gehirn, wenn Kortison als Medikament von außen zugeführt wird. Das Gehirn kann das fremde Kortisol nicht vom körpereigenen unterscheiden und weist das Stresssystem an, seine Aktivität komplett einzustellen; das bedeutet noch weniger Aktivität des Stresssystems als in seiner Ruhelage.

Es gibt weitere Gemeinsamkeiten zwischen dem Kortisolhaushalt im Körper und dem Gleichnis mit den Blumen gießenden Geschwistern. Den Blumen ist es letztlich gleichgültig, wer sie mit Wasser versorgt – Hauptsache, sie werden regelmäßig gegossen. Ähnlich ergeht es dem Körper. Anders sieht es mit Vater und Sohn aus – hier wird die Kommunikation entschieden gestört. Der Sohn stellt seine Arbeit ein. Auch im Gehirn hat die neue Botschaft des äußeren Kortisons Konsequenzen: Sie sorgt dafür, dass das Stresssystem gedämpft wird. Wir sehen also, dass es einen entscheidenden Unterschied ausmacht, ob Kortisol durch einen Befehl von innen oder durch eine Gabe von außen erhöht ist: Inneres Kortisol zeigt eine hohe Aktivität des Stresssystems an, äußeres Kortison bremst hingegen dessen Aktivität.

Ganz ähnlich verhält es sich bei der Mutter und ihrem Fötus. Wie künstliches Kortison fährt auch das Kortisol des Kindes die Aktivität des Stresssystems der Mutter herunter. Das führt zu folgender Situation: Physiologisch betrachtet reagiert das Stresssystem einer werdenden Mutter träger als das einer Frau, die nicht schwanger ist. Man hat zum Beispiel bei Frauen in den letzten Wochen vor der Geburt beobachten können, dass ihr Stresssystem auf Kälte kaum noch reagiert. Normalerweise würde bei Kältestress das Kortisol im Körper der Frau in die Höhe schießen (ein Zeichen, dass das Stresssystem Gegenmaßnahmen bei drohender Unterkühlung einleitet). Da dies nicht passiert (schwangere Frauen können also den Kältereaktionen ihres Körpers nur noch eingeschränkt trauen), ist das eigentliche Ziel der Operation erreicht: der unteraktive Brain-Pull. Nur durch seine Schwäche wird ein verstärkter Body-Pull erzeugt. Wie gesagt, die Mutter wird jetzt also versuchen, mehr zu essen, um ihre Hirnversorgung aufrechtzuerhalten (Heißhungerattacken!). Von dieser vermehrten Nahrungsaufnahme profitiert – wegen der Schwangerschaftseinstellung der »Stoffwechsel-Ampel« – also der Fötus. Er bekommt das geforderte Energieplus. Aber auch das mütterliche Gehirn kann so sichergehen, trotz des Energieverbrauchs des Kindes nicht unterversorgt zu werden. Drittens gelangt ein Überschuss in die Speichergewebe der Mutter. Das ist ebenfalls ein Vorteil: Denn von den Speicherdepots, die während der Schwangerschaft angelegt werden, wird der Säugling in der Stillzeit mit Energie versorgt.

Dieses Funktionsprinzip belegt, dass hier eine Hierarchisierung der Brain-Pulls stattfindet. Anders gesagt: Die Kanban-Karte des fetalen Brain-Pulls ist stärker als die des mütterlichen. Die Plazenta stellt dabei sicher, dass die hormonelle Kanban-Karte nur in eine Richtung weitergegeben wird, nämlich nur vom Fötus zur Mutter und nicht umgekehrt. Das heißt: Das egoistische Gehirn des ungeborenen Kindes ist mächtiger als das der Mutter! Die Macht des kindlichen Brain-Pulls kann sogar so groß werden, dass die Mutter einen vorübergehenden Schwangerschafts-Diabetes entwickelt; sie nimmt so viel Nahrung auf, dass sich ihr Blutzucker drastisch erhöht, wodurch wiederum das fetale Gehirn ausreichend versorgt werden kann. Mit der Geburt des Kindes normalisieren sich die Blutzuckerwerte der Mutter aber wieder. Der Einfluss des ungeborenen Kindes auf den Stoffwechsel der Mutter geht aber noch weiter: Das Gehirn des Fötus entscheidet nicht nur über seine Energieversorgung, es bestimmt auch den Zeitpunkt der Geburt. Der entscheidende

Signalgeber bei der Auslösung des Geburtsvorgangs ist dabei wiederum das Kortisol.

Die Geburt ist der letzte, abschließende Akt in der Wachstumsphase des fetalen Gehirns. Dessen Energiebedarf nimmt während der Schwangerschaft enorm zu. Je höher der Energiebedarf im Gehirn des Fötus ist, desto mehr Kortisol setzt es frei und desto mehr produziert die Plazenta CRH. Kurz vor der Geburt wird ein kritischer Punkt überschritten. Jetzt stellt der Fötus Energieforderungen, die nicht mehr erfüllt werden können, und es passiert etwas völlig Neues: Das fetale Kortisol stimuliert das Plazenta-CRH, und im Gegenzug stimuliert Plazenta-CRH das fetale Kortisol. Durch diese hormonelle Dynamik spitzt sich die Lage zu, es kommt zu einem steilen Kortisolanstieg im fetalen Blut. Mit dieser Kortisolflut verändert sich nun die Botschaft. Es wird nicht mehr Energienachschub angemahnt, der Fötus signalisiert mit dem Kortisol-Stakkato stattdessen: »Schwangerschaft beenden …«

In diesen Vorgang wird ein weiteres Hormon eingebunden: Progesteron. Der Name setzt sich zusammen aus »Pro« und »Gesteron«. Das lateinische ›Gestatio‹ heißt ›Schwangerschaft‹. Pro bedeutet ›die Schwangerschaft unterstützend‹. Dieses Hormon wird während der Schwangerschaft von der Plazenta produziert und freigesetzt. Es ist unabdingbar für den Erhalt der gesunden Schwangerschaft und wird von dort ständig an das Gehirn der Mutter gesendet. Die Botschaft des Progesterons lautet: »Es ist alles in Ordnung, Schwangerschaft läuft wie geplant.« Im Gehirn wird die Schwangerschaft koordiniert und aufrechterhalten. In diesen Informationsfluss greift das Kortisol-Stakkato des Fötus jetzt ein, was dazu führt, dass die weitere Progesteronproduktion in der Plazenta blockiert wird. Der so entstehende »Entzug« von Progesteron löst im Gehirn der Mutter die Wehentätigkeit aus, der Geburtsvorgang wird eingeleitet.

Die Erkenntnis, dass es das Kind ist, das den Geburtsvorgang einleitet, ist noch sehr neu, und manche Fragen, die sich daraus ergeben, lassen sich noch nicht genau beantworten. In manchen Fällen leitet ein Fötus die Geburt ein, wenn der Zeitpunkt der Geburtsreife noch nicht erreicht ist. Wahrscheinlich sind Probleme mit seiner Energieversorgung der Grund, warum sich der Fötus zur vorzeitigen Geburt entschließt – nachdem alle drängenden Rufe nach mehr Energie folgenlos geblieben sind.

Die Ursachen für einen derartigen Engpass liegen meist in einer ungenügenden Leistung der Plazenta. Wir wissen noch nicht, wie dieser Entscheidungsprozess genau verläuft. Es scheint aber so zu sein, dass das fetale Gehirn in einer Versorgungskrise, die keine Besserung verspricht, eine frühe Geburt »riskiert« – in der Hoffnung, dass sich die Versorgungssituation außerhalb des mütterlichen Körpers verbessert.

Der kindliche Brain-Pull ist also die Kraft, die das körperliche Band zwischen Mutter und Fötus zerschneidet und das Kind ins Leben entlässt. Damit hat der Brain-Pull eine der ersten wichtigen Aufgaben erfüllt. Er bleibt aber lebenslang bestimmend – bei der Energieversorgung, der Konzentration und der körperlichen Leistungsfähigkeit. Am Anfang unseres Wegs als eigenständiger Mensch ist der gesunde Brain-Pull lernbereit. Wie wir leben, wie wir essen, inwieweit wir Stress ausgesetzt werden – all dies prägt und verändert den menschlichen Brain-Pull im Laufe der Jahre. Ein hochkompetenter Brain-Pull ist eine der Grundlagen dafür, dass Menschen Höchstleistungen vollbringen können. Zum Beispiel im Sport.

Warum sportlicher Erfolg im Kopf entsteht

Wir alle bewegen unseren Körper durch unsere Muskulatur. Uns erscheint das ganz selbstverständlich, und in der Regel denken wir gar nicht darüber nach, was wir mit unseren Händen oder Beinen machen. Alles verläuft scheinbar automatisch, dabei folgt der Vorgang jeder Bewegung einer komplexen Verkettung von neuronalen Befehlen. Es ist ein Zusammenspiel verschiedener Informationen erforderlich, damit das Gehirn Bewegungsverhalten initiieren, in jeder Phase kontrollieren und gegebenenfalls korrigieren kann. Vor allem in diesem Kontrollieren und Korrigieren besteht die eigentliche Meisterleistung des motorischen Gehirns.

Dazu hat der Neuroanatom Larry W. Swanson von der University of Southern California in Los Angeles das Körperwunder des zielgerichteten Verhaltens – das sogenannte Motorsystem – in drei Teile gegliedert: das somatische, das autonome und das neuroendokrine System. Um uns in diesem ganzen Labyrinth aus Nervenbahnen, Hirnarealen und einer Art neuroendokrines Mobilfunknetz besser zurechtzufinden, stellen wir uns vor, das Motorsystem wäre ein Gebäude: zum Beispiel eine prachtvolle Renaissance-Villa, wie sie der großartige Architekt Andrea Palladio im 16. Jahrhundert in Venetien errichten ließ. In diesem Bild wären das somatische, das autonome und das neuroendokrine System die drei Säulen des Portals, auf denen das Gebäude ruht. Diese Säulen sind tragend, so dass sich die Last des gesamten Hauses gleichermaßen auf alle drei verteilt. Jede dieser Säulen ist aber für sich genommen nicht nur für die Stabilität wichtig, sondern erfüllt darüber hinaus eine aktive Aufgabe hinsichtlich des Informationsaustauschs über Nervenbahnen oder durch biochemische Botenstoffe.

Die erste Säule, das **somatische System**, ist für unsere Bewegungsabläufe und unsere Körperhaltung zuständig. Jede Bewegung, die wir ausführen, hat ein Ziel, erfordert Planung und wird möglichst so durchgeführt, dass das Ziel auch erreicht wird. Das klingt auf den ersten Blick nicht allzu schwierig, stellt aber eine der komplexesten Herausforderungen für das menschliche Nervensystem dar und muss trainiert werden. Dabei kommt uns zugute, dass das somatische System außerordentlich lernfähig ist – hier im somatischen System entscheidet sich, ob jemand zum Fußballstar oder zum Hobby-Kicker wird. Jeder, der eine technisch anspruchsvolle Sportart wie Tennis oder Fußball ausüben möchte, erlebt, wie viel Übung, Geduld und Zeit er investieren muss, um seine motorischen Leistungen zu verbessern. Die vielfältigen Aufgaben, die bei der Ausführung eines Bewegungsablaufes anstehen, werden größtenteils von den Großhirnhälften übernommen. Diese Areale des Gehirns verfügen über besonders viel »Rechenkapazität« und sind äußerst leistungsfähig, verbrauchen aber auch dementsprechend viel Energie. Damit nun die Energieversorgung unter der Bewegungslast nicht zusammenbricht, kommen die anderen beiden Säulen zum Tragen.

Das **autonome System**, die zweite Säule, verdankt seinen Namen der Tatsache, dass der Mensch es willentlich kaum beeinflussen kann. Der Herzschlag und die Atmung unterliegen zum Beispiel dem autonomen (oder auch vegetativen) Nervensystem. Wird der Körper stärker belastet, sendet er über die Bahnen des sympathischen Nervensystems Befehle zu den inneren Organen, um so Atemfrequenz und Pulsschlag zu beschleunigen sowie verstärkend auf die Energiemobilisation aus den Körperdepots einzuwirken.Vergleicht man diesen Teil des Stresssystems mit der Telekommunikation, könnte man hier von einem »Festnetz« sprechen.

Die Stresshormon-Achse des **neuroendokrinen Systems**

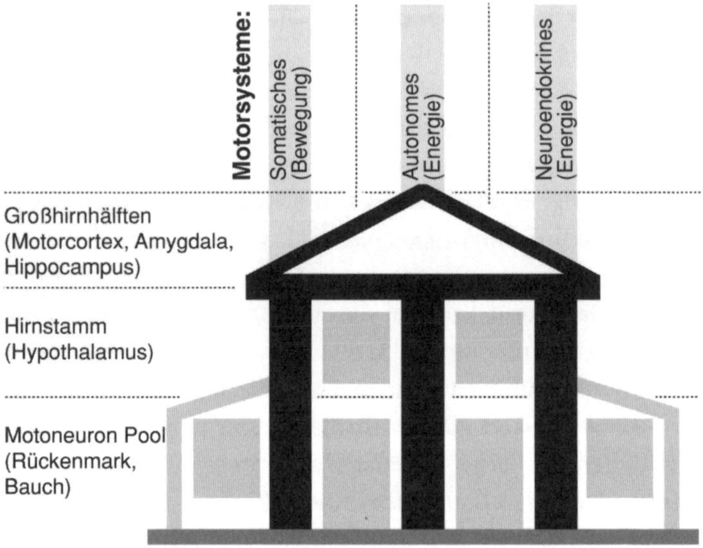

Abbildung 2

Das menschliche Motorsystem für zielgerichtetes Verhalten.
Es gliedert sich – wie das Portal eines Palladio-Palastes – in drei Säulen: das somatische, das autonome und das neuroendokrine System. So wie der Palast drei Stockwerke hat, so hat das Motorsystem drei hierarchisch angeordnete Ebenen: Im oberen Stockwerk sind die Großhirnhälften, im mittleren der Hirnstamm und im unteren die Alpha-Motoneuronen des Rückenmarks sowie die neuroendokrinen Motoneuronen des Bauchraums (Nebennieren-, Pankreas-Betazellen).

(die dritte Säule) wiederum kann man, um im Bild zu bleiben, als »Mobilfunknetz« bezeichnen. Sie reguliert, wie viel Kortisol aus den Nebennieren freigesetzt wird. Und wie die Wellen, die das Mobiltelefon an den Satelliten sendet, sich im Äther ausbreiten, so durchdringt Kortisol über das Blut und das Gewebe den gesamten menschlichen Organismus, einschließlich des

Gehirns. Die Informationen gelangen auf dem hormonellen Weg selbst an Körperstellen, die nicht von autonomen Nervenbahnen erreicht werden.

Zurück zum Körper eines Wettkampf-Sportlers: Befindet er sich in einem Zustand muskulärer Anspannung, Konzentration und Erregung, ist das Stresssystem hochaktiv. Das stressbedingte hohe Leistungsniveau regulieren die Säulen 2 und 3, indem sie durch das sympathische Nervensystem und über Hormone wie Adrenalin und Kortisol die Energiezuteilung im menschlichen Organismus kontrollieren. Diese Anteile des autonom-neuroendokrinen Systems, die schließlich unser Stresssystem ausmachen, sind es, die die Brain-Pull-Funktion im menschlichen Organismus ausüben!

Das Zusammenspiel in der »Villa Motorik«

Aber auch ein noch so gut trainierter Motorkortex funktioniert nicht, wenn es an Energie mangelt. Die optimale Energieversorgung ist im Leistungssport ebenso essentiell wie die richtige Technik. Letztere kann man trainieren; was aber ist mit dem Energiehaushalt eines Sportlers? Lässt sich vorzeitiger Energieverlust vielleicht sogar durch Training verhindern?

Abel Kirui ist auch so ein Bewegungswunder. Der Kenianer ist Weltmeister im Marathon. Seine Muskulatur ist optimal darauf eingestellt, auf der 42,2 Kilometer langen Distanz die vorhandene Körperenergie in eine möglichst hohe Laufleistung umzusetzen. Wenn Abel mit seinem Lauf beginnt, ziehen die Muskeln Energie in Form von Zucker aus dem Blut. Diese Glukose wird in den Muskelzellen zunächst umgewandelt – in Laktat (Milchsäure). Dieses Laktat ist ein hochbegehrter Treibstoff unseres Körpers, aber vor allem unseres Gehirns. Von den ursprünglich 100 Prozent der in Glukose enthaltenen Energie beinhalten die entstandenen Laktatmoleküle immerhin noch 94 Prozent.

Das Problem für jeden Sportler ist die Tatsache, dass die Muskelzellen diesen Stoff (genau genommen seine Vorstufe) nicht nur bilden, sondern ihn auch verbrennen können. Im Grunde käme das hochenergetische Laktat dem hungrigen Muskelgewebe gerade recht. Um als Langstreckenläufer erfolgreich zu sein, muss dies aber unbedingt verhindert werden. Denn in Muskeln verbranntes Laktat kann während eines Laufs nicht ersetzt werden, Kiruis Rennen wäre zu Ende, bevor es richtig begonnen hätte: Ein rapider Leistungsabfall würde ihn vorzeitig zum Aufgeben zwingen. Damit das nicht passiert, schickt sein autonomes Motorsystem eine Botschaft in die Muskelzellen, eine Art Kanban-Signal, wie wir es von den Lieferketten kennen. Der Befehl lautet: »Laktat nicht verbrennen, sondern sofort ans Gehirn weiterleiten!« Jetzt kommt es darauf an, dass die verschiedenen Abteilungen der *Villa Motorik* die richtigen Entscheidungen treffen und perfekt zusammenarbeiten: Der Befehl, Laktat nicht im Muskel zu verbrennen, sondern dem Gehirn zur Verfügung zu stellen, wird vom oberen Hirnstamm über Bahnen des sympathischen Nervensystems direkt an die Muskelfasern übermittelt. Das Laktat wird also aufgrund der zerebralen »Befehlslage« von den Muskelzellen ans Blut übergeben und der Hirnversorgung zugeführt – das Prinzip des Selfish Brain setzt sich durch.

Abel Kiruis Gehirn aber nimmt nicht nur, es gibt auch. Denn gleichzeitig erfolgt der Befehl, Fettsäuren aus dem Fettgewebe freizusetzen. Diese hochenergetischen Verbindungen sind für den Gehirnstoffwechsel uninteressant, für die Muskeln allerdings der optimale Brennstoff, um lange, konstante Leistung zu bringen.

Ob dieser Energietausch zwischen Muskeln und Gehirn für die Dauer des Wettkampfs gelingt, hängt nun entscheidend davon ab, wie gut der Brain-Pull des Athleten eingestellt ist. Nur ein hochkompetenter Brain-Pull kann eine derartige Laufleistung wie bei Kirui überhaupt ermöglichen. Mit Hilfe des Brain-Pulls zieht das Gehirn die in der Glukose enthaltene Energie an sich, bevor sie als Laktat in den Muskeln verbrannt werden kann, und sorgt gleichzeitig dafür, dass das Fettgewebe genügend Fettsäuren an die Muskelzellen abgibt. Um diesen Zustand über 42,2 Kilometer und 2:06,51 Stunden (die Zeit, mit der Kirui den Weltmeistertitel erlief) aufrechtzuerhalten, ist viel Training nötig. Wie wir bereits wissen, ist der Brain-Pull des Gehirns veränderbar, also lernfähig. Bei Läufern wie Abel Kirui besteht der Lernprozess des Gehirns darin, durch immer neue Trainingsläufe die verfügbare Energie für sich und den Körper möglichst so optimal einzuteilen, dass sie für die Marathondistanz reicht – ohne Leistungseinbruch.

Was passiert, wenn der Brain-Pull schwach ist? Dieses Experiment kann jeder untrainierte Läufer machen, der versucht, einen Marathon zu absolvieren. Ein schwacher Brain-Pull ist nur begrenzt in der Lage, die Laktatverbrennung in den Muskeln zu verhindern. Wenn die Muskeln das Laktat nutzen, fehlt die Energie im Gehirn, und die Leistungsfähigkeit stößt an eine schmerzhafte Grenze. Läufer nennen diesen gefürchteten Effekt »die Wand«, Stoffwechselforscher bezeichnen das Phänomen als »Central Fatigue« – die zentrale Erschöpfung. Droht dem Gehirn eine Energieunterversorgung, fährt es nach und nach den Verbrauch herunter. Es blockiert die Bewegungsbefehle im Motorkortex und vermindert gleichzeitig die Motivation. Das Gehirn signalisiert dem Körper: »Hör auf zu laufen!« Diesem Befehl kann sich ein Sportler trotz aller Willensstärke nicht lange widersetzen. Er läuft sozusagen gegen die innere Wand seiner Leistungsfähigkeit. Alle Strategien, sich zu motivieren, diesen toten Punkt zu überwinden, laufen ins Leere – es sei denn, die Befehlskette im Gehirn wird durchbrochen. Genau dies geschieht zum Beispiel bei der Verabreichung von vielen leistungssteigernden Substanzen. Sie greifen in das Warnsystem des Hirnstoffwechsels ein und lassen zu, dass trotz drohender Energiekrise im Gehirn Laktat in den Muskeln weiter verbrannt wird. In solch einer Situation droht das Gehirn regelrecht leerzulaufen, was dramatische Folgen haben kann. 1967 kam es bei einer Bergetappe der Tour de France zu einem tragischen Todesfall. Der Brite Tom Simpson war vor Entkräftung gestürzt. Herbeieilende Helfer wies Simpson noch an: »Helft mir auf ...« Wenige Meter weiter fiel er tot vom Rad. In seinem Blut konnten später Alkohol und leistungssteigernde Substanzen nachgewiesen werden. Die genaue Todesursache blieb im Fall Simpson bis heute ungeklärt. Man weiß aber, dass Hirntod durch einen Schlaganfall eine der gefährlichsten Nebenwirkungen von Doping ist. Wer das körpereigene Warnsystem künstlich außer Kraft setzt, um seine Leistung zu optimieren, spielt mit dem eigenen Leben. Ehe man also zu derartigen Substanzen greift, sollte man versuchen, seinen Brain-Pull auf »legale« Weise zu trainieren. Denn auch so kann man als Sportler oder Amateur seine Leistung halten oder steigern.

Doch könnte auch allzu intensives Training die Schutzmechanismen des Körpers lahmlegen? Kann es vielleicht auch zu einer Überaktivität des Brain-Pulls kommen? Langstreckenläufer erleben dieses Phänomen manchmal, wenn sie übermäßig trainieren. Ein überaktiver Brain-Pull macht sich dadurch bemerkbar, dass das Herz zu schnell schlägt und das neuroendokrine System zu viel Kortisol freisetzt. Wie wir bereits erfahren haben, spielt das Nebennierenhormon bei der Energiebeschaffung durch das Stresssystem eine zentrale Rolle. Ist allerdings zu viel Kortisol im Blut, treten Nebenwirkungen auf. Sind bei einem Langstreckenläufer die Kortisolwerte im Blut durch die Aktivierung des Stresssystems überhöht, kann es dazu führen, dass Muskelgewebe angegriffen und abgebaut wird, um den Energiehunger des Gehirns zu befriedigen. So wie ein verhungernder Mensch unter Kortisoleinfluss abmagert, so verliert ein Leistungssportler, der einen überaktiven Brain-Pull hat (der ja auch das Speicherhormon Insulin unterdrückt), durch einen überanstrengenden Trainingslauf sogar Muskelmasse. Deshalb empfehlen Trainer auch, dass man als Langstreckenläufer regelmäßig seine Pulsfrequenz (z. B. mit einer Pulsuhr) misst und darauf achtet, dass sie kritische Grenzwerte (die man je nach Alter in Tabellen nachschlagen kann) nicht überschreitet. Denn ein zu hoher Puls ist ein verlässliches Zeichen dafür, dass der Brain-Pull stark belastet, wenn nicht sogar überlastet ist.

Alles eine Frage der Energieversorgung

Dass ein Wettkampf im Kopf entschieden wird, ist eine alte Binsenweisheit aus dem Sportjournalismus. Tatsächlich steckt aber mehr Wahrheit in diesem Satz, als man denken könnte. Ob sich sportlicher Erfolg einstellt, hängt nicht zuletzt vom richtigen Brain-Pull-Training eines Athleten ab. Dabei geht es aber nicht nur um die optimale Energieversorgung der Muskulatur, sondern auch um die des Gehirns.

»Ich habe versucht, die Uhr so weit wie möglich runterlaufen zu lassen, habe dann mit einer Körpertäuschung etwas Raumgewinn erzielt und hatte dadurch den Platz zu werfen«, so beschrieb Dirk Nowitzki den letzten Angriff der Partie. 1,1 Sekunden vor Spielende sicherte er so einen 94:92-Sieg über Indianapolis. Der deutsche Star der Dallas Mavericks ist einer der besten Basketballspieler der Welt. Er ist offenbar ein Spieler, der selbst einen Wimpernschlag vor dem Ende eines wichtigen Spiels noch die Übersicht behält und motorisch so sicher ist, dass er hochkonzentriert abschließen kann. Und das alles, obwohl er bereits fast ein komplettes Match auf höchstem Leistungsniveau absolviert hat.

Auch bei Nowitzkis Ausnahmeleistungen geht es um die Frage der Energieversorgung des Gehirns unter gleichzeitiger körperlicher Beanspruchung. Wie bei Lionel Messi kann man davon ausgehen, dass in Dirk Nowitzkis Gehirn der Brain-Pull optimal abgestimmt ist – in seinem Fall auf die Anforderungen eines Basketball-Matches, bei dem nicht nur die Koordination des Bewegungsapparates, sondern auch die Konzentration eine besonders große Rolle spielt. Liegen zwei Basketball-Teams gleichauf, entscheidet sich in den letzten Sekunden, wer gewinnt und wer verliert. Mit anderen Worten: Die Energieversorgung der Spielergehirne kann den Ausschlag über Sieg oder Niederlage geben.

Zurück zum Spiel: Auf der einen Seite lauert Dirk Nowitzki auf die Gelegenheit, den finalen Korb zu werfen. Sehen wir uns an, was in dieser Situation im Gehirn eines gegnerischen Basketballspielers passiert, der sich bereits an seiner Leistungsgrenze befindet: Das somatische (Bewegung), das autonome (Energie) und das neuroendokrine Nervensystem (Energie) haben bisher partnerschaftlich gearbeitet. Sie haben in enger Abstimmung dafür gesorgt, dass sowohl die Muskeln als auch das Gehirn mit Energie versorgt werden. Dabei wird das Energielevel im Gehirn permanent durch ATP-Sensoren kontrolliert, die sich sowohl im somatischen als auch im autonomen und neuroendokrinen Motorsystem befinden. Diese Sensoren messen, wie viele Energiepakete (ATP) dem Gehirn zur Verfügung stehen. Beim verteidigenden Spieler droht allerdings bereits seit einigen Minuten die Gefahr, dass die kritische ATP-Menge im Gehirn unterschritten wird. Jetzt hilft nur noch, Energie einzusparen. Bestimmte Körpersysteme, wie zum Beispiel das für die Fortpflanzung, sind bereits seit Beginn des Matches heruntergefahren, die Freisetzung des Sexualhormons Testosteron ist vorübergehend eingestellt worden – alles, um Energie zu sparen. Am Ende dieses Einsparprozesses steht die Blockierung des somatischen Systems, Bewegungsbefehle werden nicht mehr ausgegeben, der kritische Punkt der zentralen Erschöpfung steht unmittelbar bevor. Bevor dieser erreicht wird, kann es auch zu Sparmaßnahmen für bestimmte Gehirnleistungen kommen, wie wir sie im Prinzip von den neuroglukopenischen Symptomen der gestressten Examenskandidaten im Trier-Social-Stress-Test schon kennen: Die Konzentration lässt nach, Bewegungen sind weniger koordiniert, ebenso die Fähigkeit, kreativ zu denken und zu planen. Ein Spieler, der sich in dieser Phase befindet, neigt schlichtweg zu Fehlern. Fehler, die es einem geistig frischeren Gegner wie Dirk Nowitzki leichter machen, den entscheidenden Korb zu werfen.

Dass mit unserem Brain-Pull etwas nicht stimmt, merken wir immer dann, wenn er an seine Leistungsgrenzen stößt. Ein optimal arbeitendes Pullsystem hingegen macht sich kaum bemerkbar, es schnurrt wie ein laufruhiger Motor auf einer Landstraße. Die Flexibilität und Empfindlichkeit eines gesunden Brain-Pulls und somit die Fähigkeit, sich auf neue Situationen und Anforderungen einzustellen, sind enorm. Ein System, das derartig beansprucht wird, braucht aber auch seine Ruhephasen – zum Beispiel nachts, wenn wir schlafen. Ist der Brain-Pull allerdings gestört oder gar geschädigt, kann es selbst während des Schlafs zu kritischen Situationen kommen.

Nächtliche Hungerattacken

Es ist eine Situation, die wir alle schon einmal erlebt haben. Draußen ist es noch stockdunkel, man hat gut und gerne noch zwei Stunden Zeit, bis der Wecker klingelt, aber mit einem Mal sind wir hellwach, ohne ersichtlichen Grund. Das Fenster im Schlafzimmer ist zu, ein heftiges Geräusch als Ursache dürfte also ausfallen. Während die einen von uns sich in den nächsten Minuten wieder in den Schlaf zählen, werden sich die anderen am Küchentisch wiederfinden, den Pudding vom Vortag löffelnd. Eine nächtliche Hungerattacke hat sie aus dem Schlaf gerissen.

Appetit lässt sich kaum beeinflussen und bei manchen Menschen nie stillen. Sie haben das Gefühl, immer und immer essen zu müssen und dennoch niemals satt zu werden. Andere überfällt Appetit zu den ungewöhnlichsten Zeiten, sogar während des Schlafs. Ungewöhnlich deshalb, weil wir eigentlich nachts keinen Hunger haben sollten. Das liegt daran, dass sich unser Gehirn einen Großteil der Nacht – nämlich während des Tiefschlafs – im Sparmodus befindet. Der Energieverbrauch liegt dann bis zu 40 Prozent unter dem Tageswert. Dennoch kommt es vor, dass Menschen nachts aufstehen und das dringende Bedürfnis haben zu essen. Der Schlüssel zum Verständnis dieses Phänomens heißt Orexin, ein Nervenbotenstoff, der in zahlreichen Neuronen des Lateralen Hypothalamus (LH) gebildet wird. Dieser Botenstoff spielt beim Schlaf-Wach-Rhythmus eine große Rolle. Er macht uns hellwach, aufmerksam und aktiv. Orexin ist auch der Stoff, aus dem unser Appetit gemacht ist. Und es hat außerdem Macht über unser Gefühlsleben: Orexin wirkt dabei mit, uns bei der Suche nach Dingen euphorische Gefühle zu verschaffen. Kurz: Dieser faszinierende Botenstoff erfüllt eine dreifache Funktion: Aktivierung des Wachzustandes, Auslösung des Programms für Nahrungsaufnahme beim Body-Pull und Antreiben des Belohnung suchenden Verhaltens. Wenn wir also aufgrund einer vermehrten Orexin-Ausschüttung nachts essen, haben wir die Botenstoffmission unseres Gehirns vollständig erfüllt. Wir sind aufgewacht, haben den Hunger befriedigt, werden dadurch mit einem Ruhe- und Entspannungsgefühl belohnt und können anschließend wahrscheinlich wieder selig einschlummern.

In *Squire's Fundamental Neuroscience*, einem Standardwerk der Hirnforschung, befindet sich ein Längsschnitt durch das menschliche Gehirn und das Rückenmark. Die Darstellung wirkt wie die Landkarte einer bizarr gewundenen Flusslandschaft. Nehmen wir einmal an, wir könnten uns anhand der Karte auf eine Reise in das Innere des Gehirns begeben. Unser Weg führt uns von den Nervenbahnen des Rückenmarks auf einer langen gewundenen Straße an der Hypophyse (der Hirnanhangsdrüse) und der Sehnervenkreuzung vorbei in den oberen Hirnstamm. Dann betreten wir den Hypothalamus, eine Region, die sich genau im Zentrum des Gehirns befindet – und zwar in der räumlichen Mitte zwischen vorn und hinten, zwischen links und rechts. Schon diese zentrale Position deutet darauf hin, wie wichtig der Hypothalamus für die Kommunikation zwischen den beiden Hirnhemisphären einerseits sowie zwischen Hirn und Körper andererseits ist. Hier im Hypothalamus arbeiten wichtige Kontrollsysteme: für die Stressreaktion, das Sexualverhalten, die Körpertemperatur, den Schlaf-Wach-Rhythmus – und die Nahrungsaufnahme. Letztere wird im seitlichen, also lateralen Hypothalmus (LH) reguliert. Im LH befindet sich gewissermaßen die Messstation unseres Gehirns, die feststellt, ob wir in diesem Augenblick Nahrung brauchen, und, wenn ja, gegebenenfalls Alarm schlägt. Und dieser Alarm springt in seltenen Fällen sogar nachts an.

Bevor wir uns zu unserem nächtlichen Ausflug zum Kühlschrank aufgemacht haben, ist womöglich eine Messung im Hypothalamus vorausgegangen, bei der festgestellt wurde, dass dem Gehirn zu wenig Energienachschub zur Verfügung stand. Tatsächlich arbeitet der LH wie eine Art Energiefühler, der misst, wie viel Glukose im Körper zirkuliert. Die Glukose wird in Gehirnkapillaren in die Nähe des LH transportiert. Um von den LH-Neuronen erkannt und gemessen werden zu können, müssen Glukosemoleküle zuerst die Blut-Hirn-Schranke überwinden, die aus den Innenwänden der Kapillaren gebildet wird. Ihre Aufgabe besteht darin, bestimmte chemische Substanzen, Viren, Bakterien oder fehlgeleitete Botenstoffe von den Neuronen fernzuhalten. Sie schützt so das Gehirn vor biochemischen Fehlinformationen, Infektionen oder Vergiftungen. Die Kapillarwände haben aber Glukoseporen, die Blutzuckermoleküle erkennen und sie in das extrazelluläre Gewebewasser gelangen lassen. Dieses Wasser füllt die Räume zwischen den Neuronen des Hirngewebes. Bildlich gesprochen sind die Hypothalamus-Neuronen Zell-Archipele in einem Meer aus Gewebewasser. Der Zuckergehalt dieses Ozeans in unserem Kopf (also die extrazelluläre Glukosekonzentration) entspricht ziemlich genau der aktuellen Zuckerkonzentration im Blut. Hiermit lässt sich im LH ein sehr präzises Bild der Glukoseversorgungslage im Blut berechnen. Dazu nutzen die Orexin bildenden Neuronen des LH Andockstellen (Rezeptoren), welche die extrazellulären Glukosemoleküle binden können. Wenn diese Andockstellen mit Glukose besetzt sind, geben die Orexin bildenden Neuronen Ruhe. Sind aber die Glukoserezeptoren unbesetzt, fangen diese LH-Neuronen an zu feuern, was zu einer verstärkten Freisetzung von Orexin im Gehirn führt: das Signal, den Body-Pull zu aktivieren. Jetzt gilt es, Energie von außen zuzuführen. Mit anderen Worten: aufwachen, aufstehen, essen.

Wie sich ein solches Orexin-Signal des Body-Pulls anfühlt, erleben die meisten Menschen – allerdings nicht nachts: Orexin macht auch tagsüber wach, unruhig und schickt uns auf die Suche nach etwas Essbarem. Dieses Suchprogramm ist faszinierend. Es bewirkt in der Regel, dass wir uns unweigerlich auf den Weg dorthin machen, wo wir nach unseren Erfahrungen schon bei früherer Gelegenheit auf der Nahrungssuche erfolgreich waren: etwa zum heimischen Kühlschrank, zum Snackautomaten im Büro oder zum Bäcker um die Ecke. Je häufiger und ausgeprägter wir diesen Verhaltensmustern nachgehen, desto mehr stellt sich die Frage, ob hinter diesem Impuls etwas Krankhaftes stecken könnte. Der permanente Drang zu essen könnte darauf hindeuten, dass die Gewaltenteilung zwischen den Pulls aus dem Gleichgewicht geraten ist. Mit anderen Worten: Muss der übermäßige Body-Pull einen zu schwach arbeitenden Brain-Pull ausgleichen? Oder immer wieder einem überlasteten Brain-Pull zu Hilfe eilen?

Tatsächlich deutet ausgeprägtes Body-Pull-Verhalten auf eine Brain-Pull-Inkompetenz des Gehirns hin. Nächtliches Aufwachen und der anschließende Gang zum Kühlschrank sind ein deutlicher Hinweis auf ein Problem mit dem Glukosenachschub für das Gehirn. Es gibt aber noch weitere Symptome, die auf einen geschwächten Brain-Pull hindeuten: zum Beispiel das In-den-Mund-Stecken von Gegenständen, das Kauen am Stift oder das Ziehen an einer Zigarette. Denn Hungergefühle, die aus körperlichen Bedürfnissen entspringen, sind nicht auf ein bestimmtes Lebensmittel ausgerichtet, sie regen uns lediglich dazu an, etwas in den Mund zu stecken. Solche oralen Ersatzhandlungen sind ebenfalls sichtbare Anzeichen einer Energiekrise des Gehirns. Und da zum Beispiel das Nikotin beim Rauchen das Stresshormon Kortisol in die Höhe schnellen lässt, wundert es nicht, dass dieses Ersatzverhalten eine Brain-Pull-Inkompetenz kompensieren kann. Für jemanden, der mit dem Rauchen aufhören will, heißt das: mehr essen, um die Brain-Pull-Inkompetenz auszugleichen – mit der leidigen Folge, dass man mehrere Kilo zunimmt.

Interessanterweise gibt es einen entscheidenden Unterschied, ob der Brain-Pull von innen (vom Hirn selbst unter Stressbedingungen) oder von außen (zum Beispiel durch das Nikotin der Zigarette) aktiviert wird: Von innen entsteht das Gefühl der Anspannung, von außen das der Entlastung und Entspannung. Das erklärt, warum Raucher (oder Menschen, die es sich abgewöhnen wollen) vor allem in Stresssituationen das Bedürfnis nach einer Zigarette verspüren.

Ein weiteres Symptom der Brain-Pull-Inkompetenz ist die sogenannte Süß-Präferenz. Menschen mit schwachem oder überlastetem Brain-Pull bevorzugen für ihre schnellen Zwischenmahlzeiten süße Speisen und Getränke. So zeigen neueste Befunde, dass Kinder, die unter chronischem Stress leiden, im Laufe der Zeit eine ausgesprochene Vorliebe für süße Nahrungsmittel entwickeln. Das ist kein Zufall, sondern eine Strategie des Gehirns, das genau weiß, dass sich mit stark zuckerhaltiger Nahrung der Energiebedarf im Kopf am schnellsten decken lässt. In extremen Fällen von mangelndem Glukosenachschub zum Gehirn kann es sogar zum Craving kommen – brutalen Heißhungerattacken, die sofort nach Zucker verlangen. Menschen mit Diabetes kennen das, wenn ihr Blut durch eine zu hohe Insulindosierung bei der Injektion einen dramatisch niedrigen Zuckerwert aufweist.

Fassen wir noch einmal kurz zusammen, was wir bisher über den Body-Pull erfahren haben: Er springt an, wenn die Blutglukose sinkt. Dann werden wir wach, bekommen Hunger, trachten danach, etwas in unseren Mund zu stecken, und das sollte am besten süß sein.

Wenn wir von Strategien des Body-Pulls und des Beschaffungs-Pulls sprechen, setzt dies eine gewisse Intelligenz des Systems voraus. Tatsächlich handelt es sich um erlerntes Verhalten. Wie gesagt: Das Orexin bringt uns in der Regel dazu, Nahrungsquellen aufzusuchen, die wir bereits kennen. Es kann aber auch die Suche neuer Quellen initiieren. Hier kommt dem Belohnungsaspekt des Systems, in dem Orexin mitwirkt, eine entscheidende Bedeutung zu. Unser Belohnungssystem ist dabei so programmiert, dass es vor allem bei unerwartetem Erfolg anspringt – und nicht, wenn wir schon alles kennen. Das ist vergleichbar mit der Freude, die uns überkommt, wenn wir im Sport nicht sicher sind, ob wir das Spiel oder das Rennen gewinnen. Ein Erfolg trotz einer schwierigen Ausgangslage beschert uns die größte Freude. Interessanterweise ist bei der Nahrungsbeschaffung das euphorische Gefühl besonders groß, wenn wir hungrig eine neue, unerwartet gute Energiequelle entdecken. Das kann ein neues Restaurant sein, ein neuer Gemüseladen um die Ecke oder ein neues Produkt aus dem Supermarktregal. In der Wiederholungsphase schwächt sich das Glücksgefühl merklich ab, weil der Body- und der Beschaffungs-Pull nicht die Nahrungsaufnahme, sondern das erfolgreiche Suchen belohnen. Es ist also weniger das Essen selbst, sondern das Finden der Nahrung, was uns glücklich macht und das uns auffordert, an diesen Ort zurückzukehren.

Deuten also die Impulse zur Nahrungsaufnahme, die uns tagsüber oder manchmal auch nachts auf Trab halten, ausschließlich auf einen Energiemangel im Blut (bzw. im extrazellulären Hirnwasser) hin? Was ist mit der weitverbreiteten Auffassung, dass geleerte Fettdepots des Körpers wieder aufgefüllt werden wollen und uns zum Essen nötigen? Tatsächlich gibt es mit dem Leptin einen weiteren Spieler um den Jackpot der Nahrungsaufnahme. Leptin ist ein Botenstoff, ein Hormon, das im Blut kreist. Es wird im Fettgewebe gebildet und zeigt an, wie hoch der Energiefüllstand der Fettzellen ist. Hohes Leptin, zum Beispiel nach den Weihnachtsfeiertagen, signalisiert: Die Speicher sind gut gefüllt. Niedriges Leptin, etwa bei einer Fastenkur, teilt das Gegenteil mit. Diese Leptinbotschaften laufen über eine Relaisstation und gehen anschließend im Lateralen Hypothalamus (LH) ein. Was aber passiert, wenn das Fettgewebe Energievollversorgung, das Gehirn dagegen Energiebedarf signalisiert? Wenn also ein übergewichtiger Mensch plötzlich einen hohen Energiebedarf im Gehirn hat – bekommt er dann trotzdem Heißhunger?

Es ist kaum überraschend, wer sich in einer solchen Situation durchsetzt: Wenn das Gehirn Energiebedarf hat, werden die Sättigungssignale des Fettgewebes abgeblockt. Sie dringen überhaupt nicht bis zu den Orexin-Neuronen im lateralen Hypothalamus vor. Bei einem Energiebedarf im Gehirn springt in der Relaisstation, die im unteren Hypothalamus auf dem Weg hin zu den Orexin-Neuronen liegt, gewissermaßen eine Sicherung raus, das egoistische Gehirn zieht die unliebsamen Leptinsignale einfach aus dem Verkehr. Wird dies zu einem Dauerkonflikt, ist Übergewicht unvermeidlich. Denn obwohl das speichernde Fettgewebe den Körper mit Sattheitsbotschaften flutet, verfügt das Gehirn: »weiter essen.« Es sind also nicht die Fettzellen selbst, die Übergewicht verursachen, indem sie ständig Nachschub fordern. Es ist die mangelhafte Energieversorgung des Gehirns, die bei übergewichtigen Menschen dazu führt, immer mehr zu essen!

In einem System, das so komplex ist, so anpassungsfähig und letztlich doch auch so störanfällig wie der Brain-Pull, ist die Frage der inneren Balance von zentraler Bedeutung. Wie kommt das System ins Gleichgewicht? Welche Kräfte wirken darauf ein? Interessanterweise ist die Balance des Brain-Pulls eng mit unserem inneren Gleichgewicht verknüpft. Die Regulationsmechanismen, die den Brain-Pull aktivieren oder hemmen, haben sich im Lauf der Evolution langsam herausgebildet. Der Anfang dieser Entwicklung fand vor 500 Millionen Jahren statt – in einem warmen Urmeer.

Das Pantoffeltierchen in uns

In einer leichten Dünung rollen träge Wellen ins Nichts. Es ist windstill, die Lufttemperatur beträgt 29 Grad. Das Wasser ist kaum kühler: 26 Grad. An Tagen wie diesem versteht man, warum der Pazifik den Namen Stiller Ozean trägt. Die leicht gewellte, glitzernde und spiegelnde Oberfläche wirkt leblos, und doch stellt sie lediglich die Außengrenze des rätselhaftesten Lebensraums unseres Planeten dar – der Tiefsee. Hier im Pazifik beträgt die Meerestiefe bis zu fast 12 000 Meter. Ozeanologen vermuten, dass höchstens ein Prozent der Tiefsee erforscht ist. Bei nahezu jedem Tauchgang in die Tiefsee entdecken sie neue, unbekannte Arten.

Ähnlich einem Wolkenkratzer gleichen Ozeane Häusern, in denen sich das Leben auf verschiedenen Etagen abspielt. Jedes Stockwerk hat seine eigenen Biotope. Es gibt unsichtbare Grenzen, die manche Lebewesen nicht überschreiten können, und es gibt Grenzgänger, die in allen Bereichen des »Ocean Building« zurechtkommen, von der Tiefgarage bis zum Dachgeschoss. Eine Gemeinsamkeit indes verbindet fast alle Bewohner der Ozeane: Plankton bildet die Grundlage ihres Überlebens. Es sind organische Schwebeteilchen und Tierchen in einer Größe von einigen Nanometern bis zu mehreren Zentimetern, die das wichtigste Grundnahrungsmittel der größeren Meeresbewohner bilden. Da Wasser die Eigenschaft hat, Stoffe wie zum Beispiel Salze aufzulösen, könnte man annehmen, dass sich auch solche schwebenden Teilchen mehr oder weniger gleichmäßig im Ozean verteilen. Das Meerwasser wäre dann gewissermaßen eine Planktonlösung. Doch das ist nicht der Fall. Der Begriff Plankton (aus dem Altgriechischen: das Umherirrende) beruht auf einer Annahme, die sich zumindest zum Teil als falsch erwiesen hat. Es ist zwar richtig, dass Plankton mit den Meeresströmungen treibt. Viele Planktonbewohner verfügen aber durchaus über eigene Fortbewegungsmöglichkeiten. Sie bilden eine organisierte Lebensgemeinschaft, die gezielt Positionen beziehen und verändern kann.

Sehen wir uns das etwas genauer an und tauchen unter die Oberfläche des Pazifik: Zunächst wirkt das Wasser klar, mit bloßem Auge sind keine Organismen erkennbar. In 20 Meter Tiefe verändert sich das Bild, das Wasser wimmelt vor Leben, von mikroskopisch winzigen Einzellern bis hin zu millimetergroßen Organismen. Wir sind mitten in einer Planktonschicht. Sie ist kaum einen Meter dick – über und unter ihr ist das Wasser vergleichsweise lebensarm. Entnimmt man jetzt eine Wasserprobe und untersucht sie unter dem Mikroskop, kann man sich die Bewohner des Planeten Plankton näher anschauen. Besonders interessant sind die Ciliaten, auch bekannt als Wimperntierchen. Diese einzelligen Lebewesen, ein Urmodell der Evolution, sind in der Lage, sich mittels kleiner haarförmiger Auswüchse (Wimpern) im Wasser fortzubewegen. Man darf annehmen, dass sich Ciliaten schon in Urmeeren zu Plankton zusammenschlossen und ihr typisches Verhalten entwickelten. Denn die Bewohner verschieben ihre Planktonschicht nach oben oder nach unten. Jeweils nur um einige Meter, aber diese Auf- und Abbewegung stellt einen nicht endenden Ablauf dar. Warum diese Höhenverschiebungen? Des Rätsels Lösung lautet: Wärme. Ciliaten, wie zum Beispiel das Pantoffeltierchen, benötigen eine bestimmte Betriebstemperatur, um sich wohl zu fühlen. Da sich abhängig von Tageszeit, Wetter und Meeresströmung die Wassertemperatur ständig verändert, muss die Planktonfamilie oft umziehen.

Das Phänomen, Temperatur fühlen zu können, wurde bei Süßwasser-Ciliaten, die man auch bei uns in jedem Tümpel finden kann, genauer untersucht. Komplizierte Entscheidungen kann ein Pantoffeltierchen nicht treffen, da es weder über ein

Gehirn noch über ein Nervensystem verfügt. Trotzdem kann es die Temperatur messen und auf das Messergebnis reagieren. Biologen bezeichnen das Pantoffeltierchen deshalb auch als schwimmende Nervenzelle. Es kann Reize aufnehmen und verarbeiten und ist damit in etwa so leistungsfähig wie ein einzelnes Neuron unseres Nervensystems. Bei einem System wie der Temperaturregelung geht es aber sowohl in der Biologie als auch in der Technik um die Frage, wer oder was eigentlich den Sollwert bzw. Setpoint festlegt. Bei der Heizung in unserem Museumsbeispiel ist die Antwort offenkundig: Der zuständige Angestellte stellt am Thermostat den Sollwert für die gewünschte Raumtemperatur auf 20 °C ein. Messfühler regeln die Heizung anschließend so, dass sie dem vorgegebenen Wert möglichst nahekommt. Aber wie hat die Natur das Problem des Setpoints vor Jahrmillionen bewältigt? Wer oder was hat den Thermostat der Ciliaten eingestellt? Die Lösung ist so einfach wie genial.

Es gibt beim Einzeller nicht nur einen, sondern zwei Thermosensoren. Einer ist für den Niedrig-Temperaturbereich (Kälte) zuständig, der andere für den Hoch-Temperaturbereich (Wärme). Die Sensoren bestehen aus jeweils einem Kalziumkanal, der sich bei unterschiedlichen Temperaturen öffnet. In den tieferen, kalten Wasserschichten zeigt der Niedrig-Temperatursensor die stärkere Reaktion; in den oberen, warmen Schichten der Hoch-Temperatursensor. Immer wenn einer der beiden Sensoren stärker reagiert als der andere, führt diese Differenz oder diese Ungleichheit dazu, dass ein »Richtungswechsler« im Pantoffeltierchen in Gang gesetzt wird. Dieser Richtungswechsler bewirkt, dass das Pantoffeltierchen mit Hilfe seiner Wimpern seine momentane Bewegungsrichtung ändert. Es schlägt jetzt einfach eine neue, zufällig gewählte Richtung ein, in der Annahme, so den zu heißen oder zu kalten Unwohlfühlbereich verlassen zu können.

Um besser zu verstehen, wie dieser Richtungswechsler das Tierchen in seinen Wohlfühlbereich bringt, spielen wir einfach ein Beispiel für sein Bewegungsverhalten durch: Wird in der

Tiefe der Kältesensor aktiver als der Wärmesensor, so ist diese Ungleichheit das Signal für die Zelle, umzudrehen. Das Tierchen ändert jetzt immer wieder seine Richtung, und zwar so lange, bis es wieder nach oben in wärmere Regionen gelangt ist. Wird in der Nähe der Wasseroberfläche nun der Wärmesensor aktiver als der Kältesensor, heißt es wieder umdrehen, die neue Richtung heißt abwärts. Das geht so lange zwischen den Polen hin und her, bis das Pantoffeltierchen die Region der idealen Wassertemperatur erreicht hat. In diesem Wohlfühlbereich reagieren der Kälte- und der Wärmesensor nämlich etwa gleich stark. Das heißt: Je besser die beiden Sensor-Reaktionen übereinstimmen, desto seltener wird der Richtungswechsler in Gang gesetzt. Und so hat das Tierchen sein Ziel erreicht. Es bewegt sich dann erst einmal für lange Zeit in der horizontalen Wohlfühlschicht auf der Suche nach Nahrung.

Das Beispiel der Pantoffeltierchen verdeutlicht das Grundprinzip eines denkbar einfachen, aber gut funktionierenden natürlichen Regulationsmechanismus, bei dem im Kräftespiel mit der Zeit ein Mittelwert und ein Mittelzustand, ein Ausgleich, angestrebt wird. Erstaunlicherweise enthalten die beiden Sensoren dieses simplen Systems bereits den Setpoint. Es ist also gar nicht mehr nötig, dass jemand oder etwas von außen (wie bei der Museumsheizung) für die Zelle einen Setpoint festlegt. Die Dynamik zwischen zu warm oder zu kalt führt automatisch dazu, dass die optimale Umgebungstemperatur dann erreicht wird, wenn sich aufwärts und abwärts treibende Kräfte ausgleichen. Dieses einfache, sich selbst regulierende System ist sicher eine der genialsten Erfindungen der Evolution, bewährt seit einer halben Milliarde Jahren. Da das Modell so erfolgreich eingeführt wurde, liegt die Frage nahe, ob die Natur die Idee (nach dem Prinzip der Selbst-Ähnlichkeit) auch in komplexeren Systemen weiterverfolgt hat. Zum Beispiel in unserem Gehirn.

Luc Pellerin hat nachgewiesen, dass Neuronen des Gehirns in der Lage sind, über den Botenstoff Glutamat Glukose zu bestellen – *energy on demand.* Ob die Energielieferung dann tatsächlich bei der Hirnzelle eintrifft, prüft eine Kontrollinstanz im Gehirn. Es ist wahrscheinlich das komplexeste uns bekannte Mess-Netzwerk überhaupt. Denn jedes einzelne Neuron ist eine Messstation. Das Gehirn wird von jeder seiner hundert Milliarden Nervenzellen darüber in Kenntnis gesetzt, ob die von ihm bestellte Energie eingetroffen ist. Dabei gibt es noch eine raffinierte Besonderheit: Die Neuronen des Hypothalamus liegen ja im autonomen System des Gehirns, das für unsere lebenswichtigen Körperfunktionen (Herzschlag, Atmung usw.) verantwortlich ist. Ausgerechnet diese lebenswichtigen Neuronen werden schlechter mit Glukose versorgt als der Rest des Gehirns. Was auf den ersten Blick wie eine Fehlkonstruktion wirkt, ist elementarer Bestandteil des Kontrollsystems. Denn die bei der Energiezuteilung benachteiligten Neuronen können als Erste auf eine Verschlechterung der Energieversorgung reagieren und fungieren so als hochempfindliches Frühwarnsystem. Hat die Natur an dieser Stelle also möglicherweise auf die alte Idee mit den zwei Sensoren zurückgegriffen?

An der Universität Lübeck gingen wir in unserer Forschergruppe dieser Frage nach. Die Vermutung bestätigte sich – allerdings wurde das Prinzip, wie so oft in der Evolutionsgeschichte, verändert und angepasst: Es finden sich auch in den Nervenzellen des Gehirns jeweils zwei Sensoren, plus und minus. Das Funktionsprinzip ist ebenfalls selbstähnlich. Im Gehirn sind es Kaliumkanäle, die die Versorgung der Zellen mit dem Energieträger ATP messen. Es gibt einen empfindlichen Sensor (1) und einen unempfindlicheren (2). Ist Sensor 1 besser als Sensor 2 in der Lage, ATP zu binden, erfolgt durch diese Ungleichheit das Signal: »Energieknappheit«. Jetzt wird Glukosenachschub geordert. Wenn aber auch der unempfindlichere Sensor 2 in der Lage ist, ATP zu binden, wird sein Signal stärker als das von Sensor 1. Und diese Ungleichheit ist wiederum das Signal, das »Energieüberschuss« meldet, die Glukoseanforderung wird gestoppt.

Hier gibt es nun allerdings einen wesentlichen Unterschied zum Pantoffeltierchen-Modell: Bei ihm befinden sich die Sensoren auf einer Zelle. Die Energie-Messfühler im Gehirn sitzen dagegen auf zwei Neuronen – Sensor 1 auf einem Glutamat-Neuron, Sensor 2 auf einem GABA-Neuron. Glutamat ist bereits ein guter Bekannter: Es ist der Stoff, mit dem eine Nervenzelle Glukosenachschub ordert. GABA hingegen ist der wichtigste hemmende Botenstoff unseres Nervensystems. Er stellt die Zelle ruhig und storniert so weitere Energiebestellungen. Auf ein Auto übertragen hieße das: Wenn Sensor 1 das Gaspedal ist, stellt Sensor 2 die Bremse dar.

Das Wechselspiel dieser beiden Botenstoffe im Gehirn hat zum Ziel, ein Energiegleichgewicht in den Nervenzellen zu erreichen. Wenn die beiden Kräfte Glutamat und GABA sich aufheben, ist der energetische Idealzustand erreicht. Biologen und Mediziner nennen ihn Homöostase (das physiologische Streben nach Gleichgewicht). Das »Prinzip der Homöostase« beschreibt, wie zwei unterschiedliche Sensoren einen biologischen Gleichgewichtszustand einstellen. Mit dem Nachweis, dass das »Prinzip der Homöostase« auch für die ATP-Regulation im Gehirn gilt, gelang es der Lübecker Forschergruppe, den ersten Grundsatz der Selfish-Brain-Theorie – das Gehirn reguliert zuerst seinen eigenen Energiefüllstand – experimentell zu untermauern.

Sind die Neuronen optimal mit Energie versorgt, belohnen sie uns: mit einem »Wohlfühlschwebezustand« im Ozean unseres Körpers. Dieses Befinden ist das, was wir als Entspannung oder Ausgeglichenheit erleben. Es ist für uns als Mensch im Ganzen so erstrebenswert wie für jedes einzelne unserer Neuronen. Sie geben dabei wie ein Dirigent den Takt vor. Nur wenn sich jedes

Neuron in der »energetischen Homöostase« befindet, fühlen wir uns insgesamt als Mensch wohl.

Es mag verblüffen, dass sich ein so direkter Zusammenhang zwischen dem Wohlbefinden einer Hirnzelle und unserem persönlichen Seelenzustand herstellen lässt. Aber ein Blick ins Labor verdeutlicht, wie groß die Kraft ist, die im Energiehaushalt der Neuronen steckt: In einer Laborschale befinden sich Nervenzellverbände aus einer Gehirnprobe. Sie werden mit einer Glukosenährlösung, die genau auf den Energiebedarf der Probe abgestimmt ist, versorgt. Verdünnt man nun diese Lösung mit Wasser, entsteht rasch ein kritischer Energiemangel. Die Zellen beginnen wie verrückt, Aktivität zu entwickeln, sie feuern, geben hektische Glutamatsignale zur Energiebestellung ab. Jetzt wird es paradox: Obwohl die Energie knapper wird, erhöhen die hungrigen Neuronen durch die verstärkte Aktivität ihren Stoffwechsel. Sie suchen und verlangen Nachschub und verbrauchen dabei noch mehr Energie als im normalen Aktivitätszustand.

Im Labor sind Nervenzellverbände in ihrem Handlungsspielraum eng begrenzt. Im echten Leben würde bei einer derartigen Energieverknappung zunächst der Brain-Pull aktiv werden. Ihn spüren wir an typischen Zeichen wie Herzklopfen, Zittern, Schwitzen, kalten Händen, Aufregung. Wird der Treibstoff im Gehirn noch knapper, werden zusätzlich der Body-Pull und der Such-Pull aktiviert. Wir sind hungrig, wach, suchen und laufen insgesamt auf Hochtouren. In der Tierwelt ist dieses Phänomen als *starvation induced hyperactivity* (hungerinduzierte Überaktivität) bekannt. Hungernde Tiere entwickeln ein hektisches Aktivitätsverhalten auf der Suche nach Nahrung. Um sich den wichtigen Energienachschub zu beschaffen, setzen sie alles auf eine Karte: suchen, bis sich etwas Essbares findet, selbst wenn die Körperreserven durch die erhöhte Aktivität und Fortbewegung noch schneller aufgezehrt werden. Auch wir Menschen wissen, wie sich *starvation induced hyperactivity* anfühlt. Schon bei einer ausgelassenen Mahlzeit werden wir nervös und unruhig. Das Gehirn aktiviert den Brain-Pull, der sich im Notfall vom

Body- und Such-Pull unterstützten lässt – und diese Befehle kann niemand auf Dauer ignorieren.

Was steckt hinter dieser geheimnisvollen, quälenden Kraft, die unser Gehirn als seine mächtigste Trumpfkarte einsetzt, wenn die Energie-Homöostase seiner Neuronen bedroht ist? Es ist nichts anderes als das Bestreben unseres Stresssystems, wieder in seine Ruhelage zu kommen. Das Stresssystem lässt es uns unangenehm spüren, wenn unser Gehirn sich so anstrengen und Energie anfordern muss. Man wird schlecht gelaunt, gereizt, angespannt, aggressiv. Diesen Zustand gilt es, positiv zu verändern – egal wie. Essen ist natürlich die sinnvollste und naheliegendste Strategie. Sie folgt einem unserer wichtigsten Bedürfnisse: sich gut zu fühlen.

Physiologisch betrachtet geht es beim Essen also nicht nur darum, einen Energiemangel im Gehirn und im Körper auszugleichen, sondern auch zu ermöglichen, dass das Stresssystem wieder in seine Ruhelage kommt. Beim Auffinden dieser Ruhelage spielt ein ebenso faszinierender wie vielseitig talentierter Botenstoff die entscheidende Rolle: Kortisol. Bereits im Mutterleib, bei der Entwicklung des fetalen Gehirns und der Einleitung der Geburt, hatte der Botenstoff einen großen Auftritt. Genau genommen handelt es sich bei Kortisol um ein Stresshormon. Als Antwort auf einen Stressor wird es wie Adrenalin aus der Nebenniere ins Blut ausgeschüttet. Im Gegensatz zu Adrenalin oder Noradrenalin erzeugt es aber keine Stresssymptome wie Unruhe oder Herzrasen. Im Gegenteil: Es bremst die durch Adrenalin und Co. ausgelösten Stressreaktionen des Körpers ab. Kortisol ist deshalb der wichtigste Schlüssel, um das Stresssystem zu beruhigen.

Nehmen wir einmal an, das Stresssystem wäre der Zentralserver eines Rechenzentrums, auf den verschiedene Computerterminals Zugriff haben. Jeder Computer hat einen eigenen Code, der bestimmte Zugriffe erlaubt, andere nicht. Nach einem ähnlichen Nutzerprinzip funktionieren die meisten Hormone des Stresssystems. Kortisol ist dabei aber kein einfacher

Nutzer. Kortisol ist ein Administrator mit Zugang zur Betriebssoftware des Servers und der Fähigkeit, diese zu verändern. Der »Server« des Stresssystems befindet sich in zwei benachbarten Regionen des Großhirns: der Amygdala und dem Hippocampus. Diese beiden Areale sind von besonderer Bedeutung für unser Gedächtnis und unser Erinnerungsvermögen. Alles, was wir sehen, hören, erleben und lernen, wird hier verarbeitet und zu Erinnerungen kodiert, um dann in verschiedenen anderen Hirnregionen abgespeichert zu werden.

Die Amygdala verknüpft dabei vor allem emotionale Erinnerungen, wie den Schock nach einem Unfall, den ersten Kuss, die nicht bestandene Prüfung oder ein tolles Erfolgserlebnis. Der Hippocampus speichert eher nüchterne Informationen wie Orte, Wegbeschreibungen, Namen, neutrale Episoden. Das Kortisol ist in der Lage, nicht nur in jedes Neuron dieser beiden Hirnregionen einzudringen, es betritt sogar das Zellinnerste, den Zellkern selbst. Kortisol bindet an zwei Kortisolrezeptoren, MR ist der empfindliche Rezeptor, GR der unempfindlichere. Auch bei MR und GR gibt es wieder ein Plus und ein Minus. Über die beiden Rezeptoren nimmt das Kortisol Einfluss auf die Funktion und Programmierung der Nervenzelle. Grundsätzlich hat Kortisol, wie bereits erwähnt, die Eigenschaft, das erregte Stresssystem wieder in seine Ruhelage zu bringen. So wie die Kälte- und Wärmesensoren beim Pantoffeltierchen für Aufwärts- und Abwärtsbewegungen sorgen, so fährt der MR das Stresssystem hoch, der GR fährt es wieder herunter – so lange, bis es in seine Ruhelage zurückfindet. In diesem Zustand spüren wir, wie sich unsere Spannung löst und sich ein wohliges Gefühl ausbreitet. Wir sind dann sozusagen in der »emotionalen Homöostase«. Mit dem experimentellen Beleg, dass das »Prinzip der Homöostase« auch für das Gleichgewicht unseres Stresssystems gilt, gelang es dem Lübecker Forscherteam, die Gültigkeit des zweiten Grundsatzes der Selfish-Brain-Theorie – das Stresssystem kehrt wieder zurück in seine Ruhelage – nachzuweisen.

Die Auswirkungen des Kortisolzugriffs auf die Neuronen, das

Gehirn und auf unser Leben gehen aber noch viel weiter. Um dies zu verstehen, um zu begreifen, wie Stress unser Leben und Lernen bestimmt, lohnt es sich, die Funktionsweise der MR- und GR-Rezeptoren näher zu betrachten. Der niederländische Stressforscher Ron de Kloet hat ihr Zusammenspiel als Erster erkannt und als MR-GR-Balance beschrieben. Genau wie Yin und Yang oder Plus und Minus stehen sich die beiden Kortisolrezeptoren gegenüber. Mit jedem Ereignis, bei dem Stress entsteht, wird Kortisol aktiv. Wie viel Kortisol die Neuronen flutet und wie es dort verarbeitet wird, entscheidet darüber, ob wir ein Stressereignis positiv oder negativ abspeichern.

Marlon H. ist aufgeregt. Er befindet sich an Bord einer kleinen Maschine in 3500 Meter Höhe. Marlons erster Absprung mit einem Fallschirm steht unmittelbar bevor. Es ist ein Tandemsprung, das heißt, Marlon springt mit einem erfahrenen Fallschirmspringer zusammen ab. Beide sind über Gurte miteinander verbunden. Marlons Herz rast, seine Muskeln zittern, Adrenalin jagt durch seine Blutgefäße. Nach 45 Sekunden freiem Fall öffnet sich der Fallschirm. Fünf Minuten dauert der Gleitflug zur Erde. Die Landung ist perfekt. Marlon ist von seinem Erlebnis wie berauscht. Der Stress vor dem Absprung verwandelt sich in ein euphorisches Hochgefühl. Das beim Sprung nach oben geschnellte Kortisol bringt das Stresssystem rasch wieder in seine Ruhelage. Zum Ende der Erholungsphase fällt das Kortisol dementsprechend auch wieder auf Ruhewerte ab. Vornehmlich die empfindlichen MR-Rezeptoren in seinen Neuronen sind jetzt aktiv. Nun setzt der Lernprozess in den Zellen und somit auch im Gehirn ein. Die MR initiieren die sogenannte Langzeitpotenzierung. So nennt man den molekularen Mechanismus, der unserer Gedächtnisbildung und unserem Lernen zugrunde liegt. Dabei werden die Signale an den sogenannten Synapsen, das heißt an den Stellen, wo die sendende Nervenzelle an die empfangende Nervenzelle andockt, verstärkt übertragen. Das stressbegleitete Erlebnis des Fallschirmsprungs wird mit vielen Details ins Langzeitgedächtnis überführt. Der niedrige Kortisol-Spiegel am Abend führt dazu, dass Marlon in tiefen Schlaf fällt. In der Tiefschlafphase werden alle Ereignisse des Tages, jeder Handgriff, jede Entscheidung im Hippocampus und in der Amygdala nacherlebt. Dieses nächtliche Hirntraining dient der Gedächtniskonsolidierung. Das positive Erlebnis des Sprungs wird gelernt und als neues Wissen abgespeichert. Emotional wirkt so ein Lernprozess motivierend. Das Gehirn sendet eine Botschaft wie diese: »Ja, es macht Spaß, und du kannst hier mehr erreichen ...« Marlon ist am nächsten Tag fest entschlossen, es wieder zu probieren, um seine ersten Erfahrungen anwenden und vertiefen zu können.

Was aber würde passieren, wenn beim Sprung etwas schiefgegangen wäre? Was, wenn Marlon Augenzeuge geworden wäre, wie ein anderer Schüler tödlich verunglückte? Oder wenn er selbst bei der Landung verletzt worden wäre? Dann wäre ein ganz anderes Lernprogramm gestartet worden: »Angewandte Strategien nicht speichern, da erfolglos und gefährlich.« Bei einem anhaltenden Stresserlebnis wie einem Unfall wird wesentlich mehr Kortisol freigesetzt. Jetzt laufen die GR in den Zellkernen der Neuronen voll und werden aktiv. Dieser Kortisol-Tsunami sorgt dafür, dass die GR bestimmte Synapsen zwischen den Neuronen schwächen. Diesen Vorgang nennt man *Long Term Depression* – die Langzeitunterdrückung. Es ist wie beim digitalen Kabelfernsehen: Je schlechter die Verbindung, desto pixeliger und unschärfer wird das Bild, bis hin zu Bildstörungen und Aussetzern. Nach so einem dramatischen Erlebnis ist die Kortisol-Konzentration auch nachts noch vergleichsweise hoch. Das beeinflusst die Schlafstruktur, so dass es praktisch nicht zum Tiefschlaf kommt. Das heißt, es werden weniger Details abgespeichert: Fehlerhaftes Verhalten soll möglichst nicht gespeichert werden. Stattdessen wird das Erlebnis als negativ bewertet. Ist der GR aktiv, wird passives, abwartendes Verhalten gefördert. Stressforscher nennen diesen Vorgang »Furcht-Konditionierung«. Nach einem negativ erlebten ersten Fallschirmsprung ist die Wahrscheinlichkeit hoch, dass die betreffende Person kein zweites Mal springt. Der GR hat das Gehirn auf Vermeidung programmiert, und es kostet erhebliche Willensanstrengungen (und möglichst einige Veränderungen im Ablauf – z.B. anderer Lehrer oder anderer Ort), um diese Abwehrhaltung erfolgreich zu überwinden.

Die Rezeptoren MR und GR sind eine große und unberechenbare Macht in unserem Gehirn. Ihre Balance ist für uns lebensentscheidend. Ist das Stresssystem in der Ruhelage, so fühlen wir uns wohl, zufrieden, ausgeglichen. In dieser Ruhe sorgt der MR sogar für das Wohlergehen und Überleben der Neuronen in Hippocampus und Amygdala. Doch dieses Gleichgewicht kann empfindlich gestört sein. Die Folgen sind gravierend: Hohes Kortisol sorgt nicht nur für eine Entknüpfung der Synapsen. Es kann sogar Gedächtnisinhalte löschen oder den Zugang zu ihnen verschütten. Im schlimmsten Fall werden Nervenzellen sogar vollständig aus dem Verkehr gezogen; der GR löst dann den programmierten Zelltod aus. So werden fatale Verhaltensstrategien von der Festplatte gelöscht. Die lang andauernde Belastung mit einem hohen Kortisol greift auch Haut, Muskeln, Knochen und andere Gewebe an, erhöht das Risiko von Herzerkrankungen und Schlaganfällen. Verliert unser Stresssystem seine innere Balance, werden wir erst unglücklich und später krank.

TEIL II

Wie unser Gehirn Energiekrisen auf Kosten des Körpers löst

Global Silencing – die Stille im Gehirn

Bis heute sind wir dem Einfluss der Naturgewalten weitgehend ausgeliefert. Bevor der Mensch die Technologie entdeckte, war die Macht der Natur sogar absolut. Einen Fluss konnte man befahren, in ihm Fische fangen – aber ihn aufhalten? Das versuchten als Erstes antike Zivilisationen, indem sie Flüssen mit Hilfe ausgeklügelter Kanalsysteme Wasser für die Landwirtschaft abtrotzten. Heute werden viele Ströme der Welt umgeleitet und in künstliche Betten gepresst. Riesige Staudämme ermöglichen es, gigantische Wasserreservoire zurückzuhalten, um Trinkwasser zu gewinnen oder Strom zu erzeugen. Wir greifen längst massiv in die Natur ein, ohne sie jedoch völlig zu beherrschen. Flussbegradigungen führen bei Hochwasser zu gewaltigen Überschwemmungen, Staudämme können bersten. Vor allem aber hat jeder Eingriff Auswirkungen, deren Konsequenzen im Vorfeld kaum abschätzbar sind. Bei einem Staudammprojekt wird sich die Wasserversorgung ganzer Landstriche, möglicherweise sogar mehrerer Nationen verändern. Seen können austrocknen, ehemals fruchtbare Böden verkarsten, Bauern, die jahrhundertelang ihre Äcker bestellten und sich auf ihre Erträge verlassen konnten, sind plötzlich in ihrer Existenz bedroht. Staudämme zerstören das natürliche Gleichgewicht der Wasserversorgung und verändern damit die Lebensgrundlagen in einer Landschaft völlig.

Es gibt aber nicht nur die äußeren Naturgewalten der Erde, der Luft und des Wassers, sondern auch Kräfte, die in uns Menschen wirken. Eine von ihnen ist der Brain-Pull – die Kraft, welche die Energieversorgung unseres Gehirns reguliert und sicherstellt. Wir bauen zwar keine Dämme oder Flussbegradigungen in unserem Organismus, aber dennoch gibt es Eingriffe oder Störungen, die unseren Brain-Pull ähnlich beeinträchtigen wie ein Staudamm den Wasserhaushalt eines Flusses.

Manche dieser gravierenden Veränderungen in unserem Energiehaushalt entstehen durch Erkrankungen, andere, mit denen wir uns später näher befassen werden, hängen mit äußeren Lebenseinflüssen und unserer Reaktion darauf zusammen. Wie das Gehirn mit solchen Brain-Pull-Störungen umgeht, welche Notlösungen es parat hat und wie deren Folgen für den Körper aussehen, damit werden wir uns in den nächsten Kapiteln beschäftigen.

Strategien zur Krisenbewältigung

Wir haben bereits erfahren, dass das egoistische Gehirn stets darauf abzielt, seinen Energiefüllstand in sehr engen Grenzen konstant zu halten. Es verfährt dabei so wie der sehr genau rechnende Familienvater, der sich wegen der finanziellen Belastung durch eine unerwartet teure Autoreparatur mit allen Mitteln bemüht, den Kontostand der Haushaltskasse im Plus zu halten, indem er einerseits durch Überstunden und eine Nebentätigkeit die Kontoeingänge erhöht, andererseits durch Einsparungen (kein Urlaub, keine Neuanschaffungen, weniger neue Kleidung) die Ausgaben reduziert. Genauso verfährt auch das Gehirn: Es erhöht die Einnahmen (Mehranforderung durch das Stresssystem), und es reduziert die Ausgaben (Einsparung von Energie erst im Körper und dann im Gehirn selbst). Weder bei dem genau rechnenden Familienvater kommt es zu einem Abfall des Kontostandes ins Minus noch beim Gehirn zu einem merklichen Abfall des Energie-(ATP-)Gehalts! Die Haushaltskrise und die Energiekrise im Kopf sind also nicht an roten Zahlen oder an einem zerebralen Energiemangel zu erkennen.

Die Krise offenbart sich einzig in der Anstrengung, die Einnahmen zu erhöhen und die Ausgaben zu reduzieren. Beim menschlichen Energiestoffwechsel zeichnet sich der Krisenfall am Anstieg der Stresshormone Adrenalin und Kortisol sowie an diversen Ausfallsymptomen ab.

Eine der schwersten menschlichen Energiekrisen, welche die Medizin kennt, tritt im Rahmen vom Typ-1-Diabetes auf. Die Erkrankung entsteht dadurch, dass sich das Immunsystem gegen den eigenen Organismus, den es eigentlich schützen soll, wendet. Es greift die Insulin produzierenden Betazellen der Bauchspeicheldrüse an und zerstört sie irreversibel. Ohne Insulin aber kommt es zu unkontrollierten Kettenreaktionen: Glukose staut sich im Blut und ist so in den Zellen (Muskel, Fettgewebe) kaum noch verfügbar. Das Körperfett kann nicht mehr in den Depots gehalten werden, es schmilzt ab, und freie Fettsäuren überschwemmen das Blut. Diese Energieflut im Blutkreislauf führt dazu, dass wertvolle Glukose über den Urin ausgeschieden wird, während die Zellen hungern. Die Folge sind starke Gewichtsabnahme und gravierende Einbrüche der körperlichen Leistungsfähigkeit.

Diesem dramatischen Verfall wirkt die Medizin mit der Verabreichung von künstlichem Insulin entgegen. Der Patient lernt mit Hilfe des Medikaments, die Funktion seiner ineffektiven Bauchspeicheldrüse »von außen« zu übernehmen. Der therapeutische Effekt ist überwältigend: Ein medikamentös gut eingestellter Patient mit Typ-1-Diabetes hat eine fast normale Lebenserwartung. Er kann arbeiten, eine Familie gründen, Sport treiben, reisen – es gibt kaum Einschränkungen, solange er sein Insulin bei sich hat. So weit, so bekannt. Wie aber reagiert das Gehirn darauf, dass Insulin gespritzt wird, also ohne neuronale Kontrolle in den Blutkreislauf gelangt?

Lukas Z. war sieben Jahre alt, als bei ihm Typ-1-Diabetes diagnostiziert wurde. Seit der Diagnosestellung sind zehn Jahre vergangen. Doch obwohl Lukas sich sein Insulin zuverlässig spritzt, hat sich seine Erkrankung schleichend verändert.

Drohende Unterzuckerungen – die für Menschen mit Diabetes typischen Situationen einer akuten Energiekrise – kommen schneller und unmerklicher. Lukas nimmt sie mittlerweile erst wahr, wenn sein Körper fast kollabiert. Diese Unberechenbarkeit macht ihm Angst. Er befürchtet, eines Tages mitten auf der Straße umzufallen und sich dabei zu verletzen. Diese Furcht hat dazu geführt, dass sich Lukas in seinen Lebensgewohnheiten immer weiter einschränkt. Er fährt kein Fahrrad mehr, wagt sich kaum noch aus dem Haus. Vor allem seit er vor einigen Wochen in der Schule auf dem Pausenhof zusammengebrochen war. Er hatte mehrere Minuten bewusstlos auf dem Asphalt gelegen.

Was war in seinem Körper passiert? Alle Gehirnfunktionen außer den lebenserhaltenden waren abrupt heruntergefahren worden. Und das hatte Lukas in Sekundenbruchteilen den Boden unter den Füßen weggezogen. »Global silencing« nennen Neurowissenschaftler dieses Phänomen: die große Stille im Gehirn. Lukas' Koma war durch einen dramatisch niedrigen Blutzuckerspiegel ausgelöst worden. Der herbeigerufene Notarzt spritzte Glukose ins Blut. Die plötzliche Energiezufuhr bewirkte, dass das »abgestürzte« Gehirn innerhalb von 60 Sekunden alle Systeme wieder hochfuhr. Nach einer kurzen Phase der Benommenheit konnte Lukas aufstehen, als wäre nichts gewesen.

Mediziner wissen: Solche komatösen Zustände sind nicht untypisch für Typ-1-Diabetespatienten. Die Anfälle kommen in der Hälfte der Fälle plötzlich, ohne nennenswerte Vorwarnzeichen. Aber warum merkt der Patient nicht rechtzeitig, dass sein Körper in eine Energiekrise schlittert, die sich oft über Stunden hinweg so bedrohlich entwickelt, dass sich das Gehirn abschaltet? Und vor allem: Warum tritt diese dramatische Zuspitzung des Energiezustands nicht am Anfang der Erkrankung auf, sondern meist erst nach mehreren Jahren?

Seit den 1970er Jahren wird die Anwendung von Insulin als blutzuckersenkende Maßnahme systematisch erforscht. In der Abteilung für Klinische Physiologie in Baltimore entwickelten

Reubin Andres und Ralph DeFronzo ein Verfahren, mit dem sich der Blutzucker auf einen bestimmten Wert »festklemmen« lässt – die sogenannte Clamp-Methode. Dem Patienten werden dazu in beide Arme Infusionen gelegt, über die Insulin und Dextrose (Zuckerlösung) zugeführt werden. Ziel ist zunächst, den Blutzucker auf den Idealwert von 90 mg/dl festzuklemmen. Bei diesem Blutzucker sind die Zellen optimal versorgt, das Stresssystem ist in Ruhelage. Der Clamp-Test verrät aber noch viel mehr über das System der Energiebeschaffung und -verteilung im Körper. Senkt man bei einer gesunden Testperson den Blutzuckerspiegel künstlich ab, reagiert das Gehirn sofort mit einer Stressantwort – der Aktivierung des Brain-Pulls. Die Stresshormone Adrenalin und Kortisol steigen in dem Maße an, in dem der Blutzucker sinkt. Unterzieht man die Person jetzt psychologischen und kognitiven Tests (Denk- und Konzentrationsaufgaben), wird das Ausmaß der Versorgungskrise deutlich. Zu den typischen Stresssymptomen wie Unruhe, Herzrasen oder Schweißausbrüchen kommen neuroglukopenische Ausfallerscheinungen (Schläfrigkeit, Konzentrationsstörungen, verlangsamtes Denken). Bei den kognitiven Tests wird deutlich, dass die Leistungsfähigkeit des Gehirns nachlässt. Hirnstrommessungen runden das Bild ab und zeigen, dass sich die Signalverarbeitung im Gehirn verlangsamt, die Reaktionszeit länger wird.

Was an den Clamp-Tests besonders fasziniert, ist die direkte Ursächlichkeit zwischen Blutzucker und Stressantwort. Wie mit einem Regler lässt sich das Stresssystem über den Blutzucker hoch- oder runterfahren. Ein weiterer, sehr eindrucksvoller Beleg, wie eng Stressreaktion und die Energieversorgung des Gehirns aneinandergekoppelt sind.

Plan B heißt: mehr essen

Kommt es im »realen« Leben beim gesunden Menschen zu einer Unterschreitung des normalen Blutzuckerwertes, werden die drei Energie-Pulls alles daransetzen, die Energieversorgung des Gehirns zu verbessern. Was passiert aber, wenn der Brain-Pull dauerhaft gestört ist, die Signale und Anzeichen des Stresssystems schwächer werden? Dann ist das Gehirn nicht mehr fähig, genügend Energie aus den Körperreserven abzuziehen, und das System der Energieversorgung erreicht eine neue Stufe. Plan B wird aktiviert. Und der lautet: mehr essen! So etabliert sich ein neues Gleichgewicht der Energiebeschaffung, das zwar funktioniert, aber nur die zweitbeste Lösung darstellt (die erste wäre, ausreichend Glukose aus dem Körper zu bestellen). Bei einem Patienten mit Typ-1-Diabetes kommt es häufig zu dieser Umstellung, denn die Erkrankung geht meist mit einer schleichenden Brain-Pull-Schwächung einher. Das Gehirn deckt seinen Bedarf in solchen Fällen zunehmend aus Glukose, die direkt aus der Nahrung aufgenommen wird und immer weniger aus den Körperreserven. Das führt zu regelrechten Heißhungerattacken (dem »food craving«). Lukas Z. kennt dieses unbedingte, machtvoll drängende Verlangen seines Gehirns nach Zucker. Oft hat er es gerade noch so im rechten Moment geschafft, einen süßen Orangensaft zu trinken.

Solange Plan B funktioniert, ist das Gehirn versorgt und zufrieden. Aber die Sache hat einen Haken: Der Körper muss deutlich mehr Energie als sonst aufnehmen, um die Grundversorgung des Gehirns zu decken. Als Nebeneffekt entsteht ein Energieüberschuss in den Fettdepots. Die Folge: Der Körper nimmt an Gewicht zu. Tatsächlich hat Lukas, der als Kind sehr schlank war, in den vergangenen Jahren deutlich zugenommen und wiegt heute etwa 15 Kilogramm mehr als seine gleichaltrigen Freunde.

Dank Plan B ist die Energieversorgung des Gehirns also

gewährleistet, aber der Gesamtzustand hat sich eindeutig verschlechtert. Und es kann noch schlimmer kommen. Wenn auch Plan B nicht mehr genügend Energie generiert, schaltet das Gehirn auf den finalen Plan C um – die dritte und letzte Stufe. Das ist kein Energiekompromiss mehr, sondern entspricht der Vorgehensweise eines Krisenstabs. Plan C bedeutet nämlich: Energie sparen. Das Gehirn fährt die Systeme herunter. Zuerst die energieaufwendigsten, die nicht lebensnotwendig sind. Akut heißt das: Die Körpertemperatur wird abgesenkt und die Muskulatur ermüdet; langfristig kommt es zu Desinteresse an Sex und an der Partnersuche, die Wundheilung verlangsamt sich, bei Kindern kann es zu Wachstumsstörungen kommen, Mütter können nicht mehr stillen. Nimmt in der akuten Situation die Energiezufuhr weiter ab, kommt es zur finalen Krise: Das letzte Opfer des Gehirns ist die Wachheit. Wenn so wenig Energie im Gehirn ist, dass das Leben der Neuronen gefährdet ist, schaltet sich die zerebrale Hauptsicherung aus. Sie befindet sich in einem Areal des Gehirnstamms, das *Substantia nigra* genannt wird. Hier arbeitet das entscheidende zentrale Messzentrum für den ATP-Gehalt des Gehirns. Unterschreitet das ATP einen kritischen Grenzwert, wird augenblicklich das Koma ausgelöst. Es handelt sich dabei um eine Schutzfunktion des Gehirns, »Neuroprotektion« genannt. Würde das Gehirn bei ATP-Mangel weiterarbeiten, käme es unweigerlich zu einem Massensterben der Nervenzellen. Das Abschalten ist die letzte Option, um das Gehirn am Leben zu erhalten – bis Hilfe von außen kommt, zum Beispiel in Gestalt eines Notarztes, der Glukose injiziert. Diese Zuckerdosis wirkt wie ein Energieanschub, der die im Standby-Modus verharrenden »komatösen« Neuronen umgehend wieder aktiviert.

Doch zurück zu den beiden Fragen, die eingangs dieses Kapitels aufgeworfen wurden: Wie reagiert das Gehirn eines Typ-1-Diabetespatienten auf die Zufuhr von künstlichem Insulin? Warum wird Lukas von seinem Gehirn nicht auf die Unterzuckerung aufmerksam gemacht und vor dem drohenden Koma gewarnt?

Beide Fragen lassen sich mit einer einfachen Feststellung beantworten: Das Gehirn passt sich an. Der Verlauf einer Typ-1-Diabeteserkrankung ist häufig auch die Geschichte des Brain-Pull-Untergangs. Als Lukas das erste Mal in einen Zustand der Unterzuckerung geriet, reagierte sein Gehirn mit einer heftigen Stressantwort. Die Kortisolmenge, die bei der ersten Glukosekrise eines Menschen mit Diabetes freigesetzt wird, ist enorm. Es werden weit mehr Stresshormone ausgeschüttet als bei einem extrem aufregenden Erlebnis, wie zum Beispiel dem ersten Fallschirmsprung. Doch schon beim zweiten Versorgungsengpass mit Zucker fällt die Stressreaktion weniger heftig aus – der Brain-Pull ist im Wiederholungsfall bereits geschwächt. Für diese Abschwächung ist die exzessive Kortisolspitze maßgeblich verantwortlich. Jede weitere Unterzuckerung führt zu einer neuen Überlastung des Brain-Pulls. Jeder weitere Kortisolexzess wirkt sich auf die Flexibilität des Brain-Pulls negativ aus, er wird starr und starrer. Es ist wie bei einer Federwaage, die durch zu hohe Lasten überdehnt wird und zunehmend an Spannkraft verliert. Die Waage wird im Laufe der Zeit immer ungenauer und damit irgendwann nutzlos.

Die Überdehnung des Brain-Pulls ist also eine Schwächung in Raten. Die Insulinkompetenz (d. h. die Fähigkeit des Gehirns, die Insulinsekretion zu unterdrücken und damit die Hirnversorgung zu sichern) war ohnehin bereits verloren; jetzt verlieren sich noch weitere neuronale Kontrollmechanismen des sympathischen Nervensystems, mit deren Hilfe Energie aus den Körperreserven mobilisiert werden kann. Es gelingt nicht mehr, ausreichend Brennstoffe für das Gehirn zu bestellen, wie Glukose aus der Leber oder Laktat aus der Muskulatur. Am Ende seiner Bedeutungskrise bricht auch noch das Warnsystem des Brain-Pulls zusammen. Ein Energiemangel im Gehirn führt dann nicht mehr zu den normalerweise wahrnehmbaren Stresssignalen wie Herzklopfen, sie bleiben schlicht aus. Eine gefährliche Unterzuckerung ist jetzt kaum noch spürbar, bevor es zum Zusammenbruch kommt. Der Betroffene verfügt zwar noch über das Hungergefühl, aber es ist zu unspezifisch, um allein auf eine drohende Krise hinzudeuten. »Bin ich einfach nur hungrig oder stehe ich kurz vor der Ohnmacht?« Dies ist die Gretchenfrage, die für die Betroffenen nur schwer zu beantworten ist.

Erfolg durch Verhaltenstherapie

Lässt sich also ein Koma durch Unterzuckerung für einen Patienten wie Lukas nicht abwenden? Tatsächlich ist ein Ausweg möglich: Es gibt nämlich auch ohne Stressantwort des Körpers Symptome, die im Gehirn entstehen, wenn sich eine Unterzuckerung anbahnt – die Symptome der Energieeinsparung. Diese Signale sind aber nicht einfach zu erkennen, und es braucht einige Übung, damit der Betroffene diese Warnbotschaften richtig wahrnehmen und deuten lernt. Bereits in den 1980er Jahren hat der Diabetesforscher Daniel Cox aus Charlottesville, USA, ein spezielles Wahrnehmungstraining für Menschen mit Diabetes entwickelt. Nachdem wir das Manual dieses verhaltensmedizinischen Programms ins Deutsche übertragen haben, bildeten die Lübecker Psychologin Gabriele Fehm-Wolfsdorf und ich über zwölf Jahre ca. 500 Internisten, Psychologen und Diabetesberater zu Trainern aus, die das Wahrnehmungstraining heute auch in Deutschland auf breiter Ebene anwenden. Dabei geht es darum, frühzeitig zu erkennen, wann das Gehirn neuroglukopenisch reagiert und die ersten Einsparungen vornimmt. Dann treten Symptome wie Müdigkeit, verschwommenes Sehen oder Gangunsicherheit auf. Der Haken dabei ist, dass das zeitliche Fenster für eine Reaktion sehr klein ist. Vom Auftreten der Signale bis zum Koma hat der Patient oft weniger als fünf Minuten Zeit, sich einen rettenden Zuckerschub zu verschaffen. Da in diesem Stadium bereits die Wahrnehmung, die Reaktions- und Urteilsfähigkeit des Gehirns eingeschränkt sind, kann das schnelle Auffinden eines zuckerhaltigen Lebensmittels zu einer heiklen Sache werden.

Aber alles in allem zeigt das verhaltensmedizinische Training nach Cox Wirkung. Und zwar nicht nur, was die Prävention des Unterzuckerkomas angeht. Es gibt noch einen sehr spannenden und vielversprechenden Nebeneffekt. Patienten, die das Training absolvierten, erlernten nicht nur das frühzeitige Erkennen neuroglukopenischer Symptome, sondern stärkten auch ihren Brain-Pull: Es gelang ihnen quasi nebenbei, das erlahmte Stresssystem (also den inkompetenten Brain-Pull) wieder zu reaktivieren. Um diesem Phänomen der Reaktivierung genauer auf die Spur zu kommen, nahmen Daniel Cox und seine Mitarbeiter einen Test an freiwilligen Probanden vor, die eine gestörte Wahrnehmung ihrer Unterzuckerungsanzeichen hatten. Dabei führten sie zwei Unterzuckerungen künstlich herbei – eine vor und eine nach der Absolvierung des Blutglukose-Wahrnehmungstrainings. Des Ergebnis war eindeutig: Die für diese Erkrankten typischen abgeschwächten Stressreaktionen mit den fehlenden Anstiegen von Adrenalin und Kortisol hatten sich nach dem Training wieder erholt und sogar fast wieder normalisiert. Offensichtlich gelang es den Probanden mit Hilfe des Trainings, ihre Unterzuckerungen besser zu erkennen und zu vermeiden. Dadurch konnten sie die Aufeinanderfolge der wiederkehrenden Kurzzeitüberlastungen des Brain-Pulls unterbrechen. Mit der Folge, dass der Brain-Pull sich wieder regenerieren konnte.

Es ist schon bemerkenswert, dass ein verhaltensmedizinisches Programm einen solch starken Effekt auf die physiologisch-hormonellen Reaktionen im Organismus ausüben kann. Die gute Botschaft also lautet: Der Brain-Pull ist trainierbar! Und das gilt nicht nur bei Typ-1-Diabetes, einer Erkrankung, die auf die Gesamtbevölkerung bezogen relativ selten ist: Etwa 200 000 Fälle gibt es in Deutschland. Aber Schwächungen des Brain-Pulls sind wesentlich verbreiteter und betreffen bei weitem nicht nur die Menschen, die an Typ-1-Diabetes erkrankt sind. Sondern jeden, der übergewichtig ist.

Energie-Inkompetenz – Essen als Notlösung

Viele von uns erwischt es jenseits der vierzig, manche auch schon früher, andere nie: das Dickerwerden. In jüngeren Jahren zählte man immer zu den Schlanksten, hatte als Jugendlicher vielleicht sogar Untergewicht. Doch das ist lange her; der Bauch wächst, und auch an anderen Körperregionen zeigt sich zusätzliches Gewicht. Was bewirkt, dass viele Menschen ab einem bestimmten Alter Gewicht zulegen? Andersherum gefragt: Was hält andere Menschen trotz des heutigen Nahrungsüberangebots schlank? Die Antwort lautet: der Brain-Pull! Und die Übergewichtigen? Bei ihnen schafft es der Brain-Pull nicht. Das ist der entscheidende Unterschied – und nicht etwa die uneingeschränkte Verfügbarkeit von Lebensmitteln.

Menschen mit Übergewicht haben eine Brain-Pull-Inkompetenz entwickelt. Die Fähigkeit ihres Gehirns, Energie aus dem Körper zu ziehen, lässt nach. Das kann die vielfältigsten Ursachen haben, auf die ich im dritten Teil dieses Buches noch genauer zu sprechen kommen werde. Grundsätzlich aber gilt: Überlastungen führen beim Brain-Pull langfristig zu Folgeschäden. Die Einschränkung seiner Leistungsfähigkeit, die Energie ins Gehirn zu leiten, führt wie bei einer stark befahrenen Autobahn, die, vom Schwerlastverkehr strapaziert, reparaturbedürftig wurde, dazu, dass nun der Verkehrsstrom nicht mehr optimal bewältigt werden kann …

Ein Polizeihubschrauber schwebt über der Autobahn A1. Der Besatzung bietet sich das Bild eines Megastaus: 25 Kilometer lang erstreckt er sich vor einer Tagesbaustelle in Richtung Ostsee. An diesem sonnigen Strandtag zieht es viele Hamburger ans Meer. Gleichzeitig beginnen in zwei weiteren Bundesländern die Sommerferien. Im Bereich der Baustelle ist zudem noch ein Fahrzeug mit einer Panne liegen geblieben. Die Planer hatten versäumt, eine Parkbucht einzurichten, in die der Fahrer hätte ausweichen können. Jetzt blockiert sein Wagen eine der beiden verengten Fahrspuren. Chaos breitet sich aus.

Unfälle, fehlerhaftes Baustellenmanagement, Defizite in der Verkehrsplanung sind die Ursachen – aber auch kleine Unregelmäßigkeiten, wie plötzliches Bremsen bei dichtem Verkehr, können zur Staubildung führen. Die Folgen kennen wir alle: Aufregung und Hektik, Zwangspausen auf Parkplätzen, Verspätungen, ratlose Autofahrer, die aussteigen, um herauszufinden, wann es weitergeht. Vom Helikopter aus kann man die Situation gut beobachten: Die Fahrzeugschlange wächst und wächst, nach hinten Richtung Hamburg. Stellt man sich einen Verkehrsstau grafisch in Form von zwei gegenläufigen Kräften vor, würde man sehen, dass sich der Pfeil, der den Verkehr darstellt, nach vorne bewegt. Je langsamer seine Bewegung wird, desto mehr Kraft geht in den zweiten Pfeil: den Stau. Er breitet sich nach hinten aus und zwingt immer mehr Autofahrer, das Tempo zu verlangsamen und schließlich anzuhalten. Doch was hat zu dem Verkehrschaos geführt? Der Lübecker Mathematiker Dirk Langemann formuliert die wichtigste Gesetzmäßigkeit des Phänomens: »Die Ursache eines Staus liegt vor einem und nicht hinter einem.« Das klingt zunächst nur wenig überraschend. Jeder, der im Stau steht und aussteigt, schaut nach vorne, um zu ergründen, warum es nicht weitergeht. Niemand würde auf die Idee kommen, nach hinten zu blicken, oder die Stauursache im Kofferraum seines Fahrzeugs vermuten. Wozu also das Offenkundige betonen, dass ein Stau immer von vorne nach hinten entsteht?

Energiestau im Körper

Was eine im Straßenverkehr offensichtliche Gesetzmäßigkeit ist, hat in der Medizin nicht unbedingt zu den gleichen Schlussfolgerungen geführt; und das, obwohl es interessanterweise im Körper Situationen gibt, die durchaus mit einem Stop-and-Go auf einer Autobahn in der Hauptreisezeit vergleichbar sind. Wenn der Brain-Pull gestört ist, kommt es in puncto Glukose zu einem regelrechten Energieengpass in der Gehirnversorgung. Auf der Suche nach möglichen Stauursachen hat die medizinische Wissenschaft lange an wenig erfolgversprechenden Stellen geforscht: in der Fettzelle, in der Muskelzelle, der Bauchspeicheldrüse oder der Leber. Doch folgen wir dem Prinzip, dass die Stauursache sich immer vorne befindet, kann es nur eine Antwort geben: Sie muss im Gehirn liegen. Dorthin bewegt sich die Energie wie eine Blechkarawane, die in der Hauptreisezeit in Richtung Meer zieht. Von dort staut sie sich zurück in den Körper, wenn sie sich staut.

Wie bei einer Verkehrsstörung auf der Autobahn geht es auch beim Energiestau im Körper um Inkompetenz. Im wörtlichen Sinne bezeichnet der Begriff die eingeschränkte Fähigkeit, sich gegen einen Mitbewerber durchzusetzen. Und genau das passiert bei einer leichten Brain-Pull-Schwäche, an der viele Menschen leiden – oft ohne es zu ahnen. Ihr Gehirn kann sich bei der Energieverteilung nicht gegen den Körper durchsetzen. Wie bereits angedeutet: Im Verkehrsnetz entstehen Staus häufig durch reparaturbedürftige Fahrbahnen, die erneuert werden müssen. Auch im Körper spielt bei einer Störung der Energieversorgung Verschleiß eine Rolle. Meist sind es häufig wiederkehrende Stresserlebnisse – etwa in der Familie, der Partnerschaft oder dem Berufsleben – und die damit verbundenen Kortisolschübe, die der Brain-Pull-Regulierung zugesetzt haben. »Wear and Tear«, mit dieser idiomatischen Redewendung, für die es in der deutschen Sprache keine treffende Übersetzung gibt, bezeichnet

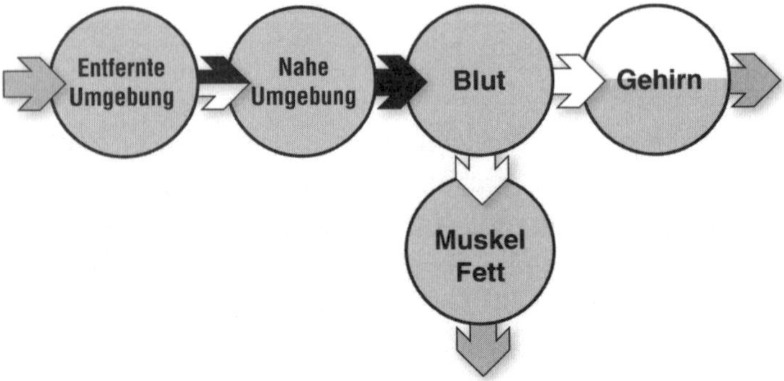

Abbildung 3

Stau in der Lieferkette des Gehirns – Wie ein geschwächter Brain-Pull zu Übergewicht und Typ-2-Diabetes führt.

Der Brain-Pull ist die Kraft, mit der das Gehirn Energie aus den Körperspeichern im Fett- und Muskelgewebe zieht. Verliert der Brain-Pull an Kompetenz, lässt sich das Gehirn vorwiegend nach dem Push-Prinzip versorgen: Das Glukoseangebot im Blut bestimmt zunehmend den Energiefluss zum Gehirn. Was aber wäre, wenn der Blutzuckerspiegel absinkt? In diesem Fall droht eine akute Energiekrise im Gehirn. Um so eine Situation zu vermeiden, stärkt das Gehirn den Body-Pull – statt also (wie beim Brain-Pull) auf vorhandene Energiedepots zurückzugreifen, wird die Nahrungszufuhr (Body-Pull) erhöht.

Die hier beschriebene Brain-Pull-Inkompetenz stellt einen gravierenden Eingriff in die Energie-Lieferkette des Gehirns dar. Eine Lieferketten-Störung breitet sich grundsätzlich entgegen der Energieflussrichtung aus – also vom Gehirn in Richtung Körper. Und das hat Folgen: Der Kompetenzverlust des Brain-Pulls schwächt das Energiemanagement der Lieferkettenstation »Gehirn«. Um den Bedarf zu decken, muss das Gehirn mehr Energie von außen anfordern, als es tatsächlich braucht. Es entstehen Glukose-Überkapazitäten im Blut, die sich zurück ins Körpergewebe stauen – die Energie häuft sich im Fettgewebe und verursacht auf Dauer Übergewicht. Der Glukosestau im Blut führt zu erhöhten Blutzuckerwerten und langfristig zu Diabetes mellitus Typ 2.

der amerikanische Stressforscher Bruce McEwen das Phänomen. Was der Wissenschaftler genau damit meint, erklärte er mir so: »Es geht darum, was geschieht, wenn etwas oft und stark gebraucht wird, zum Beispiel ein Auto mit einer zerkratzten und verbeulten Karosserie, eine stark genutzte Aktentasche oder ein Paar Schuhe, die ausgelatscht und an Ferse und Sohle bereits abgelaufen sind.« Auf den Menschen bezogen meint er den Verschleiß von Körper und Gehirn, der dadurch entsteht, dass das Stresssystem permanent überaktiviert wird oder durch Überlastung seine schützende Eigenschaft verliert. Wir erinnern uns an die mächtige Wirkung des Kortisols auf unser Stresssystem und die damit verknüpfte Brain-Pull-Funktion. McEwen entdeckte, dass unser Gehirn ein Kortisolgedächtnis hat. Jede übermäßige Ausschüttung des Stresshormons wird gespeichert und kann zu neuronalen Veränderungen führen, die den Brain-Pull dauerhaft entkräften. Aber dazu später mehr.

Zunächst führt die erworbene Energie-Inkompetenz des Gehirns dazu, dass es Schwierigkeiten hat, sich im Wettstreit mit dem Körper um die Energieressourcen durchzusetzen. Es wird für das Gehirn immer schwieriger, an Glukose zu kommen, weil es seine Energie nicht mehr gezielt aus den Körperreserven ziehen kann. Seine Kontrolle über die Insulinausschüttung wird schwächer. Kennzeichnend für diese Situation ist, dass die Blutinsulinwerte viel zu hoch sind. Immer mehr Glukose wandert geradewegs mit Hilfe dieses Speicherhormons in das Muskel- und Fettgewebe, statt das Gehirn mit Energie zu versorgen. Doch das Gehirn kann und darf dem Energiehunger des Körpers keinesfalls unterliegen. Es gilt, das »Gehirn-zuerst-Prinzip« durchzusetzen – um nahezu jeden Preis. Das evolutionär so genial konstruierte Brain-Pull-System setzt seinen Notfallplan B in Kraft: mehr essen. Der Body-Pull wird jetzt immer schneller und immer öfter aktiviert. Und er dient nicht mehr vorrangig dazu, die Energiedepots aufzufüllen, sondern das Blut direkt mit Zucker anzureichern. Als erste Amtshandlung verfügt der Body-Pull, der nun als Stellvertreter agiert, dass ein künstlich geschaffenes Energieüberangebot im Blut herrscht. Das Primat, sich aus den körpereigenen Ressourcen zu versorgen, hat sich gewandelt – in eine auf äußere Ressourcen ausgerichtete Beschaffungsstrategie.

Am besten lässt sich dieser Krisenplan des Gehirns als ein »Akt der Selbstregulation und Selbstheilung« unter ungünstigen Umständen beschreiben. Indem das Gehirn den Körper auf eine erhöhte Nahrungsaufnahme umstellt, hat es mittelfristig seine eigene Versorgungskrise abgewendet – doch zu welchem Preis? Wie sich eine beginnende Brain-Pull-Störung auswirkt, lässt sich an einem einfachen Beispiel veranschaulichen. Nehmen wir an, wir essen zum Frühstück zwei Brötchen. Bei gesundem, kompetentem Brain-Pull wird die Nahrungsenergie geteilt – ein Brötchen für das Gehirn, das andere für den Körper. Bei einem inkompetenten Brain-Pull bleibt dem Gehirn nur noch die Energie eines halben Brötchens, eineinhalb verschwinden in den Körperdepots. Was also wird das Gehirn tun? Nach mehr Nahrung verlangen – entweder sofort oder später, in Form eines Snacks oder einer Zwischenmahlzeit. Dann bekommt es sein ganzes Brötchen, aber drei gelangen unterdessen ins Fettgewebe. Das bleibt auf Dauer nicht ohne Folgen: Der Körperumfang wächst.

Genetische Disposition, Fehlernährung, Nahrungsüberangebot, psychische Probleme – verschiedene Vorstellungen über mögliche Ursachen von Übergewicht konkurrieren um wissenschaftliche Anerkennung. Doch fragt man einen Arzt nach der Ursache für die eigene Gewichtszunahme, wird man kaum eine schlüssige Antwort erhalten.

Dabei lässt sich zumindest die Wahrscheinlichkeit, übergewichtig zu werden, schon bei jungen Menschen verblüffend exakt vorhersagen. In den 1980er Jahren startete Morten Rostrup eine aufschlussreiche Langzeitstudie. Er unterzog Rekruten der norwegischen Armee mehreren Stresstests. Die Probanden, normalgewichtige, gesunde, junge Männer, wurden körperlichem Stress wie Kälte und Lärm sowie psychosozialem

Stress (Überforderung durch schwer zu bewältigende Aufgaben) ausgesetzt. Rostrup entnahm den jungen Soldaten Blutproben und analysierte diese auf die Ausschüttung des Stresshormons Adrenalin. Es fielen ihm bei den Testpersonen zwei Typen mit unterschiedlichen Reaktionsmustern auf. Der eine Typ wies eine starke Stressantwort auf (hohe Adrenalinwerte im Blut). Der andere zeigte eine niedrige Adrenalin-Antwort. Rostrup beobachtete seine Testteilnehmer über einen Zeitraum von 18 Jahren und kontrollierte deren Gewicht. Das Ergebnis war eindeutig: Übergewichtig wurden hauptsächlich Männer des zweiten Typs. Rostrups Studie ist ein wichtiger Beleg für die Gültigkeit der Selfish-Brain-Theorie in Bezug auf die Entstehung von Adipositas: Nur ein starker Brain-Pull und ein intaktes Stresssystem stellen die optimale Energieversorgung von Gehirn und Körper sicher und verhindern so ein Volllaufen der Fettspeicher.

Was Rostrups Studie aber nicht beantworten konnte, war die Frage nach der Kontrolle des Essverhaltens dieser Männer. Inwiefern unterschied es sich zwischen denjenigen, die dick wurden, und denen, die schlank blieben? Dazu lieferte der Neurologe Barry Levin eine interessante Antwort in einem Tierexperiment. Levin setzte zwei verschiedene Rattenstämme (der eine mit starker Stressantwort, der andere mit schwacher) auf eine hochkalorische Diät. Auch in diesem Experiment wurden nur die Tiere übergewichtig, deren Stresssystem schwach reagierte. Die andere Gruppe blieb schlank. Trotz des überreichen Nahrungsangebots fraßen die Tiere mit den starken Stressantworten weniger als ihre Artgenossen in der Vergleichsgruppe. Levins Versuch bestätigte: Nager mit einem intakten Stresssystem und kompetenter Brain-Pull-Funktion lassen sich nicht mästen. Ihr Energiefluss bleibt intakt. Ähnliche Ergebnisse hatte bereits in den 1960er Jahren das von Ethan Sims durchgeführte »Vermont Prison Experiment« geliefert, bei dem der Einfluss von energiereicher Ernährung auf die Gewichtsentwicklung von Gefängnisinsassen untersucht worden war. Die Gefangenen sollten 25 Prozent ihres Körpergewichts zunehmen, als Belohnung lockte eine frühzeitige Entlassung aus dem Gefängnis. Viele konnten das Ziel jedoch nicht erreichen, sosehr sie sich auch abmühten … Sims Schlussfolgerung: Für einige Menschen ist es einfach unmöglich, übergewichtig zu werden!

Und genau das führt uns nun zurück zum Problem des Verkehrsstaus. Wie in der Lieferkette am Fließband muss es auf einer Straße bei unauffälligem Verkehrsaufkommen einen Engpass geben, um einen Stau zu verursachen. Dieses Lieferkettenmodell hat Dirk Langemann für den Brain-Pull im menschlichen Organismus berechnet und dargestellt. Am Ende steht ein mathematischer Beweis, dass einer solchen Lieferkette folgende Eigenschaft innewohnt: Je stärker der Brain-Pull, desto geringer die Fettdepots. Das gilt auch umgekehrt: Je schwächer der Brain-Pull, desto voller die Fettdepots. Der Fluss in der Lieferkette staut sich zurück – vom Engpass im Gehirn über das Blut in die Fettspeicher des Körpers.

Damit ist zwar die Frage, was die Brain-Pull-Störung verursacht, noch nicht geklärt. Aber das Prinzip, wie Übergewicht entsteht, wird deutlich – und es gilt uneingeschränkt. Um es unmissverständlich zu sagen: Jeder Mensch, der übergewichtig ist, hat einen inkompetenten Brain-Pull. Wendet man diese Erkenntnis konsequent an, werden viele Überlegungen zur Entstehung von Übergewicht zum Mythos. So hat das Überangebot an Nahrung praktisch kaum einen direkten Einfluss darauf, ob ein Mensch dick wird – vorausgesetzt, sein Brain-Pull ist intakt. Wenn wir also mehr essen, dann nicht deshalb, weil wir genusssüchtig, faul oder charakterschwach sind, sondern ausschließlich, weil der Energiebedarf des Gehirns mit normalem Essverhalten nicht mehr gedeckt werden kann. Alle Heißhungerattacken, unbezähmbaren Lustgefühle, suchtähnlichen Gedanken ans Essen sind nur die Folge und Ausdruck dieser permanenten Energiekrise des Gehirns. Um dieser Lage Herr zu werden, macht das Gehirn nichts anderes, als zu versuchen, durch verstärkte Mehranforderung in Kombination mit empfindlichen Einsparungen einen ernsthaften Energiemangel in den Neuronen zu verhindern. Heißhunger und Lust aufs Essen sind die emotionalen Köder, die unser Gehirn auswirft, um uns dazu zu bringen, die für den Hirnstoffwechsel benötigte Energie aufzunehmen – immer wieder, Tag für Tag und in extremen Fällen sogar nachts.

Die Langzeitstudie an den norwegischen Rekruten hat gezeigt, dass eine schlechte Adrenalin-Stressantwort im psychosozialen Stresstest langfristig das Risiko für die Entstehung von Übergewicht erhöht. Stresstests sind allerdings eine recht aufwendige Methode, um festzustellen, wie sich das Körpergewicht eines Menschen entwickeln wird. Es existiert aber auch ein sehr viel einfacherer Marker, der klare Hinweise auf die Gewichtsentwicklung gibt: der Nüchtern-Insulinwert. Insulin gibt als Speicherhormon des Körpers Auskunft darüber, wie Energie verteilt wird. Hohe Insulinwerte zeigen an, dass die Botschaft, die Speicherdepots zu öffnen, um Energie einzulagern, den Körper überflutet. Tatsächlich haben viele Menschen erhöhte Blutinsulinwerte. Schätzungsweise jeder zweite erwachsene Deutsche ist davon betroffen, die meisten ohne es zu wissen. Da die Bestimmung von Blutinsulinwerten nicht zum Standardrepertoire eines Gesundheitschecks beim Arzt gehört, bleiben erhöhte Werte meist lange unentdeckt. Dabei ist erhöhtes Blutinsulin nicht nur ein klares diagnostisches Zeichen für einen inkompetenten Brain-Pull (das Gehirn kann die übermäßige Insulinausschüttung nicht mehr kontrollieren), sondern es zeigt auch das stark erhöhte Risiko an, in den nächsten Jahren an Gewicht zuzulegen und mit hoher Wahrscheinlichkeit an Typ-2-Diabetes zu erkranken.

Allein in Deutschland erkranken pro Jahr schätzungsweise 300 000 Menschen an Typ-2-Diabetes. »Schätzungsweise« deshalb, weil die Krankheit oft erst spät erkannt wird und die Dunkelziffer dementsprechend hoch ist. Ist die Diagnose aber erst einmal gestellt, beginnen die therapeutischen Maßnahmen meist in dieser Reihenfolge: mehr Bewegung, oder besser noch

Sport, abnehmen, Medikamente einnehmen, um den Blutzucker zu senken. Typ-2-Diabetes ist eine Erkrankung mit langen und in der Regel langsamen Verläufen. Aber irgendwann kommt für die meisten Patienten der Zeitpunkt, an dem der Arzt Insulinspritzen verordnet. Aber ist es überhaupt der richtige Ansatz, den Blutzucker dieser Patienten mit Tabletten oder Insulin auf Normalwerte abzusenken? Man sollte meinen, dass eine Therapie, die seit über fünfzig Jahren weltweit millionenfach angewendet wird, dementsprechend überprüft, bestätigt und abgesichert worden ist; und vor allem, dass sie sich im Vergleich konkurrierender Ideen deshalb durchgesetzt hat, weil sie richtig ist. Das entspricht leider nicht unbedingt der Realität. Die Gründe, warum die eine wissenschaftliche Theorie anerkannt wird und eine andere scheitert, sind vielschichtig. Neben streng wissenschaftlichen Aspekten spielen auch der Zeitgeist, die politischen Machtverhältnisse oder wirtschaftliche Interessen entscheidende Rollen. Wie in allen menschlichen Angelegenheiten, ist auch die Forschung zuweilen Irrungen und Wirrungen ausgesetzt – wie in dem vorliegenden Fall, bei dem eine mehr als hundert Jahre zurückliegende wissenschaftliche Auseinandersetzung bis heute gravierende Konsequenzen für alle Menschen nach sich zieht, die an Typ-2-Diabetes erkrankt sind.

Diabetesmedizin auf dem Prüfstand

Die Geschichte der Diabetesmedizin beginnt in Deutschland mit einem Streit zwischen zwei Gelehrten. Einer von ihnen ist der junge Wissenschaftler Oscar Minkowski. Er führt seit 1890 an der Universität Köln experimentelle Operationen an Tieren durch. Der 32-Jährige ist ein Arzt mit ungewöhnlichem Forscherdrang. In der Universitätsklinik diagnostiziert und behandelt er täglich Kranke, häufig auch Diabetespatienten, denen er mit den ärztlichen Fähigkeiten seiner Zeit kaum helfen kann. Als Internist vermutet er die Ursache der Entstehung von Diabetes in den inneren Organen des Verdauungstraktes. Als er in einer seiner experimentellen Operationsreihen Hunden die Bauchspeicheldrüse entfernt, stellt er fest, dass die Tiere einen Diabetes entwickeln. Minkowski und seine Kollegen nehmen anschließend eine Art Gegenprobe vor. Sie implantieren einem dieser so operierten und nun diabeteskranken Hunde in einer zweiten Operation die Bauchspeicheldrüse eines gesunden Tieres wieder ein. Tatsächlich nimmt das Ersatzorgan seine Arbeit auf, die Blutzuckerwerte des Hundes normalisieren sich.

Minkowski veröffentlicht seine Entdeckungen, doch auf ein großes Echo in der Fachwelt stoßen sie zunächst nicht. Wenngleich sie nicht gänzlich unbemerkt bleiben: 1903 geht der deutsche Physiologe Eduard Pflüger auf Minkowskis Versuche in einer Veröffentlichung über seine Theorie zur Entstehung von Diabetes ein. Der damals 74-Jährige ist eine unangefochtene wissenschaftliche Autorität in Deutschland. Er gilt als einer der Begründer der Physiologie, die dabei ist, sich als die Wissenschaft vom menschlichen Körper von der eher pragmatisch orientierten Medizin zu emanzipieren. Die Physiologie begreift sich als strenge Naturwissenschaft und will den Körper wie einen unbekannten Kontinent ergründen. Sie will exakt wissen, wie die Organe funktionieren, wie das Nervensystem kommuniziert, welche Rolle das Gehirn spielt. In Pflügers Vorstellung von physiologischer Forschung geht es nicht um schnelle Heilerfolge, sondern um die Aufdeckung der Gesetzmäßigkeiten des Lebens.

Pflüger vertritt wie der große französische Physiologe Claude Bernard die Auffassung, dass Diabetes ursächlich eine Nervenkrankheit ist. Eine von Bernards bedeutenden experimentellen Entdeckungen war der »Zuckerstich«. Dabei wurde eine bestimmte Region des Hirnstamms eines Kaninchens mit einer Nadel punktiert. Dieser Stich führte bei dem Tier zu erhöhten Blutzuckerwerten und löste Diabetes aus. Wurden anschließend Nervenbahnen zwischen Gehirn und Leber durchtrennt, war der Diabetes plötzlich wieder weg. Pflüger vertrat die Theorie, dass eine Fehlleistung des Gehirns über die Nervenbahnen eine Funktionsstörung der Leber verursacht, die wiederum zur erhöhten Ausschüttung von Glukose im Blut führt. Minkowskis Entdeckung sieht Pflüger zunächst nicht als einen Widerspruch, sondern als Ergänzung. Er ist davon überzeugt, dass beide Mechanismen bei der Entstehung von Diabetes eine entscheidende Rolle spielen: eine Überaktivität des »Zuckerzentrums« im Hirnstamm kann die Krankheit offenbar ebenso verursachen wie ein Versagen der inneren Funktion der Bauchspeicheldrüse. Statt eines »entweder oder« sieht Pflüger in den unterschiedlichen Erkenntnissen zur Diabetesentstehung ein »sowohl als auch«.

Doch nur ein Jahr später verlagerte sich der Fokus der Fachwelt. Oscar Minkowskis Tierversuche wurden nun in einem neuen Licht betrachtet, nicht als ein Teil der Erkrankung, sondern als Ursache und Schlüssel zur Heilung. 14 Jahre lang hatte sich kaum jemand für seine Forschung interessiert, nun schien sie perfekt in den medizinischen Zeitgeist zu passen. Es war die Ära der aufkommenden Organotherapie. Der französische Physiologe Charles-Edouard Brown-Sequard hatte sie mit seiner Entdeckung der Wirkung eines Extraktes aus dem Hoden männlicher Schweine aufgebracht. Er hatte dieses neuartige Medikament älteren Männern als Verjüngungskur injiziert – und sie zeigte Erfolg. Die Potenz verbesserte sich, das Muskelgewebe wurde gestärkt. Brown-Sequard hatte somit die erstaunliche Wirkung des im Schweinehoden stark konzentrierten männlichen Sexualhormons Testosteron entdeckt, ohne den Stoff selbst zu kennen. Er sprach in der damals üblichen Terminologie von einem Sekret. Die Verjüngungskur des Monsieur Brown-Sequard weckte hohe Erwartungen. Die Idee, dass in tierischen Organen Substanzen stecken, die stark auf den menschlichen Körper wirken, führte zu der Vision von neuen, bahnbrechenden Heilverfahren. Und sie weckte den Geschäftssinn. Endlich eine medizinische Entdeckung, mit der sich Geld verdienen ließ, viel Geld. Das erkannten Ende des 19. Jahrhunderts als Erste die Unternehmen der chemischen Industrie. Sie richteten pharmakologische Abteilungen ein und schufen so die Grundlagen für die Entstehung der pharmazeutischen Industrie. Noch stellten Apotheker die Arzneien überwiegend nach Rezepten der Ärzte selbst her. Aber die Einführung von industriell standardisierten Medikamenten war nach 1900 bereits auf dem Vormarsch. Da kam das Konzept der Organotherapie genau zur rechten Zeit.

Eduard Pflüger muss diese Entwicklung früh erkannt haben. Er ahnte wohl, was diese pragmatische und vereinfachende Sicht des Körpers und seiner Krankheiten für sein Lebenswerk, die Physiologie, bedeuten würde. Pflüger hatte die physiologische Wissenschaft bereits als neue Königsdisziplin der Erforschung des menschlichen Organismus gesehen. Innerhalb eines Jahres musste er nun befürchten, dass sie in ein Nischendasein abgedrängt würde. Pflüger lud Minkowski ein, in seinem Journal *Archiv für die gesamte Physiologie* zu publizieren – allerdings nur, um ihn anschließend heftig attackieren zu können. Pflüger bezweifelte, dass Minkowskis Hunde-Experimente tatsächlich die ursächliche Rolle der Bauchspeicheldrüse bei der Entstehung von Diabetes beweisen können. Er warf Minkowski und dessen Befürwortern vor, sie verwechselten ein Symptom mit der Ursache und würden so die Erforschung der wahren Zusammenhänge bei der Diabetesentstehung verhindern. Doch die Medizin hatte sich bereits auf die Seite von Oscar Minkowski geschlagen. Pflüger hingegen gingen die Argumente aus. Seine Theorie von der Fehlfunktion des Gehirns war mit den methodischen Verfahren seiner Zeit nicht zu erhärten. Und dann beging er auch noch einen kapitalen Fehler. Er verließ den Boden der wissenschaftlichen Auseinandersetzung und zweifelte die Richtigkeit von Minkowskis Tierexperimenten öffentlich an, ohne dafür einen Beweis zu haben. Der wehrte sich, indem er seinerseits Pflügers wissenschaftliche Methoden anzweifelte. Aus der wissenschaftlichen Auseinandersetzung wurde ein Krieg der Überzeugungen. Ein Krieg, den Pflüger bereits verloren hatte, als er versuchte, Minkowski als Wissenschaftler zu diskreditieren, und dabei seinen eigenen Ruf ruinierte.

Minkowskis Experimente mit Organtransplantationen tragen bereits die Züge eines aufkommenden Machbarkeitsbegriffs in der modernen Medizin. Die Möglichkeit, dass Organe wie Ersatzteile einer defekten Maschine austauschbar sein könnten, sollte die Chirurgie der nächsten hundert Jahre prägen. Mit diesem Gedanken der Körper-Reparatur entspricht Minkowskis Forschungsansatz ganz dem Geist des industriellen Maschinenzeitalters, das Anfang des 20. Jahrhunderts für alle Lebensbereiche bestimmend wurde. Pflügers Ideenwelt vom Informationsnetz des Körpers, das über Datenaustausch zwischen dem Gehirn und den Organen die komplexen Systeme des Organismus reguliert, passt dagegen viel besser in das Weltbild unseres heutigen Informationszeitalters. Pflüger ereilte das unbarmherzige Schicksal der meisten Denker, die ihrer Zeit voraus sind. Je mehr er versuchte, sich Gehör zu verschaffen, desto weniger wurde er verstanden.

1908 meldete sich Eduard Pflüger noch einmal zu Wort. Es war eine Art letzte Beschwörung, seiner Theorie die Chance zu geben, wissenschaftlich untersucht und erhärtet oder widerlegt zu werden. Vergebens – Eduard Pflüger starb 1910 im Alter von 81 Jahren. Die Diabetesforschung hatte sich von ihm und seinen Ideen längst abgewandt. Bereits 1893 war im *British Medical Journal* ein Artikel von Brown-Sequard erschienen, in dem empfohlen wurde, die Grundlagen der Organotherapie auch auf die Bauchspeicheldrüse anzuwenden und das in ihr befindliche Sekret zu extrahieren und in der Diabetestherapie einzusetzen. Wie wir wissen, gelang dies Banting und Best dreißig Jahre später in Toronto. Sie gaben dem Stoff auch seinen Namen: Insulin – das Sekret aus den Inselzellen (auch Betazellen genannt) der Bauchspeicheldrüse. Es wurde später mit Hilfe von Industrieverfahren in großen Mengen aus den Bauchspeicheldrüsenorganen von Schweinen und Rindern extrahiert und weltweit zur Behandlung von Menschen mit Diabetes auf den Markt gebracht. Die Annahme, dass die Bauchspeicheldrüse ursächlich für die Entstehung von Diabetes verantwortlich ist, wurde damals in Beton gegossen. Pflügers Ideen hingegen gerieten in der Welt der Diabetesforschung schließlich vollständig in Vergessenheit.

Machen wir nun einen Zeitsprung ins 21. Jahrhundert. Heute erfolgt die Diagnose einer Diabeteserkrankung nach einer Messung des Blutzuckers. Ein Wert größer oder gleich 126 Milligramm pro Deziliter Glukose im Blut, nüchtern gemessen und an einem zweiten Tag bestätigt, reicht für die Feststellung eines Diabetes mellitus aus. Alternativ lässt sich heute die Diagnose auch mit dem Langzeitblutzuckerwert stellen, der den Verzuckerungsanteil des roten Blutfarbstoffs Hämoglobin angibt. Bei positivem Befund klärt der Internist, ob ein Diabetes vom Typ 1 oder vom Typ 2 vorliegt.

Die Bezeichnung Typ 2 für die in den Industrienationen so verbreitete Diabetesform hat sich heute international durchgesetzt. Doch für lange Zeit bestimmte ein Hin und Her in der Terminologie die Diskussion, die deutlich macht, welche Probleme die Medizin in der Formulierung scharf abgegrenzter Diabetes-Krankheitsbilder in den vergangenen Jahrzehnten hatte. Allein der gemeinsam verwendete Oberbegriff »Diabetes mellitus« für diese beiden einerseits ähnlichen und dennoch grundverschiedenen Erkrankungen birgt das Risiko der Unschärfe. Bei beiden Krankheitsbildern spielen zwar das Speicherhormon Insulin sowie erhöhte Blutzuckerwerte entscheidende Rollen. Die Vorzeichen aber sind vollkommen gegensätzlich: Beim Typ-1-Diabetes kommt es zu einer dramatischen Überzuckerung des Blutes, weil der Körper mit dem Untergang der Betazellen in der Bauchspeicheldrüse die Fähigkeit verliert, Insulin zu produzieren. Energie kann nicht mehr festgehalten und gespeichert werden. Sie rauscht durch den Körper und wird ungenutzt über die Nieren wieder ausgeschieden. Typ-1-Diabetes ist also eine Energieverlust-Krankheit.

Beim zweiten Diabetestyp hingegen kann Glukose noch immer gespeichert werden. Zwar ist bei den Betroffenen ebenfalls der Blutzucker erhöht – aber nicht, weil das glukosespeichernde Hormon Insulin fehlt. Im Gegenteil: In dem Moment, in dem die Diagnose Typ-2-Diabetes gestellt wird, ist das Blutinsulin deutlich höher als normal – mit ansteigender Tendenz, das belegen die Ergebnisse einer Langzeitstudie über zehn Jahre an mehr als 10000 Frauen und Männern. Das hohe Blutinsulin führt dazu, dass so viel Energie in den Muskel- und Fettzellen eingespeichert wird, bis diese übervoll sind. Da es jetzt zum Überschuss an Glukose im Blut kommt, wird diese über die Nieren ausgeschieden. Typ-2-Diabetes ist also genau das Gegenteil vom Typ 1: nämlich eine Energieüberfluss-Krankheit, wobei wir das Wort Überfluss wörtlich verstehen können.

Man hat Typ-2-Diabetes früher auch als Altersdiabetes bezeichnet, weil der Prozess, der zur Erkrankung führt, in der Regel langwierig ist und die Diagnose meist erst im fortgeschrittenen Alter gestellt wird. Im Gegensatz zum Typ 1 lagen die Ursachen dieser Erkrankung lange im Dunkeln. Die Erkenntnis, dass eine Brain-Pull-Inkompetenz zum Typ-2-Diabetes führt, ist noch neu und keineswegs allgemein medizinisch bekannt. Durch die Selfish-Brain-Theorie sind wir aber endlich in der Lage, die Entstehung dieser Erkrankung schlüssig zu erklären: Solange der Brain-Pull störungsfrei arbeitet, optimiert er die Energieversorgung des Körpers und des Gehirns. Evolutionär hat dieses Regulationssystem uns nicht nur eine besondere Leistungsfähigkeit ermöglicht. Es verhindert auch, dass unser Körper durch übergroße Fettreserven eingeschränkt wird. Wenn der Brain-Pull aus der Balance kommt, beginnt für den Körper eine neue Ära des Energie-Managements: Das Gehirn stellt vom Brain-Pull auf den Body-Pull um.

Süßes Blut – Hirnversorgung zum Niedrigpreis

Die Situation erinnert an die erste große Ölkrise Anfang der 1970er Jahre. Zwanzig Jahre lang war die Weltwirtschaft explosiv gewachsen. Die Energie für dieses Wachstum kam von den Ölfeldern des Nahen Ostens. Doch dann drohte der Energiefluss plötzlich zu versiegen. Die ölproduzierenden Länder hatten ihre Ware künstlich verknappt, um die Preise hochzutreiben. Unter dem Eindruck dieses Energieschocks suchten die Regierungen der Industrienationen fieberhaft nach Alternativen. Der Ausbau der Kernenergie schien damals die beste Lösung zu sein. Die Technologie war weit fortgeschritten, das Versprechen der Befürworter verlockend: Heimische Atomkraftwerke würden der Abhängigkeit von den Energielieferungen der arabischen Ölscheichs sofort entgegenwirken. Auch in Deutschland konnte die Energiewirtschaft in diesem Klima der wirtschaftlichen Bedrohung ihre Atomprojekte trotz massiver Proteste aus Teilen der Bevölkerung durchsetzen. Die Befürworter der Kernenergie argumentierten mit dem hohen Nutzen für die deutsche Wirtschaft und somit auch für die Bevölkerung.

Vergleicht man das Wirtschaftssystem eines Landes mit dem menschlichen Organismus, gilt in beiden Fällen, dass ein Gleichgewicht herrschen muss – zwischen dem Energiebedarf und der zu dessen Deckung notwendigen Energiezufuhr. Wird diese Balance gestört, droht das System zu kollabieren. Für eine Nation bedeutet das Wirtschaftskrise, Armut, Not, soziale Unruhen bis hin zum Bürgerkrieg. Für den Körper Mattigkeit, Erschöpfung, Krankheit, Tod. Um diese dramatischen Folgen abzuwenden, muss gehandelt werden, auch wenn sich dadurch neue Risiken ergeben können. Will man das System als Ganzes erhalten, muss die Energiefrage gelöst werden – und zwar mit einer schnellen, praktikablen und möglichst effizienten Lösung. Im Fall der Ölkrise schien den handelnden Politikern damals nur die Atomkraft in der Lage zu sein, all diese Anforderungen zu erfüllen.

Natürlich hatte die Sache einen Haken. Wie bei der Einführung jeder großen, umwälzenden Technologie entstanden auch durch die Kernenergie Lasten, bei denen bis heute unklar ist, wer sie mittel- und langfristig trägt und wie hoch die Kosten bzw. Schäden sein werden. Gemeint sind die schwer kalkulierbaren Sicherheitsrisiken durch austretende Radioaktivität bei Störfällen sowie die weltweit immer noch unbeantwortete Frage einer sicheren Endlagerung von radioaktiven Abfallprodukten, dem Atommüll. Eines dürfte sicher sein: Diese Lasten und Kosten werden am Ende nicht die Energieunternehmen tragen. Sie werden versuchen, so viel wie möglich davon weiterzugeben – an Regierungen, Steuerzahler, die Bevölkerung. Man nennt einen derartigen Vorgang in der Wirtschaftswissenschaft »Externalisierung« – Kosten, die etwa bei schädigenden Herstellungsverfahren entstehen (zum Beispiel für die Umwelt oder die Gesundheit von Mitarbeitern, Anwohnern oder sogar noch größeren Bevölkerungsgruppen), werden so weit möglich abgewälzt, um eine preisgünstige und effiziente Produktion zu ermöglichen oder zu erhalten.

Führen wir diesen Gedanken zurück auf die Umstellung der

Energieversorgung im menschlichen Körper: Wenn das ursprüngliche Brain-Pull-System nicht richtig arbeitet und als Energiekrise eine drohende Verknappung des Hirnenergiegehaltes droht, wird es vom neuen Energieversorger Body-Pull abgelöst. Negative Auswirkungen dieses Wechsels sind am Anfang kaum erkennbar. Die Risiken lauern im Hintergrund. Zunächst sprudeln die Energiequellen: Solange genügend Nahrung zugeführt werden kann, gibt es Glukose im Überfluss fürs Gehirn. Sein Aufwand, an den wertvollen Energieträger Glukose zu kommen, ist ausgesprochen niedrig. Denn die hohen Kosten entstehen anderswo: Der Erfolg des Gehirns wird mit süßem Blut erkauft.

Bei jeder Energiezufuhr von außen entstehen Überkapazitäten im Blut. Der Körper steht zunehmend vor einer Endlager-Problematik – wohin mit der überschüssigen Energie? Sie wird zunächst im Fettgewebe eingelagert. Eine Weile funktioniert die Strategie, wenn auch um den Preis der Fettleibigkeit. Was aber, wenn die Fettspeicher voll sind? Was soll dann mit dem überschüssigen Zucker aus dem Blut geschehen? Das Ausscheiden des Energiestoffs über die Niere bleibt am Ende als letzte Möglichkeit, den Blutzucker am Weiteransteigen zu hindern. Das ist dann der Zustand, den die Medizin als voll ausgeprägten Typ-2-Diabetes kennt.

Spätestens jetzt wird der wichtige Energielieferant Zucker im Körper zu einem hochbrisanten Problemstoff. Der Stoffwechsel behandelt überschüssigen Zucker nämlich wie Energiemüll. Er lagert ihn ein oder scheidet ihn aus, weil außer Kontrolle geratene Glukose im Gefäßsystem des Körpers auf Dauer schwere Schäden anrichtet. Zuckermoleküle, die nicht in Energie umgewandelt werden können, gehen chemische Verbindungen mit Körpereiweißen ein, die sich in der Folge auf schädliche Weise quervernetzen oder in riskante Zwischenprodukte umgewandelt werden. Glukosemoleküle können so zu Ablagerungen in den Gefäßwänden führen und eine Angiopathie, eine Schädigung der Blutgefäße, einleiten. Vor allem Mikroangiopathien, also die

Verstopfungen von Kapillaren (den kleinsten Blutgefäßen), sind eine häufige Spätfolge von Typ-2-Diabetes. Durchblutungsstörungen und Gefäßneubildungen in Augen und Nieren sind typische Anzeichen von Mikroangiopathien bei Diabetes, die im fortgeschrittenen Stadium sehr häufig auftreten und mit Blindheit oder Nierenversagen enden können. Der Grund dafür ist, dass die Strategien bei der Entsorgung des Zuckerabfalls letztlich an ihre Grenzen stoßen und versagen. Hier zeigt sich der Egoismus unseres Gehirns in seiner ganzen Konsequenz. Es wendet die Energiekrise zunächst ab und stellt die Energieversorgung für sich und den Körper sicher. Die Lasten, Kosten und Schädigungen »externalisiert« das Gehirn aber im Stil eines multinationalen Energiekonzerns – an den Rest der Körperwelt.

Der Weg zu einer Diabeteserkrankung vom Typ 2 macht deutlich, dass es zum Brain-Pull als optimale Energieversorgungsstrategie des Gehirns keine gleichwertige Alternative gibt. Wenn ich also herausfinden möchte, in welchem Stadium der Energieversorgung sich mein Gehirn befindet, ist es wichtig zu wissen, wie stark oder bereits geschwächt der Brain-Pull ist. Als wichtiger Kontrollwert für dessen Leistungsfähigkeit hat sich der Body-Mass-Index BMI erwiesen. Die Formel, die bereits 1835 von dem belgischen Mathematiker Adolphe Quételet entwickelt wurde, hat bis heute Bestand: BMI = Körpermasse in kg/(Körpergröße in m)^2. Mit BMI-Werten von 20 bis 25 konnte er Menschen mit einer »normalen Körperstatur« erkennen. Heute wird dieser Index in der Regel dazu benutzt, den Fettanteil im Körper abzuschätzen. Und man kann mit diesem Wert in gewissen Grenzen vorhersagen, wie lange ein Mensch leben wird (ein Wert von 20 bis 25 ist optimal). Darüber beginnt das Übergewicht (Präadipositas). Bei einem Wert jenseits der 30 sprechen Mediziner von behandlungsbedürftigem Übergewicht (Adipositas). Der BMI sagt aber mehr aus als nur den Fettanteil des Körpers: Genauer betrachtet gibt der BMI das Körper-Gehirn-Energieverhältnis an. Das heißt, er ist ein Maß dafür, wie viel Energie dem Körper und wie viel dem Gehirn zugeteilt wird. Normal ist ein Körper-Gehirn-Energieverhältnis von 4 : 1. Das bedeutet, dass vier Teile des gesamten Energieumsatzes dem Körper zukommen und ein Teil dem Gehirn. Bei sehr schlanken Menschen beträgt das Verhältnis 3 : 1 (d. h., das Gehirn bekommt mehr), bei Übergewichtigen 5 : 1 (das Gehirn erhält weniger). Oberhalb bestimmter BMI-Werte steigt die Wahrscheinlichkeit, einen Typ-2-Diabetes zu entwickeln, dramatisch an.

Das Risiko, ob und wann ein Typ-2-Diabetes auftritt, ist aber auch bei gleich hohen BMI-Werten individuell verschieden. Wichtig ist die genetische Disposition des Einzelnen. Aber eben nicht nur die. So weiß man, dass zum Beispiel in Indien Diabetes in vielen Fällen bereits bei einem vergleichsweise niedrigen BMI von 26 in Erscheinung tritt. Bei Mitteleuropäern ist meist erst ein Wert über 30 kritisch. Fest steht, dass die Zahl der Menschen, die kritische BMI-Werte erreichen, ständig steigt – vor allem in den Industrienationen, aber auch in den Schwellenländern wie Brasilien oder Indonesien.

Fassen wir noch einmal zusammen: Die körperliche Entwicklung, die zu einer Typ-2-Diabeteserkrankung führt, verläuft in einer ansteigenden Kurve: Je mehr Nahrungsenergie das Gehirn im Rahmen eines Notfallplanes anfordert, desto mehr wird gegessen. Weil das Gehirn ja seine Insulinkompetenz verloren hat, ist der Insulinwert permanent erhöht. Dadurch wird Glukose in die Speicher befördert und überschüssige Energie zunächst in die wachsenden Fettdepots eingelagert. Der steigende BMI-Wert dokumentiert die Gewichtszunahme. Parallel dazu steigt auch die Blutglukosekonzentration. Sobald diese eine kritische Grenze überschreitet, wird die Glukose aus dem Blut über die Nieren ausgeschieden. An diesem Punkt wird oft ein Typ-2-Diabetes festgestellt.

Wir sehen also, dass die Regulation der Gehirnenergie nach dem »homöostatischen« Prinzip erfolgt – das Gleichgewicht der Energieversorgung muss unbedingt gewahrt bleiben. Im Gegensatz dazu verfährt die Regulation von Körpergewicht und Blutglukose zwangsläufig nach dem eingangs erwähnten

Prinzip »Stabilisierung durch Veränderung«, das in der Stressforschung »allostatisches« Prinzip genannt wird: Zugunsten der Gehirnversorgung werden Schäden des Körpers in Kauf genommen.

»Aggressives« Insulin – eine Therapie mit unerwarteter Todesfolge

Die Medizin behandelt Patienten mit Typ-2-Diabetes ganz ähnlich wie an Typ 1 Erkrankte – mit künstlichem Insulin. Das Ziel ist in beiden Fällen, den Blutzuckerwert zu senken. Beim Typ-1-Patienten wirkt sich das zugeführte Insulin so aus, dass sich der Stoffwechsel normalisiert. Die Energieversorgung des Gehirns stellt bei dieser Erkrankung – vorausgesetzt, das Stresssystem ist intakt – prinzipiell kein Problem dar, da das Gehirn Glukose auch ohne Insulin aus dem Blut ziehen kann. Die Körperspeicher bleiben dagegen ohne Insulin leer. Bei einem Menschen mit Typ-1-Diabetes, der keine Insulinspritzen bekommt, bricht also die Energieversorgung des Körpers und nicht die des Gehirns zusammen.

Und der an Typ 2 Erkrankte? Wenn wir davon ausgehen, dass sein Blutzucker erhöht ist, weil sich das Gehirn auf diese Weise ausreichend mit Glukose versorgt, fragt man sich, warum ein Arzt einen Patienten, der bereits erhöhte Insulinwerte hat, zusätzlich mit künstlichem Insulin behandelt. Die Senkung des Blutzuckers auf einen normalen Wert wird nämlich als oberstes Ziel in der Diabetes-Behandlung beider Typen angesehen – ein Therapieziel, das sich aus Jean Mayers Glukostatischer Theorie ableitet. Welche Auswirkungen hat diese Vorgehensweise? Bei Menschen mit Typ-1-Diabetes durchweg positive: Sie verfügen über eine Leistungsfähigkeit, die mit Gesunden vergleichbar ist, ihr zuvor untergewichtiger Körper erreicht Normalgewicht.

Beim Typ 2 fällt die Bilanz nicht ganz so gut aus. Der Blutzucker lässt sich zwar senken, auch die durch die veränderten kleinen Gefäße verursachten Organschäden an Augen und Nieren schreiten dadurch langsamer fort. Aber fast alle Patienten zahlen dafür einen hohen, doppelten Preis: Ihr Gehirn wird nicht mehr ausreichend versorgt (häufiger Unterzucker im Gehirn), und ihr Körperumfang nimmt weiter zu. Das künstliche Insulin zwingt die bereits überfüllten Depots dazu, noch weitere Energie aufzunehmen und in Fett umzuwandeln.

Wie beim Kortison, das der Arzt von außen zuführt, haben wir auch bei der Insulinbehandlung von Typ-2-Diabetespatienten das Problem eines zusätzlichen Impulsgebers, der das Regulationssystem massiv irritiert. Ein Vergleich soll veranschaulichen, wie sich ein derartiger Eingriff auswirkt. Einem Großvater (er steht für das Gehirn) ist es in seinem Zimmer zu warm (Energieüberschuss), und er bittet seinen Enkel (das Stresssystem), das Fensterschloss zu entriegeln (schließende Kontrolle zurückzunehmen), sodass das Fenster aufgeht (Insulin ist die Kraft, die die Fensterflügel aufschiebt), damit die warme Luft hinausströmen kann. Diese Szene entspricht der Vorgehensweise des Gehirns eines gesunden Menschen, wenn es im Hypothalamus einen Energieüberschuss feststellt und den Befehl gibt: »Mit Insulin die Speicher öffnen«, um die überschüssige Energie abfließen zu lassen. Kommt jedoch die Großmutter (der Arzt, der Insulinspritzen verordnet) und macht ohne Veranlassung des Großvaters einfach das Fenster auf, so wird der Großvater bald frieren. Genauso ergeht es dem Gehirn, wenn ein Mediziner Insulin injiziert: Das Hirn wird bald eine Glukosekrise erleiden, eine Neuroglukopenie.

Auch hier zeigt sich wieder deutlich, dass es einen entscheidenden Unterschied ausmacht, ob Blutinsulin durch einen Befehl von innen oder durch eine Gabe von außen erhöht ist: Inneres Insulin zeigt einen hohen Energiefüllstand in Gehirn und Blut an, äußeres Insulin bedroht den Energiefüllstand im Gehirn und vermindert ihn im Blut. Da dem Gehirn auf diese

Weise Energie verlorengeht, gerät der Hirnstoffwechsel zunehmend in die Krise, d.h. in der Sprache der Regelungstheorie: Das System kommt »unter Last«. Diese Last macht sich dadurch bemerkbar, dass das Gehirn in seiner Versorgungskrise einerseits erhebliche Anstrengungen unternehmen muss, mehr Energie anzufordern, andererseits auch zu empfindlichen Einsparungen gezwungen wird. Die Adrenalinwerte steigen weiter an, auch in Ruhe und in der Nacht. Das belastet das bei Diabetes oft vorgeschädigte Herz- und Kreislaufsystem. Und der Extremfall tritt nachweislich immer häufiger ein, dass auch die Patienten mit Typ-2-Diabetes ins Unterzuckerkoma fallen: »Global silencing«, wie wir es vom Fall Lukas bereits kennen.

Trotz dieser prekären Folgen werden bei Patienten mit Typ-2-Diabetes in den Industrienationen seit gut drei Jahrzehnten die Blutglukosewerte »aggressiv« mit Insulin gesenkt. Den Ausdruck »aggressiv« haben die Befürworter dieser Therapieform selbst geprägt. Die Methode gilt als erste Wahl. Ein Mediziner, der eine Nichtbehandlung empfiehlt, setzt sich möglicherweise dem Risiko aus, wegen eines ärztlichen Kunstfehlers belangt zu werden. Denn erhöhter Blutzucker greift über Jahre die Gefäße an, kann zu Entzündungen, Thrombosen, zur Erblindung führen.

Der Frage, was genau mit einem Menschen passiert, dessen Typ-2-Diabetes nicht mit Insulin behandelt wird, ging die amerikanische Forscherin Helen C. Looker nach. Sie untersuchte Indianer vom Stamm der Pima im »Gila River Reservat« im US-Bundesstaat Arizona. Die Bewohner des Reservates erkranken überdurchschnittlich früh und häufig an Typ-2-Diabetes. Weil ihnen keine langfristige soziale Krankheitsfürsorge zugutekommt, bleibt der Diabetes bei den meisten Erkrankten unbehandelt. Bei ihren Untersuchungen stellte Looker Verblüffendes fest: Die Betroffenen nahmen zunächst an Körpergewicht zu und zeigten dann Diabetessymptome. Das entspricht noch dem üblichen Krankheitsverlauf. Sobald aber das Körpergewicht der Indianer seinen Höhepunkt erreicht hatte, wurden sie wieder dünner. Und zwar ohne Insulingabe. Überraschend war auch, dass sie offenbar nicht früher starben, auch wenn sie jahrzehntelang erhöhte Blutzuckerwerte hatten. Aus Lookers Studie lässt sich ein deutlicher Unterschied zwischen einer Insulintherapie und einer Nichtbehandlung ablesen: Ohne Insulin werden die Patienten langfristig dünner – mit Behandlung dicker.

Helen Lookers Studien werden in der Fachwelt oft als Sonderfall abgetan. Das Hauptargument der Kritiker besteht in der ethnischen Herkunft der Probanden und damit ihrer möglicherweise besonderen genetischen Disposition. Während Lookers Forschungen einen rein beobachtenden Charakter haben, wollte es das US-amerikanische National Institute of Health genauer wissen. Diese wichtigste amerikanische Gesundheitsbehörde hatte bereits 1993 eine großangelegte Studie zu der anderen Form des Diabetes vorgelegt. Diese Typ-1-Studie war schon deshalb etwas Besonderes, weil sie trotz hoher finanzieller Kosten ohne Bezuschussung der Pharmaindustrie durchgeführt wurde. Man wollte das Risiko möglicher Verstrickungen und Einflussnahmen durch Geschäftsinteressen seitens der Medikamentenhersteller von vornherein ausschließen.

Untersucht wurde der Erfolg einer sogenannten scharfen Einstellung des Blutzuckerwertes bei Patienten im Vergleich zu einer Kontrollgruppe, die herkömmlich versorgt wurde. Das Ergebnis war absolut überzeugend: Je genauer und konsequenter der Blutzucker bei Typ-1-Patienten kontrolliert und reguliert wurde, desto besser waren der Gesundheitszustand und die Prognosen für den Patienten.

Dann beschloss das National Institute of Health rund 15 Jahre später, das gleiche Studienverfahren auf Menschen mit Typ-2-Diabetes anzuwenden. Mehr als zehntausend freiwillige Probanden nahmen an der sogenannten ACCORD-Studie teil, einer der größten, die in der Medizin je mit diesem hohen Qualitätsstandard durchgeführt wurden. Bei den Probanden wurde der Blutzucker kompromisslos auf Glukosenormwerte von Gesunden fixiert. Dazu verwendeten die Studienärzte verschiedene blutzuckersenkende Medikamente, in den meisten Fällen Insulin. Dann passierte etwas, mit dem die Fachwelt nicht gerechnet hatte. Am 7. Februar 2008 musste die Studie quasi über Nacht abgebrochen werden. Es war zu unerwarteten Todesfällen gekommen. In der Gruppe der Patienten, deren Blutzuckerwert aggressiv-scharf eingestellt worden war, kam es zu einer statistisch auffälligen Häufung von tödlichen Herzinfarkten. Das renommierte amerikanische Wissenschaftsmagazin *Science Magazine* reagierte prompt eine Woche nach Bekanntgabe: »Todesfälle in Diabetesstudie stellen lang vertretene Blutzuckertheorie in Frage.« Erstaunlicherweise blieb eine breite Diskussion zu diesem provokanten Artikel der *Science*-Journalistin Jennifer Couzin bisher dennoch aus. Die Diskussion um die Zweifel, welche das *Science Magazine* hier vorgebracht hat, dass nämlich die landläufigen Vorstellungen zur Entstehung und zur Behandlung des Typ-2-Diabetes grundsätzlich falsch sein könnten, wird bis heute in der behandelnden Medizin ausgeklammert. Warum?

Ein Erklärungsversuch: Wer die Insulintherapie als Behandlungsform für Menschen mit Typ-2-Diabetes wählt, wird dies damit begründen, dass es diesen Menschen an Insulin fehle. Die Argumente für einen Insulinmangel bedürfen allerdings einer besonderen Darstellung von Studiendaten und geeigneten Begriffsbezeichnungen – denn die Originalmesswerte für Blutinsulin, selbst die im Labor mit der Gold-Standard-Clamp-Methode gemessenen, liegen bei Menschen mit Typ-2-Diabetes zweifach höher als normal. Daher werden die Blutinsulinwerte durch Korrekturfaktoren (das können der Blutzucker oder das Körpergewicht sein) geteilt. Durch diese arithmetische Korrektur erscheinen die Insulinwerte und die Insulinwirksamkeit niedrig. Befürworter der Insulintherapie haben außerdem Begriffe eingeführt wie »Betazellversagen« oder »Insulinresistenz«, welche implizieren, dass mit der Insulingabe eine Verbesserung zu erreichen sei.

Es gelang 1997 sogar, den Begriff »Nicht Insulin-abhängiger

Diabetes mellitus« als offizielle Diagnose abzuschaffen, welcher sich mit der »Idee vom Insulinmangel« reibt. Denn ein Patient mit »Nicht Insulin-abhängigem Diabetes mellitus« (Typ-2-Diabetes) sah nicht ein, dass er unbedingt Insulin spritzen sollte, weil er ja im Gegensatz zum »Insulin-abhängigen Diabetes mellitus« (Typ-1-Diabetes) offenbar keinen derartigen Mangel hat. Wer einen derartigen Konstruktionsaufwand betreiben muss, um eine Therapieform zu stützen, wird an einer kritischen Debatte kaum interessiert sein. Dabei deuten die Ergebnisse der ACCORD-Studie auf einen ganz anderen Zusammenhang hin:

Was, wenn man Gewichtszunahme und erhöhten Blutzucker nicht ausschließlich in ihren negativen Auswirkungen sieht und dementsprechend behandelt? Betrachtet man einen hohen Blutzucker nicht allein als Krankheitssymptom, sondern als eine Coping-Strategie (= Bewältigungsstrategie) zur Verbesserung der Energieversorgung in einer Krisensituation, wird die Absicht des Gehirns deutlich: Es verschafft sich einen physiologischen Vorteil. Das alte Gleichgewicht, die Homöostase des Blutzuckers, verliert an Einfluss. Also wird ein neues Gleichgewicht angestrebt, um den Energiefluss zu sichern. Wie schon erwähnt, verwendet Bruce McEwen, einer der großen Pioniere der Stressforschung, für diese Suche nach einem neuen Gleichgewicht den Begriff »Allostase«. Darunter versteht er langfristige Anpassung an chronische Stressbelastungen. Allostase ist fundamental; man könnte sagen, dass sich die gesamte Stressmedizin um die Erforschung dieser Anpassungsmechanismen dreht. Dafür, dass ein erhöhter Blutzucker, erhöhter Blutdruck und Gewichtszunahme Teile dieser Strategie des Gehirns sind, sich einer neuen energetischen Balance anzupassen, hat die Stressforschung in den letzten Jahren zahlreiche Belege erbracht. Erkenntnisse, die in der Diabetesmedizin bis heute aber kaum beachtet wurden. Mit diesem Hintergrundwissen erscheint die Tatsache, dass in der ACCORD-Studie gehäufte Todesfälle unter rigoroser Blutzuckersenkung aufgetreten sind, in einem neuen Licht. Die tödlichen Herzinfarkte lassen sich als

Folge eines unzulässigen Eingriffs in die »Selbstregulation« des menschlichen Organismus interpretieren.

Die ausstehende Debatte wäre möglicherweise schon vor der ACCORD-Studie geführt worden, hätte es zwingende alternative Möglichkeiten zur Behandlung gegeben. Tatsache ist, dass eine andere medikamentöse Therapieform, die sich grundsätzlich von der Insulinbehandlung unterscheidet, derzeit leider nicht zur Verfügung steht. Eine derartige neue Behandlungsform, die beispielsweise die Glukose im Blut ausreichend senkt, ohne sie dem Hirn vorzuenthalten, ist auch nicht in Aussicht.

Die zurzeit verwendeten oralen Antidiabetika (»Zuckertabletten«) wirken meist nur, solange sich die Erkrankung noch in einem frühen Stadium befindet, und stellen damit keine echte Alternative dar. Wenn sich aber die Erkenntnis durchsetzt, dass eine Brain-Pull-Störung den Beginn einer Entwicklung markiert, die zu einem Typ-2-Diabetes führen kann, ergeben sich zumindest vorbeugend durchaus neue Behandlungsansätze. Ein gestörter Brain-Pull lässt sich durch ein entsprechendes verhaltensmedizinisches Programm wieder stärken. Allerdings sollte man damit in einer ganz frühen Entwicklungsphase dieser Stoffwechselerkrankung beginnen. Denn aus meiner klinischen Erfahrung ist ein Typ-2-Diabetes nicht nur mit fortschreitender Dauer (etwa nach dreißig Jahren) immer schwieriger zu beeinflussen, die Plastizität des Gehirns wird auch nicht gerade besser. Ein Brain-Pull-Training ähnlich dem von Dan Cox entwickelten wird wohl auch in Zukunft keinen Typ-2-Diabetes komplett rückgängig machen können, aber es kann möglicherweise die Entstehung neuer Diabeteserkrankungen vermeiden helfen.

Die fachliche und öffentliche Auseinandersetzung über den Wert einer Therapie bei Typ-2-Diabetes, welche in erster Linie auf eine Senkung des Blutzuckers abzielt, wird vor dem Hintergrund der ACCORD-Studie nicht mehr zu verhindern sein. Sie auf breiter Front zu führen ist längst überfällig. Sollte sich dabei herausstellen, dass die Risiken wesentlich größer sind als der Nutzen für den Patienten, wird man sich eingestehen müssen, dass es an Hinweisen nicht gemangelt hat – und das nicht erst seit der Veröffentlichung dieser Studie. Vielleicht wird dann auch deutlich, warum die im *Science Magazine* geäußerten Warnungen, dass die etablierte Theorie zur Entstehung des Typ-2-Diabetes grundsätzlich falsch sein könnte, ungehört verhallten und warum man den Ungereimtheiten bei der Insulinbehandlung des Typ-2-Diabetes ausgewichen ist – weil sie von Anfang an nicht ins Konzept passten.

Erst in den 1970er Jahren wiesen zwei amerikanische Forscher, der Mediziner Daniel Porte jr. sowie der Psychologe und Physiologe Stephen Woods, experimentell nach, wie das Gehirn und seine Nerven die Freisetzung des Insulins kontrollieren. Gut sechzig Jahre nach Eduard Pflügers Tod bestätigten sie seine Theorie vom Gehirn als Kontrollorgan des Zuckerstoffwechsels. Man sollte meinen, dass diese in der neueren Neurophysiologie gewonnenen Erkenntnisse Einlass in die Konzepte zum Typ-2-Diabetes gefunden oder zumindest die Interpretation von Studienergebnissen, wie die der ACCORD-Studie, beeinflusst hätten. Doch das war nicht der Fall. Was Pflügers Rivalen betrifft, so wird bis in die heutige Zeit alljährlich der hochdotierte »Minkowski-Preis« gestiftet, mit dem die *European Association for the Study of Diabetes* exzellente junge Wissenschaftler im Bereich der Diabetologie auszeichnet. So begünstigt das Schicksal Minkowski, dessen Nachruhm den seines großen Gegenspielers von damals um mehr als hundert Jahre überlebt hat.

Warum Diäten sinnlos sind

Wenn der Brain-Pull seine Kraft verliert, sieht sich das egoistische Gehirn gezwungen, neue Lösungsstrategien zu suchen. Als Erstes fordert es zusätzlich Nahrung an, um sein Energieproblem zu lösen. Ist das bereits Ausdruck einer Erkrankung oder vielmehr das Bestreben, ein neues tragfähiges Gleichgewicht herzustellen? Soll man dieses Konzept unterstützen oder wie eine Krankheit behandeln? Was passiert, wenn das Übergewicht kosmetisch oder medizinisch auffällig wird? In vielen Fällen droht dem selbstsüchtigen Gehirn dann eine neue Gefahr: Kalorienreduzierung durch eine Diät.

»Die 5 besten 1-Tag-Diäten«, »Aroma-Blitz-Diät«, »Apfel-Fit-Diät«, »Weihnachtsmarkt-Diät«, »Die besten Schlank-Suppen« – betrachtet man die Titelseite eines großen deutschen Frauenmagazins, wird man keine Ausgabe ohne ein Diätthema finden. Die Zeitschrift erscheint wöchentlich, das bedeutet, die Leser erhalten bis zu 52 verschiedene Diätvorschläge pro Jahr. Offenbar erfüllt die Chefredaktion mit den Variationen zum Thema Abnehmen ein elementares Bedürfnis. Die Erfahrung zeigt: Kein anderes Titelthema verkauft in diesem Zeitschriften-Segment so gut wie eine Diät. Ein Heft ohne Abnehmversprechen auf der Titelseite würde an Auflage verlieren. Warum aber brauchen die Leser so viele Diätanregungen? Sind sie süchtig nach Diäten? Man kann die Frage auch anders formulieren: Warum interessieren sich so viele Menschen überhaupt noch für Diätprogramme, obwohl sie eigentlich wissen sollten, dass sie enttäuscht werden? Denn die Tatsache, dass eine Zeitschrift bis zu 52 verschiedene Diäten pro Jahr propagiert und damit Erfolg hat, ist ein Ausdruck von Ratlosigkeit auf Seiten der Käufer: Wer Woche für Woche eine neue Strategie braucht, um ein und dasselbe Problem zu lösen, tappt im Dunkeln.

Überhaupt: Was ist eigentlich eine Diät? Was soll sie leisten, und wie funktioniert sie? Allein schon der Begriff birgt Stoff für Missverständnisse. Der antike griechische Arzt Hippokrates gilt nicht nur als Begründer der Medizin. Er verwendete auch als Erster den Begriff Diät. Im Altgriechischen verstand man unter dem Wort *Díaita* eine Art, sein Leben zu führen. Dabei hatte auch Hippokrates durchaus eine Veränderung der Ernährungsgewohnheiten im Sinn, etwa Mahlzeiten zu strukturieren, anstatt wahllos zu essen, oder darauf zu achten, nur so viel Nahrung zu sich zu nehmen, bis der menschliche Organismus Sättigung signalisiert. Eine Diät bedeutete viel mehr als kalorienbewusst zu leben – nämlich eine umfassende und nachhaltige Anpassung des eigenen Lebensstils zum Wohl der Gesundheit. *Díaita* schloss neben Essen und Trinken auch das Verhältnis von Ruhe und Bewegung ein und von Wachen und Schlafen, den Arbeitsumfang und die Erholung. Rund 2500 Jahre später wurde der Begriff zum Synonym für schnelllebige Strategien zur Gewichtsreduktion und zu einem Milliardengeschäft. Mit dem Heilversprechen, den Körper zu verschlanken, werden nicht nur Zeitschriften verkauft, sondern auch Bücher, Nahrungsergänzungsmittel, kalorienreduzierte Lebensmittel, kostspielige Abnehmkuren. Als Belege für den möglichen Erfolg derartiger Maßnahmen werden häufig »Vorher-Nachher-Fälle« präsentiert. Menschen erzählen, wie sie mit dem Diätprogramm XYZ schlank wurden. Mit Fotos wird der vermeintliche Sieg gegen das Übergewicht eindrücklich dokumentiert.

Obwohl also der Wunsch bei den meisten Menschen groß ist, schlank zu bleiben oder wieder zu werden, obwohl Diätvorschläge und Abnehmprogramme überall verfügbar sind, obwohl wir Millionen Euro für kalorienreduzierte Nahrung ausgeben, werden wir trotzdem immer dicker. Wer sabotiert eigentlich diese ganzen Abnehmbemühungen?

Neben der Frage nach der Sinnhaftigkeit einer Abnehmtortur,

die in der Regel kaum von Erfolg gekrönt ist, gibt es noch einen sehr beunruhigenden Aspekt, der sowohl in der Wissenschaft als auch in der Öffentlichkeit bisher kaum thematisiert wurde: Sind kalorienreduzierte Diäten gefährlich? Welche – vielleicht sogar irreparablen – Folgen haben sie für unsere inneren Organe, unseren Bewegungsapparat und unser Gehirn? Wo diese Gefahren lauern und wie sie sich auswirken können, wird deutlich, wenn wir uns klarmachen, was im Körper während einer Diät passiert.

Am Anfang einer Diät steht der Entschluss: Ich will endlich schlanker werden. Fünf Kilo sollen es sein. Genug, den Bauchumfang um eine Kleidergröße zu reduzieren, und trotzdem ein Ziel, das realistisch erscheint. Der wahrscheinlich schon länger gehegte Wunsch, Gewicht abzubauen, manifestiert sich in einem Akt des Willens, dem Körper die Kalorienzufuhr zu drosseln. Diese Entscheidung wird in den Großhirnhälften getroffen. Vom Präfrontalen Cortex und der Amygdala werden entsprechende Befehle an den Hypothalamus gesendet. Dort bringen sie den Brain-Pull auf Touren und unterdrücken den Body-Pull. Doch das Stresssystem, das stets in seine Ruhelage zurückstrebt, rebelliert gegen die Folgen dieser Entscheidung – und das Gehirn wird fortan zum Schauplatz einer schwelenden Auseinandersetzung.

Krisensituationen sind für unser Gehirn immer eine Art Weckruf. Solange alles läuft wie immer, agiert das Gehirn konservativ und wendet bewährte Lösungen für vertraute Probleme an. Erfinderisch wird das Gehirn vor allem in Krisen: Erst wenn die übliche Vorgehensweise nicht mehr zum Ziel führt, sucht es verstärkt nach neuen Strategien. Eine Diät ist aus Sicht der Hirnregionen, die für die Energieversorgung zuständig sind, zweifelsohne eine Krise, und zwar eine sehr ernstzunehmende. Nehmen wir an, es gäbe einen Krisenstab in unserem Gehirn, der diesen Versorgungsengpass beseitigen soll. Den Brain-Pull als Erstes mobil zu machen, erweist sich als fundamental – denn sonst würde die Energieversorgung des Gehirns nicht ausreichen. Das bedeutet aber auch, dass das sympathische Nervensystem und die Adrenalinausschüttung hochgefahren bleiben und so der Energiebedarf verstärkt aus den Körperdepots gedeckt wird. Der gewünschte Abnehmeffekt stellt sich auf diese Weise zunächst auch ein, aber die Belastung des Brain-Pulls, der sich jetzt wie ein Motor im roten Drehzahlbereich quält, ist hoch. Nur wenn er bis an seine Leistungsgrenze geht, kann es ihm gelingen, durch Mehreinnahmen aus den Speichern das Gehirn zu versorgen. Das heißt, die Krise ist damit keineswegs abgewendet. Daher geht das Gehirn auf die Suche nach neuen Strategien, um sich möglichst mit geringerem Aufwand zu versorgen. Während das Stresshormon Adrenalin permanent eine angespannte Versorgungslage des Gehirns signalisiert, schärft sich die Wahrnehmung für Reize von außen: Gibt es vielleicht eine andere, weniger anstrengende Methode, abzunehmen? In diesem Zustand ist das Gehirn zwar für alternative Diätthemen oder zusätzliche Abnehmtipps besonders empfänglich, doch schnell stellt es fest, dass diese anderen Abnehmstrategien das interne Problem der Energieverknappung nicht lösen. Währenddessen versucht der Krisenstab des Gehirns die ganze Zeit, das Stresssystem wieder in die Ruhelage zu zwingen – vergeblich. Diese Rückstellungsversuche erfolgen durch den Einsatz des zweiten Stresshormons Kortisol. Erinnern wir uns, wie es dem Fallschirmspringer Marlon erging: Nach der Aufregung des Sprungs war es die Aufgabe des Kortisols, das Stresssystem des jungen Mannes wieder ruhigzustellen. Doch während einer Diät stößt das Dämpfungshormon an die Grenzen seiner Wirkungskraft. Es ist unter diesen Umständen nicht in der Lage, den Belastungskonflikt zu lösen, weil die Diät das innere Stoffwechselgleichgewicht empfindlich stört.

Diese Balance lässt sich mit dem Begriff »Neutralgewicht« anschaulich beschreiben. Das Neutralgewicht bezeichnet den Zustand, in dem das Gehirn optimal mit Energie versorgt ist und der Brain-Pull in Ruhelage kommt. Es wird somit zum Schlüssel der inneren Ruhe und Ausgeglichenheit. Wenn der menschliche

Organismus sein Neutralgewicht hat, so erreicht er damit seine energetische und emotionale Homöostase. Das Neutralgewicht ist individuell und kann sich im Laufe des Lebens verändern. Es ist nicht zu verwechseln mit dem Normal- oder Idealgewicht, welche man für jede Körpergröße und beide Geschlechter in Tabellen nachschlagen kann. Das Neutralgewicht zu halten kann dazu führen, dass der Körper unter ästhetischen Gesichtspunkten über- oder untergewichtig ist. Ein Mensch, der sich im Neutralgewicht befindet, kann also etwas zu dick oder zu dünn sein, aber er fühlt sich dabei gar nicht so schlecht, weil sein Gehirnstoffwechsel nicht unter Stressbelastung steht und sich nicht in der Krise befindet.

Jeder Angriff auf das Neutralgewicht setzt dieses innere Gefüge unter Druck: In einer 2010 veröffentlichten Studie von der University of San Francisco begleiteten Wissenschaftler Frauen mit einem BMI von 25 bei einer Kalorienreduktionsdiät. Mit ihrem Body Mass Index waren die Probandinnen keineswegs stark übergewichtig. Sie wollten lediglich ein paar Pfunde verlieren – eine ganz durchschnittliche Schlankheitskur war also Ausgangspunkt der Studie. Dabei wurde die Kalorienzufuhr von ca. 2400 auf 1200 deutlich reduziert. Die Analyse der Blutwerte im Laufe der Diät ergab bei den Probandinnen einen starken, andauernden Anstieg von Kortisol. Das Ergebnis belegt, dass der innere Energiekonflikt in einen Dauerzustand übergeht: Der Brain-Pull des Gehirns formuliert eine ständig wiederkehrende Stressantwort – mit dem Ziel, die Energieversorgung zu erleichtern, ohne es allerdings zu erreichen. Um diese Befehlskette zu durchbrechen, wird immer mehr Kortisol freigesetzt. Doch das Stresssystem kann nicht beruhigt werden, weil fehlende Energie nicht ersetzbar ist.

So wird aus der eigentlichen Absicht der Stressbefriedung eine Strategie der unbegrenzten Eindämmung: Der Körper steht jetzt dauerhaft unter Kortisoleinfluss. Diesen Zustand, den wir unscharf ausgedrückt als Stress kennen, nennt der Forscher Bruce McEwen präziser »allostatische Last«. Sie bezeichnet die Folgen erhöhter Stressbelastungen auf den Körper. Denn dauerhaft erhöhtes Kortisol richtet schwere Schäden an – zum Beispiel am Skelett. So zeigte sich in einer Studie, bei der sich Probanden über einen Zeitraum von zwölf Monaten einer kalorienreduzierten Diät unterzogen, ein deutlicher Knochenabbau an Wirbelsäule, Hüfte und Oberschenkeln. Die Veränderungen, die Kortisol im Körper hervorruft, reichen aber noch viel weiter: So werden auch Muskeln und Collagen in der Haut unter dem Einfluss von lange erhöhtem Kortisol abgebaut. Außerdem wird das Unterhautfett abtransportiert und in Bauchfett umgewandelt. Auch der sprichwörtliche Bierbauch eines ansonsten schlanken Mannes ist oft in Wirklichkeit ein Stressbauch – verursacht von zu viel Kortisol im Blut.

Wenn Kortisol den Körper überschwemmt, muss also zuvor etwas Gravierendes vorgefallen sein. Etwas, das unser Stresssystem aus den Fugen geraten ließ. Die Stressforschung hat sich intensiv mit Situationen beschäftigt, die zu derartigen allostatischen Lasten führen können. Dazu gehören zum Beispiel:

- Isolation und Trennung
- Verlust oder Angst vor dem Verlust des Arbeitsplatzes oder des sozialen Status
- Hohe Anforderungen, die an den Menschen in seinem beruflichen Umfeld gestellt werden
- Geringe Einflussmöglichkeiten, die der Mensch in seinem beruflichen Umfeld hat

Diese existentiell bedrohlichen oder tief in die Psyche eingreifenden Extreme kennt die Stressforschung als die typischen Auslöser permanent erhöhter Kortisolwerte im Körper. Es fällt auf, dass diese Ereignisse Aspekte von Kontrollverlust und Ausweglosigkeit aufweisen: Sie sind für den Betroffenen nur schwer oder gar nicht zu beeinflussen. Das erklärt, warum es in diesen Fällen so schwierig ist, das Stresssystem wieder in die Ruhelage zu versetzen.

Aufgrund der hier dargestellten Datenlage und Zusammenhänge sind Bruce McEwen und ich unlängst übereingekommen, die kalorienreduzierten Diäten als einen weiteren Zustand in die Liste der allostatischen Zustände aufzunehmen. Denn das unterversorgte Gehirn unterscheidet nicht zwischen einer Abnehmkur und einer Hungersnot. Es reagiert auf beide Krisen gleichermaßen: Das hochaktive Stresssystem ist der stumme Schrei nach Energie fürs Gehirn. Unterschiedlich ist lediglich der Ausgang des Kampfes: Bei den Soldaten in den Schützengräben verliefen die Rufe nach Nahrung ungehört. Bei einer Diät besteht fast immer die Option »essen«. Im Klartext: Bei einer Diät lassen sich Gehirn und Körper vorübergehend dahingehend beeinflussen, dass es zu Gewichtsabnahme kommt. Doch dies ist in der Regel nur eine Art Übergangszustand. Evolutionsgeschichtlich kennt der Körper solche Mangelzustände, ausgelöst durch Nahrungsknappheit. Nur wird diese Verknappung bei einer Diät künstlich herbeigeführt – das Essen ist ja da, man muss nur einkaufen gehen. Irgendwann kapitulieren die meisten Menschen vor den permanenten Energieanforderungen des Stresssystems und beginnen wieder mehr zu essen. Die Diät ist gescheitert, und im Nu stellt sich der »Jo-Jo-Effekt« ein, das Gewicht kehrt immer wieder zum Neutralgewicht zurück.

Das bringt uns der Antwort auf die Frage näher, woran und wie Diäten scheitern. Je länger die Stresslast während eines Abnehmprogramms bestehen bleibt, desto mehr häufen sich die Schäden, die Kortisol im menschlichen Organismus anrichtet. Zunehmend beschäftigt sich das Gehirn in seiner Suche nach Nahrung mit kaum noch etwas anderem. Eine neue Studie aus Quebec in Kanada belegt, dass Diätteilnehmer ab einem bestimmten Zeitpunkt fast nur noch ans Essen denken. Es ist das unterversorgte Gehirn, das ihnen diesen einen Gedanken in endlosen Variationen aufzwingt: »Jetzt iss doch endlich …« Das Duell »Wille gegen Kortisol« nähert sich seinem Höhepunkt. Der Wille bleibt dabei auf sich allein gestellt. Er kann kein neues inneres Gleichgewicht herstellen und das Neutralgewicht nicht umprogrammieren. Er kann nur versuchen, das Kortisol in Schach zu halten. Ein Unterfangen, das kaum von Erfolg gekrönt ist. Denn wenn das Dauerfeuer des Kortisols den Willen erst zermürbt hat, kommt es zu den berüchtigten Heißhungerattacken. Die Folge ist, dass wir eine Diät oder eine Nahrungsumstellung auf niedrigerem Kalorienniveau in der Regel aufgeben. Das Gehirn hat in seinem Bestreben, das Neutralgewicht wiederherzustellen, gesiegt. Und das ist gut so – weil das Gehirn jetzt endlich wieder ohne Mühe Energie bekommt und das Stresssystem wieder entlastet ist. Die erhöhten Kortisolwerte sinken wieder ab. Die zerebrale-metabolische Homöostase und die emotionale (Stresssystem-)Homöostase sind wiederhergestellt! Der Abnehmwille dagegen ist unterlegen, und mancher wird dies als persönliche Niederlage empfinden.

Was aber, wenn der Wille sich doch als stärker erweist? Wenn er Monate durchhält oder sogar noch länger?

Britta Stein ist 1,74 m groß und wiegt 72 Kilogramm. Seit fünf Jahren versucht die 40-Jährige, ihr Gewicht zu halten, indem sie bewusst weniger isst. Spricht man sie auf das Thema an, sagt sie Sätze wie: »Ich muss aufpassen, sonst nehme ich zu.« Immer wenn sie doch ein paar Pfunde zulegt, versucht sie sich zurückzuhalten und einzuschränken, bis sie ihr Wunschgewicht wieder erreicht hat. In der Psychologie nennt man Menschen wie Britta »Restrained Eater«. »Gezügelte Esser« müssen sich Mahlzeiten versagen, um nicht zuzunehmen. Mit ihrem Nahrungsverzicht bringen sie ihr Stresssystem und damit ihren Brain-Pull regelmäßig aus der Ruhelage. Würde Britta Stein ihre Abnehmbemühungen aufgeben, nähme sie so lange zu, bis ihr Brain-Pull wieder im Gleichgewicht ist. Faktisch bedeutet das bei ihrer Körpergröße wahrscheinlich eine Gewichtszunahme auf etwa 80 Kilo. Hat ihr Brain-Pull seine Ruhelage erreicht, nimmt der Körper nicht weiter zu. Britta Stein hätte ihr Neutralgewicht wieder – doch genau das möchte sie vermeiden.

Gezügelte Esser beweisen, dass es durchaus möglich ist, das

eigene Neutralgewicht immer wieder oder über längere Zeiträume zu unterdrücken. Die damit verbundene allostatische Last fordert allerdings ihren Tribut: Die bei gezügelten Essern nachweislich über Monate oder Jahre erhöhten Kortisolwerte beschleunigen den Verschleiß des Körpers. Das Kortisol greift zum Beispiel das Hautgewebe von Menschen, die stark abnehmen, an und lässt sie älter aussehen. Aber wie wirkt sich bei diesen Menschen, die ständig mit ihrem Körpergewicht kämpfen, die langandauernde allostatische Last auf deren Gefühle und Stimmungen aus?

Macht Abnehmen depressiv?

Caroline, Sven und ihre Zwillinge Maria und Rebekka führen ein intensives Familienleben. Auch in beruflichen, familiären, finanziellen Krisenzeiten oder in anderen stressigen Phasen verlangen sich die beiden Eltern im Umgang miteinander und mit den Kindern Geduld, Freundlichkeit und Respekt ab. Sven wünscht sich, dass Probleme möglichst sofort angesprochen werden. Caroline hingegen fällt der offene Umgang mit Konflikten schwer. Sie geht Streitigkeiten häufig aus dem Weg, weil sie fürchtet, Auseinandersetzungen könnten die familiäre Harmonie gefährden. Beide achten bei aller Kinderliebe darauf, dass sie sich als Paar nicht aus den Augen verlieren. Caroline spürt aber manchmal, dass die Mehrfachbelastungen Familie, Partnerschaft und ihre eigene Berufstätigkeit (sie arbeitet Teilzeit in einer Anwaltskanzlei) sie erschöpfen. Doch sie findet, dass das tägliche Lebensglück ihrer Familie sie reichlich für die Strapazen entschädigt.

Seit einigen Wochen aber kommt es in dieser familiären Welt zu empfindlichen Erschütterungen. Epizentrum dieser kleinen, aber spürbaren Beben ist Carolines Wunsch, wieder schlanker zu werden. Sieben Kilo hatte sie in den vergangenen Jahren zugenommen. Jetzt will sie ihr altes Körpergewicht zurück. Sie hat sich einer Diätgruppe angeschlossen, die von einem Ernährungsberater geleitet wird. Sie versucht, dem vorgegebenen Kalorienreduzierungsplan zu folgen, und tatsächlich stellt sich der gewünschte Effekt ein. Caroline hat bereits fünf Kilo abgenommen. Womit sie aber nicht gerechnet hat, sind die Nebenwirkungen. Sie, die immer stolz darauf war, eine besonders gerechte und geduldige Mutter zu sein, fährt ihre Kinder jetzt schon wegen Kleinigkeiten ungeduldig an. Auch ihr Mann ist irritiert. Seit seine Frau abnimmt, liegt ihr gemeinsames Liebesleben brach. Und Caroline ist sich selbst fremd geworden. Sie denkt ständig an Marzipantorte. Das morgendliche Aufstehen fällt ihr schwer. Sie fühlt sich matt, ausgebrannt, traurig.

Caroline führt ihre Stimmungsschwankungen auf die Strapazen der Diät zurück. Ihrem Körper fehle wohl Energie, meint sie. Doch stoffwechselphysiologisch gesehen ist genug Energie vorhanden. Die Reserven in Carolines Depots im Fettgewebe, Leber und Muskeln würden es ihr ermöglichen, ihr Leben genauso fröhlich, teilnahmsvoll, sinnlich und aktiv wie zuvor zu führen. Was Caroline nicht weiß: Ihr Brain-Pull arbeitet nicht kompetent. Ihr Gehirn hat in den vergangenen Jahren seine Energieversorgung überwiegend auf Body-Pull, also vermehrtes Essen, umgestellt. Denn das Stresssystem hatte zuvor den Punkt seiner Ruhelage verändert. Die sieben Kilo Übergewicht waren Folge dieser Umstellung. Was Caroline als störendes Übergewicht empfindet, ist in Wahrheit ihr neues Neutralgewicht. Allerdings ist ihre Gewichtsentwicklung damit wahrscheinlich noch nicht zu Ende. Denn jede weitere zukünftige Schwächung ihres Brain-Pulls würde ihr Neutralgewicht noch weiter nach oben setzen, was wiederum bedeuten würde, dass sie noch mehr zunimmt.

Ihre Diät hatte sie sich als eine Art Abnehmpakt mit ihrem Körper vorgestellt, nach dem Motto: »Wir werden schlank und profitieren beide davon …« Doch stattdessen befindet sich Caroline in einer Art innerem Kriegszustand – mit einem Gegner, mit dem sie gar nicht gerechnet hatte: ihrem eigenen Gehirn. Caroline ist ratlos. Einerseits mobilisiert sie in ihrem Gehirn den Willensakt, weniger zu essen, um schlanker zu werden. Ein klarer Weg mit einem klaren Ziel. Andererseits reagiert ihr Gehirn nicht nur empfindlich auf den Nahrungsentzug, es schlägt regelrecht zurück: mit Reizbarkeit, Verstimmungen, Verlust sexuellen Begehrens. Hatte Carolines Ernährungsberater nicht von positiven Emotionen beim Abnehmen gesprochen? Auf

Heißhungerattacken war sie vorbereitet. Aber ansonsten war von Belohnungsgefühlen durch Endorphine die Rede, von einem neuen, besseren Körpergefühl, das sich nicht einstellen will.

Erstaunlicherweise wurde die Stimmungslage bei Kalorienreduzierung bisher kaum wissenschaftlich untersucht. Worauf stützt sich also die Einschätzung von Carolines Ernährungsberater, dass Abnehmen mit Glücksgefühlen belohnt wird? Möglicherweise auf eigene Gruppenerfahrungen. Es gibt tatsächlich einige Studien, die aufzeigen, dass sich bei Probanden während einer Diät solche positiven Gefühle einstellen können. Bei näherer Betrachtung hält das Design dieser Studien strengen wissenschaftlichen Anforderungen jedoch nicht stand. Es fehlen die bei klinischen Studien üblichen Kontrollgruppen – das könnten Probandengruppen sein, die die gleichen Untersuchungen und begleitenden Anwendungen (zum Beispiel das Erlernen von Entspannungstechniken oder Gespräche mit einem psychologisch geschulten Therapeuten) erhalten, ohne eine kalorienreduzierte Diät zu machen. Fehlt diese Kontrollebene, ist nicht auszuschließen, dass es sich bei den Glücksgefühlen der Probanden um einen »Guru-Effekt« handelt. So könnte man den positiven Einfluss eines möglicherweise charismatischen Studienleiters auf die Testteilnehmer bezeichnen. Es wäre in diesem Fall also die intensive Aufmerksamkeit, der Zuspruch, welche Glücksgefühle auslösen, und nicht das Abnehmen selbst.

Zweifel an der Glücksgefühl-Idee sind also berechtigt. Nicht zuletzt auch deshalb, weil eine kanadische Studie ein ganz anderes Bild zeigt. Der Adipositasforscher Angelo Tremblay von der Laval Universität in Quebec begleitete eine Gruppe von stark übergewichtigen Männern (BMI 30 bis 40) bei einer strengen Kalorienreduktionsdiät mit dem Ziel, 11 Kilogramm Körpergewicht zu verlieren. Tremblay stellte bei den Probanden fest, dass sich ihre Stimmungslage im Verlauf der Diät dramatisch verschlechterte. Gegen Ende kreisten ihre Gedanken nur noch ums Essen, und sie zeigten vermehrt depressive Symptome. Tremblays Beobachtungen geben uns neue Einblicke in die psychischen Effekte von Kalorienentzug. Wir wissen, dass erhöhtes Kortisol ein deutliches Zeichen für ein aktives, möglicherweise sogar überaktives Stresssystem ist. Wir haben gelernt, dass Nahrungsentzug Kortisol dauerhaft erhöhen kann. Dazu fügt sich an dieser Stelle die Erkenntnis, dass hohe Kortisolwerte in der Psychiatrie ebenfalls eine gewichtige Rolle spielen. Sie sind neben negativen Gedanken, schlechter Stimmung, Angst und Schlaflosigkeit ein Kernmerkmal von typischer Depression. Es wundert also nicht, dass Gewichtsabnahme auch zu den Leitsymptomen dieses Krankheitsbildes zählt.

Noch sind die genauen Zusammenhänge zwischen Diäten und Depressionen nicht geklärt, aber es wird immer deutlicher, dass eine Kalorienreduzierung einen immens belastenden Einfluss auf den Stoffwechsel des Gehirns und somit auch auf die psychische Verfassung eines Menschen haben kann. Das Gehirn wertet Nahrungsverknappung als Bedrohung, und davon lässt es sich auch durch noch so gut gemeinte Vorsätze und Willensanstrengungen nicht abbringen. Menschen, die bedroht werden oder sich bedroht fühlen, verändern meist ihr Verhalten. Sie werden ängstlicher, vorsichtiger, aggressiver. Dem Gehirn, das sich von Energieverknappung bedroht sieht, geht es ähnlich. Das erklärt, warum Diäten – zumindest vorübergehend – sogar zu »Persönlichkeitsveränderungen« führen können. Diese Entfremdung ist ein starkes Druckmittel, welches das Gehirn gegen den Abnehmwunsch einsetzt. Der Handel lautet in etwa: Gib mir wieder mehr zu essen, dann gebe ich dir dein gewohntes Ich zurück …

Schlank durch eine Operation?

Was passiert aber, wenn sich der Handel nicht so einfach rückgängig machen lässt? Stark übergewichtigen Patienten bietet die Adipositas-Chirurgie eine Alternative zur Diät an: einen Eingriff, bei dem der Verdauungstrakt verkleinert wird. Es gibt verschiedene Operationsverfahren, eines davon ist der Magenbypass. Dabei wird ein Teil des Magens und des oberen Dünndarms praktisch stillgelegt. Über einen Bypass wird der Vorderteil des Magens mit dem Rest des Darmtraktes verbunden. Diese Verkleinerung des Verdauungsweges führt dazu, dass einerseits weniger Nahrung aufgenommen werden kann (künstlicher Engpass) und andererseits weniger Energie aus dem Darm ins Blut gelangt (Verkürzung der funktionsfähigen Darmlänge). Der Patient kann so nur noch eine begrenzte Menge Energie aufnehmen und wird dadurch abnehmen. Das klingt umso verlockender, je höher der Leidensdruck ist. Doch neben den Operationsrisiken birgt der Eingriff eine weitere Gefahr: Er ist kaum rückgängig zu machen, falls der Patient feststellt, dass das Ergebnis der Operation nicht seinen Erwartungen entspricht. Weil das Gehirn mit der reduzierten Kalorienzufuhr nicht zurechtkommt und das Stresssystem sich nicht mehr durch Nahrung in die Ruhelage bringen lässt.

Betrachtet man die Lieferkette des Gehirns, so wird klar, dass eine Begrenzung der Zufuhr von Nahrungsenergie durch eine verordnete oder selbstauferlegte Diät oder durch Magenschlingen oder einen Magenbypass den Hirnstoffwechsel belastet: Der Energiefüllstand des Gehirns droht zu sinken, und der bereits inkompetente Brain-Pull wird zusätzlich belastet. Die ohnehin bei adipösen Menschen vergrößerte allostatische Last vervielfacht sich. Das Stresssystem ist jetzt weiter von seiner Ruhelage entfernt als je zuvor. Wie kürzlich von einem italienischen Forscherteam nachgewiesen, stieg der Kortisolwert enorm an, nachdem die Studienteilnehmer sich einem solchen chirurgischen Eingriff unterzogen hatten. Dem Gehirn bleibt nun als einzige Option, auf Sparmodus umzuschalten. Wir wissen, was das für den Betroffenen bedeutet: Nach und nach werden Systeme wie die Konzentrationsfähigkeit, Informationsverarbeitung, der Bewegungsdrang heruntergefahren. Wäre es möglich, dass das Risiko von Unfällen und Depressionen als Folge eines Versorgungsengpasses des Gehirns ansteigt? Ist »Mehressen« eine Notfalllösung des Gehirns, so muss ein Patient mit Magenbypass nach einer anderen Quelle suchen, um seine Gehirnversorgung zu sichern. Was passiert aber, wenn eine alternative Versorgungsstrategie ausbleibt? Gibt es dann überhaupt noch Auswege? Denn das Drama eines magenoperierten Patienten besteht genau darin, dass er nicht wie bei einer Diät seinen alten Ernährungszustand wiederherstellen kann – mehr essen führt bei ihm nicht automatisch zu mehr Energie im Gehirn. Weil die Versorgungswege begrenzt wurden, sitzt das Gehirn in einer Falle, vergleichbar mit einer belagerten Stadt, deren Bevölkerung die Vorräte ausgehen und die nur noch wenig Nachschub von außen erhält.

Epidemiologen aus Pittsburgh wollten wissen, wie groß der Einfluss einer derartigen Begrenzung der Nahrungszufuhr auf die Sterblichkeit sein kann. Die wissenschaftliche Auswertung von Patientendaten aus dem gesamten US-Bundesstaat Pennsylvania erhärten einen alarmierenden Verdacht: Nach Magenbypass-Operationen kam es besonders häufig zu Todesfällen durch Suizide oder Unfälle. Die Suizidrate der Patienten war in dieser Studie im Vergleich zum Bevölkerungsdurchschnitt sogar um das bis zu Neunfache erhöht. Eine andere Forschungsarbeit aus dem US-Bundesstaat Utah berichtet ebenfalls über vermehrte Suizide in einer mit Magenbypass operierten Patientengruppe. Ein wissenschaftlicher Beweis, dass derartige Operationen tatsächlich das Risiko der Selbsttötung erhöhen, ist bisher allerdings nicht erbracht. Die beiden Studien zeigen aber dennoch ernstzunehmende Verdachtsmomente auf.

In dieser unklaren Faktenlage liegt eine besondere Problematik derartiger Operationsmethoden. Im Gegensatz zur Zulassung von Medikamenten gibt es für operative Eingriffe keine vergleichbaren Prüf-Verfahren (für Medikamentenzulassungen sind Studien mit höchstem Qualitätsstandard vorgeschrieben). Dennoch verweisen die Befürworter der Adipositas-Chirurgie auf positive Ergebnisse. Sie berufen sich dabei allerdings auf Studien, die nicht höchstem wissenschaftlichem Standard entsprechen. Wie beim Guru-Effekt in den Diätstudien, kann nicht ausgeschlossen werden, dass es die begleitenden Maßnahmen sind (Magenbypass-Patienten werden immer von einem Psychiater vor und nach der OP untersucht und betreut), die zumindest im untersuchten Zeitraum einen positiven Effekt ausüben. Hier besteht dringender Forschungsbedarf. Unbestritten ist, dass für eine neue Operationsmethode hochqualitative Patientenstudien, die deren Wirksamkeit nachweisen müssen, ebenso wenig vorgeschrieben sind wie der Nachweis einer Unbedenklichkeit in Bezug auf gravierende Nebenwirkungen. Diese Zulassungspraxis gilt in allen Industrienationen, also auch in Deutschland. Während der Patient bei einem neuen Medikament darauf vertrauen darf, dass mögliche Risiken vor der Einführung abgeklärt und eingegrenzt wurden, steht er bei einem Verfahren wie dem Magenbypass alleine da. Letztlich steht ihm zur Meinungsbildung meist nur die Auffassung des behandelnden Arztes zur Verfügung. Auf dieser Basis ist es für den Patienten nahezu unmöglich, die Entscheidung für eine Operation mit all ihren Konsequenzen einzuschätzen.

Wundermittel aus dem Labor

Doch wie lässt sich Übergewicht nachhaltig abbauen, ohne den Hirnstoffwechsel zu überlasten? Wie wäre es mit einem chemischen Mittel, um diesen Kreislauf zu durchbrechen – etwa einem Medikament, das bewirkt, dass sich das Gehirn gegen eine Gewichtsreduktion nicht wehrt? Aus Sicht der Pharmaindustrie wäre ein derartiges Präparat so etwas wie die Lizenz zum Gelddrucken. Entsprechend intensiv wird in den Forschungsabteilungen der großen Pharmafirmen nach einer solchen Substanz gesucht. Schon einige Male glaubte man fündig geworden zu sein. Interessanterweise waren die vielversprechendsten Abnehmwirkstoffe Zufallsentdeckungen aus neurowissenschaftlichen Forschungsprojekten. Es handelte sich um Mittel, die eigentlich zur Behandlung des kranken Gehirns erforscht worden waren – sogenannte Psychopharmaka.

Rimonabant ist ein Psychopharmakon, das ursprünglich zur Raucherentwöhnung entwickelt worden war. Im Verlauf der klinischen Untersuchungen an Probanden stellten die Forscher fest, dass Testpatienten, die das Präparat nahmen, an Gewicht verloren. In der Analyse stellte sich heraus, dass das Medikament eine Brain-Pull-Überaktivität unterstützt. Unter Einfluss des Präparats gelingt es dem Brain-Pull, mehr Energie aus den Körperreserven zu mobilisieren und so den Einfluss des Body-Pulls zurückzudrängen. Dieser Effekt machte Rimonabant zu einem heißen Kandidaten für das lange gesuchte Abnehmwundermittel, und es wurde zugelassen.

Doch wie wir gesehen haben, sind die Vorgänge, mit denen Gehirn und Körper ihre Energieversorgung regulieren, komplex, und jeder Eingriff hat Folgen. Schauen wir uns das genauer an: Das Stresssystem strebt immer wieder zurück in seine Ruhelage. Kurzfristig ist Kortisol das alleinige Hormon, das die Rückstellung bewirken soll.

Es gibt darüber hinaus aber noch einen zweiten Rückstellungsmechanismus, bei dem ein helfender Partner dem Kortisol bei seiner Arbeit zur Seite steht. Dabei handelt es sich um den langfristigen Reset des Stresssystems, der besonders bei chronischem Stress und bei immer wiederkehrendem Stress lindernd wirkt. In diesem Prozess spielen die sogenannten Endocannabinoide – körpereigene, cannabisähnliche Neurobotenstoffe – als

Partner des Kortisols eine entscheidende Rolle. Diese Neurobotenstoffe wirken sehr beruhigend und entspannend. Genau an dieser Stelle greift Rimonabant ein: Es blockt die langfristige Reset-Funktion des Stresssystems, sprich des Brain-Pulls, und verhindert damit die ruhigstellende Anpassung an Dauerstress oder wiederkehrenden Akut-Stress. So bleiben das Stresssystem und damit der Brain-Pull anhaltend überaktiv. Das Medikament bewirkt also eine ständig erhöhte Energieanforderung des Gehirns aus dem Körper. Die Patienten wurden schlanker, standen aber Tag und Nacht »unter Strom«. Schlafstörungen waren noch der geringste unerwünschte Effekt. Schlimmer: Patienten, die Rimonabant einnahmen, konnten sich von emotional verknüpften Erinnerungen überhaupt nicht mehr lösen oder distanzieren. Problematisch waren vor allem stress- und angstbesetzte Erlebnisse, die nicht mehr verarbeitet werden konnten. Eine gesunde Psyche kann solche Erlebnisse bearbeiten, einordnen und ablegen, um wieder zu einem ausgeglichenen Zustand zurückzukehren. Doch unter Einnahme des Präparates führten Stressreaktionen und Ängste zu einem enormen Leidensdruck der Patienten. Als sich schwere Depressionen bis hin zu Selbsttötungen häuften, wurde das Präparat vom Markt genommen.

Ein weiteres Psychopharmakon, das Adipositas-Forscher zunächst begeisterte, war Topiramat. Ursprünglich war es zur Behandlung von Epilepsie (Krampfleiden) entwickelt worden und wird auch heute noch bei dieser Indikation zur Behandlung eingesetzt. Dann stellte man fest, dass Menschen, die Topiramat nahmen, auch an Gewicht verloren. Die Nebenwirkung wurde zur neuen Behandlungsstrategie erklärt – das Antiepileptikum sollte sich als Abnehmpille beweisen. Doch auch in diesem Fall kam es zu Komplikationen, die in keinem Verhältnis zum erwünschten Abnehmeffekt standen. Topiramat nahm so massive Einsparungen im Hirn-Energiehaushalt vor, dass es zu schweren kognitiven Störungen kam. Kognition bezeichnet die Fähigkeit des Gehirns, Informationen aufzunehmen, zu erkennen und zu verarbeiten. Die Testpatienten konnten sich kaum noch etwas merken, die Gedächtnisleistungen ließen dramatisch nach. Außerdem waren sie schläfrig und hatten Schwierigkeiten, sich zu konzentrieren. Die Persönlichkeit der Testpatienten, die das Medikament einnahmen, war nicht mehr die gleiche wie zuvor. Im Januar 2008 schlug die US-amerikanische Food and Drug Administration Alarm. Diese wichtigste Arzneimittelzulassungsbehörde der USA warnte vor allem vor dem Auftreten von Suizidgedanken unter der Behandlung mit Topiramat. Das Medikament wurde als Abnehmmedikament gar nicht erst zugelassen. Heute weiß man, dass Patienten mit Topiramat ein dreifaches Risiko haben, eine Depression zu entwickeln. Im Jahr 2010 wurde ein zweiter Antrag auf Zulassung von Topiramat als Abnehmmedikament gestellt. Auch dieser wurde zurückgewiesen.

Kann es überhaupt so eine Wunderpille geben, die das Abnehmen zum Kinderspiel macht? Die hier aufgeführten Fälle sind krasse Beispiele für das Scheitern der Pharmazie. Und die Liste der Substanzen, von denen man sich viel erhoffte und die dennoch enttäuschten, ist noch lange nicht zu Ende. Diese Ernüchterung gilt indes nicht nur für Medikamente. Abnehmprogramme – egal ob diätetisch, chirurgisch oder medikamentös – gehören zu den »Kuren«, die mehr Schaden als Nutzen bringen, weil sie die komplexe *Selbstregulation* des menschlichen Organismus ignorieren. Derartige Eingriffe stellen das Gehirn lediglich vor neue Probleme. Denn durch seine große Wandlungsfähigkeit schützt sich das überforderte Gehirn vor Depression, indem es auf Verhaltensweisen wie viel essen, Süßes essen, wach sein, Körperschonung und die Suche nach neuen Versorgungsstrategien ausweicht. Berauben wir das Gehirn dieser Möglichkeiten des Handelns, stürzen wir es unweigerlich in eine noch größere Krise.

Kehren wir noch einmal zu Dante zurück, in jene mittelalterliche Welt, die Übergewicht mit der Todsünde der Völlerei gleichsetzte und dicke Menschen des »hedonistischen«, also auf reinen Lustgewinn abzielenden Verhaltens bezichtigte. Die damit einhergehenden Schuldzuweisungen leben bis heute in verschiedenen Abwandlungen fort – vom Diktat der Schlankheitsideale bis hin zur Spottlust übergewichtigen Menschen gegenüber. Das allein ist schlimm genug. Noch beunruhigender ist aber, dass sich die alte Anklage neuerdings auch im Gewand einer modernen neurobiologischen Forschungsrichtung zeigt.

Nach der Entdeckung des Leptins in den 1990er Jahren war immer klarer geworden, dass Jean Mayers theoretischer Grundgedanke von der Nahrungsaufnahme, die »homöostatisch« vom Energiefüllstand im Körper reguliert wird, durch die vorhandenen experimentellen Daten nicht hinreichend erklärt werden konnte. Um einen drohenden Erklärungsnotstand im Keim zu ersticken, kam das alte hedonistische Prinzip gerade recht. Das hatten Physiologen eigentlich bereits in den 1950er Jahren verworfen, und auch Mayer war angetreten, um dieses Gespenst zu verjagen. Jetzt aber feiert der Gedanke, dass übergewichtige Menschen aus purer Lust am Essen immer dicker werden, eine wissenschaftliche Wiederauferstehung. Schließlich liefert diese Vorstellung eine simple Erklärung dafür, warum Menschen mit Übergewicht trotz ihrer vollen Fettspeicher essen und Diabeteskranke trotz ihres hohen Blutzuckers das Gleiche tun – sie sind schlicht Saboteure. Sie unterminieren durch ihre »Fresslust« das homöostatische System der Nahrungsregulierung. Dass es sich beim »hedonisch« angetriebenen Appetit eigentlich nur um eine unzureichende wissenschaftliche Hilfsannahme handelt, wird allein schon dadurch deutlich, dass sie keine plausible Erklärung von experimentellen Daten wie jenen von Marie Krieger zu geben vermag. Trotzdem hat dieses jahrhundertealte Erklärungsmodell offenkundig nichts von seiner Verführungskraft eingebüßt. Es teilt die Welt noch immer in Gerechte und Sünder – in diesem Fall in Schlanke und Übergewichtige oder in Patienten mit Gewichtsproblemen und Experten, die ihnen erklären, mit welcher Methode sie sich am besten von ihrem Ballast befreien. Die Instanzen, die dieses Prinzip von Gut und

Böse stützen, sind heute so mächtig wie einst. Im Mittelalter war es die Kirche, heute wird im Namen der Forschung geurteilt: zum Beispiel mit dem Versuch, die Lust am Essen mit dem Nachweis überaktiver »hedonic hot spots« im Gehirn zu belegen. In einer kürzlich erschienenen Publikation zur Entstehung von Übergewicht stellte ein Forscherteam der psychologischen Abteilung der University of Michigan sogar die wissenschaftliche These auf, dass das Gehirn nach Essen verlangt, weil es in Versuchung geführt wird (»the tempted brain eats«).

Veröffentlichungen wie diese machen deutlich, was uns bis heute fehlt: ein tieferes Verständnis für die Erkenntnis, dass unsere äußere Erscheinung Ausdruck unserer zerebral-metabolischen und emotionalen (Stresssystem-)Homöostase ist. Wer schlank ist, hat Glück. Wer übergewichtig ist, leidet an einer Störung der Energiebeschaffung seines Gehirns. Diese wichtige Erkenntnis befreit alle übergewichtigen Menschen von zugewiesener und gefühlter Schuld!

Und wer sich selbst als zu dick empfindet, dem fällt es schwer, sein Neutralgewicht zu akzeptieren. Dann entsteht der Wunsch abzunehmen, eine Sehnsucht nach Verwandlung – in ein jüngeres, schlankeres Selbst. Wir wissen, dass Diäten uns Verzicht und Disziplin abverlangen und dass ihr Scheitern unsere Stimmung und Zuversicht trüben wird. Doch der wahre Preis ist viel höher. Denn das metabolische und das emotionale System unseres Körpers sind so miteinander verwoben, so komplex und anpassungsfähig, dass der Eingriff an einer Stelle in etwa so wirkt, als wolle man einen laufenden Motor zum Stillstand bringen, indem man einen Schraubenschlüssel hineinwirft. Der erwünschte Effekt wird zwar eintreten, aber das Risiko, von umherfliegenden Teilen verletzt zu werden, ist extrem hoch, und die Maßnahme führt mit großer Wahrscheinlichkeit zu schwerwiegenden Folgen für die Funktionsfähigkeit des Motors.

Was aber sind die Alternativen? Stellen wir uns für einen Augenblick die Situation eines Menschen, der unter seinem Übergewicht leidet, als ein Labyrinth vor, dem er unbedingt entkommen möchte. Er folgt unzähligen Wegen, nur um festzustellen, dass sie in die Irre führen und ihn am Ende wieder zum Ausgangspunkt zurückbringen – jedes Mal noch resignierter. Wie bei jedem Irrgarten gibt es nur einen Weg, der hinausführt. Um ihn zu finden und beschreiten zu können, braucht man einen Verbündeten. Statt unseren Brain-Pull zu überlasten oder gar zu überlisten, wäre es hilfreich, zunächst die Gründe für seine Schwächung aufzudecken, sie dann aus unserem Leben zu verbannen oder zu lernen, besser mit ihnen umzugehen. Das Ziel wäre eine Stärkung des Brain-Pulls, und das würde auch bedeuten, dass der Körper zu einem neuen, leichteren Neutralgewicht findet. Die Suche nach dem verlorenen Gleichgewicht ist aber kein leichtes Unterfangen, und ihr Ausgang ist ungewiss. Abnehmgarantien gibt es nicht. Einfach schlank zu werden und zu bleiben ist ein Versprechen, das sich nicht halten lässt. Es ist an der Zeit, diese schmerzliche Wahrheit zu akzeptieren.

Und wir müssen uns aufmachen, die wahren Gründe für Übergewicht aufzuspüren. Dazu erfahren wir mehr im nun folgenden dritten Teil dieses Buches. Wenn wir aber die wahren Ursachen nicht kurieren oder kurieren können, dann ist es sicher besser, mit den Einschränkungen eines erhöhten Neutralgewichts zu leben, als die Brechstange anzusetzen. Der Dichter Marcel Proust, der in einer Medizinerfamilie groß geworden ist, hat das Dilemma bereits vor über hundert Jahren treffend formuliert: »Es gibt Leiden, von denen man die Menschen nicht heilen soll, weil sie der einzige Schutz gegen weit ernstere sind.«

TEIL III

Die wahren Ursachen von Übergewicht und Diabetes – Vorbeugung und Auswege

Das defekte Gedächtnis-Gen

Es käme wohl niemand auf die Idee, einem Gärtner vorzuwerfen, dass er zum Gießen der Blumen in Zeiten langanhaltender Trockenheit mehr Wasser verbraucht als in einem regenreichen Jahr. Ebenso wäre es unsinnig, während einer klirrend kalten Frostperiode einen Heizungsmonteur zu bestellen, damit er das Problem der Mehrkosten durch die auf Hochtouren laufende Heizungsanlage in den Griff bekommt. In beiden Fällen ist offensichtlich, dass der Mehrbedarf an Wasser beziehungsweise Heizenergie besonderen Umständen geschuldet ist. Während dies niemand bestreiten wird, scheitern wir als Gesellschaft an einer im Grunde einfachen Transferleistung: Die Vorstellung, dass sich auch Menschen in so einer angespannten, krisenhaften Situation befinden könnten, weil es in ihrem Energiestoffwechsel zu Versorgungsengpässen kommt, erscheint uns abwegig. Ihnen machen wir Vorwürfe, ihnen erteilen wir Ratschläge wie: »Wer Übergewicht hat, sollte eben weniger essen!« Sätze wie diese sind schnell gesagt, sie setzen sich in unseren Köpfen fest und prägen unseren Blick auf Übergewichtige. Eine Revision dieser Sichtweise zu erwirken ist erfahrungsgemäß schwierig. Dennoch sollte genau dies unser Ziel sein: den Fall »Übergewicht und seine Ursachen« wieder aufzurollen, alle Beweismittel auf den Tisch zu legen, genau zu betrachten und neu zu bewerten.

Im Eingangskapitel habe ich die Frage aufgeworfen, woran es liegen könnte, dass die Menschen immer dicker werden. Inzwischen wissen wir, dass sich Übergewichtige tatsächlich in einer »inneren« Krise befinden – sie leiden an einer Energieverteilungsstörung. Während ihr Gehirn in normalem

Maß mit Energie versorgt wird, herrscht in ihrem Körper ein Energieüberschuss. Wir haben außerdem erfahren, dass dieser Energieverteilungsstörung eine Brain-Pull-Inkompetenz zugrunde liegt, und zwar ausnahmslos. Wer also behauptet, dass Übergewicht lediglich eine Folge übermäßiger Nahrungsaufnahme sei, ignoriert die wahren Ursachen und liefert keine Antwort auf die Frage, warum die Energie im menschlichen Organismus so ungleich auf Gehirn und Körper verteilt wird. Wenn sich ein Mensch mit Übergewicht dazu entschließt, weniger zu essen, um abzunehmen, versucht er ein Symptom zu beseitigen, ohne die Ursache zu berücksichtigen. Bei einer Brain-Pull-Inkompetenz kann unser Stresssystem entweder nicht zurück in seine Ruhelage, oder seine Ruhelage hat sich verschoben. Das heißt: Ein inkompetenter Brain-Pull zeigt uns an, dass wir Schwierigkeiten haben, unser Stresssystem ins Gleichgewicht zu bringen und so in unseren Wohlfühlbereich zurückzukehren. Wenn wir dies als eigentliche Ursache für Übergewicht erkennen, wird sich die Fragestellung automatisch verändern: Denn es geht nicht darum, was ein übergewichtiger Mensch tun kann, um abzunehmen. Wir müssen uns vielmehr fragen, was wir tun können, damit unser Stresssystem wieder in seine stabile Ruhelage kommt und wir so wieder in unseren Wohlfühlbereich zurückfinden. Dann und nur dann besteht die Aussicht, dass unser Gehirn eine energetische Balance erreicht, in der es nicht als Notlösung darauf angewiesen ist, immer mehr zu essen.

Wenn ein Computer streikt, gibt es drei mögliche Ursachenfelder: Hardware-Defekte, Softwarefehler – oder Falschsignale, wie etwa Computerviren. Da unser Gehirn gewisse Ähnlichkeiten mit großen Rechenmaschinen aufweist, lassen sich die Ursachen von Brain-Pull-Inkompetenzen nach dem gleichen anschaulichen Prinzip einteilen. Zunächst betrachten wir in diesem Kapitel, was passiert, wenn nicht die Programmierung (Software) des Gehirns fehlerhaft ist, sondern die Festplatte (Hardware), also das Gehirn selbst, Beschädigungen aufweist. Auf Software-Defekte oder gar Falschsignale, welche die Programme des Gehirns ebenfalls erheblich beeinträchtigen können, werde ich in den nächsten Kapiteln noch zu sprechen kommen.

Petr Subotic ist ein Mann von 25 Jahren. Mit 17 war er schlank und durchtrainiert, ein Handballspieler mit Potential zum Profi. Heute kommt ihm dieses frühere Ich unwirklich vor. Nach einem Motorradunfall hat sich sein Körper in einem Maße gewandelt, für das ihm jede Vorstellungskraft fehlte. Heute ist Subotic stark übergewichtig. Gehen fällt ihm schwer, und Treppensteigen ist eine Anstrengung, die ihm Pausen zwischen den Stockwerken abverlangt. Dabei schien es, als könne Petr Subotic wieder an sein Leben vor dem Unfall anknüpfen. Denn er behielt keine offensichtlichen Schäden zurück. Schon bald musste er jedoch feststellen, dass sich seine sportliche Leistungsfähigkeit nicht wieder einstellte. Er nahm stetig an Gewicht zu, ermüdete schnell, war oft unkonzentriert, reizbar und verfiel immer öfter in depressive Stimmungen. Bald musste er das Training ganz aufgeben, weil er die Anforderungen nicht mehr erfüllen konnte. Die Ärzte, die ihn bisher behandelten, vermuteten einen genetischen Defekt als Ursache – bis die serbische Wissenschaftlerin Vera Popovic in der endokrinologischen Klinik der Universität Belgrad auf seinen Fall aufmerksam wurde. Sie fragte ihn, ob er bereit wäre, an ihrer Studie zum Körperstoffwechsel teilzunehmen. Subotic willigte ein.

Die Endokrinologin analysierte seine Blutwerte, um den Hormonhaushalt zu bestimmen. Dabei kontrollierte sie insbesondere die Konzentration des Wachstumshormons HGH (Human Growth Hormone). Dieser Botenstoff ist für das Längenwachstum bei Kindern und Jugendlichen essentiell. Er lässt Knochen wachsen, spielt aber auch beim Muskelaufbau und Fettabbau eine entscheidende Rolle. Wachstumshormone sind mit dafür verantwortlich, dass es jungen Menschen leichtfällt, Muskeln aufzubauen, und älteren schwer, Fett abzubauen. Die Arbeit des HGH endet nämlich nicht mit der Einstellung des

Längenwachstums. Auch im Körper erwachsener Menschen erfüllt das Hormon substantielle Aufgaben: HGH ist eine wichtige Abteilung im Energiebeschaffungsministerium des Gehirns. Wie wir wissen, ist eigentlich das sympathische Nervensystem dafür zuständig, Energiereserven aus den Körperdepots anzufordern. Doch das gilt nur in wachem Zustand. Im Tiefschlaf ist das Stresssystem lahmgelegt – aus praktischen Gründen: Stressantworten sind mit der normalen Schlafarchitektur unvereinbar, gesunder Schlaf und Stress schließen einander aus. Um trotzdem die Energieversorgung des schlafenden Gehirns zu sichern, kann der Brain-Pull nachts auf das HGH zugreifen. Die Wachstumshormone werden dabei vor allem in der ersten Nachthälfte ausgeschüttet. In dieser Schlafphase wächst der kindliche Körper, der erwachsene wird repariert oder umgebaut: Wundheilung, Zellerneuerung, Muskelaufbau und Fettabbau finden im Wesentlichen in den Nachtschichten des HGH statt. Der Körper wird im Schlaf also zu einer Großbaustelle. Bei diesen Arbeiten entsteht ein hoher Energiebedarf. Da wir im Schlaf nichts essen können, muss die Energie zu hundert Prozent aus den Körperdepots kommen. Genau dafür sorgt das HGH. Und es stellt sicher, dass nicht nur für die Reparaturmaßnahmen, sondern auch für das schlafende Gehirn, das gerade in dieser Phase Gedächtnis bildet, ausreichend Energie zur Verfügung steht. Man ahnt, welche Auswirkungen die Störungen des Systems auf den Körper, seine Gesundheit und Vitalität haben können.

Im Fall von Petr Subotic schien eben dieses System aus dem Ruder gelaufen zu sein, seine HGH-Werte waren deutlich zu niedrig. Der Befund erhärtete Vera Popovics Vermutung, dass die starke Gewichtszunahme auch die Folge eines Hirndefekts sein könnte. Bei seinem Motorradunfall sechs Jahre zuvor hatte sich der ehemalige Handballspieler ein Schädelhirntrauma zugezogen. Beim Abgleich mit weiteren Krankenakten war Popovic aufgefallen, dass es einen Zusammenhang geben könnte zwischen einer Schädelverletzung und der Adipositas, die Patienten wie Subotic auffallend häufig nach einem Schädelhirntrauma entwickeln.

Wenn sich Popovics Verdacht weiter erhärten ließ, hieße das: Sogar Gehirnverletzungen, die ansonsten keine medizinisch auffälligen Spätfolgen zeigen, beinträchtigen die Regulation des Körperstoffwechsels so nachhaltig, dass sie zu starkem Übergewicht führen. Bildhaft gesprochen könnte es sich bei solchen Hirnverletzungen um Hardware-Defekte handeln.

In Tierversuchen konnte bereits erwiesen werden, dass eine Hirnschädigung ursächlich zu Übergewicht führt. Im Zentrum der Untersuchungen standen dabei verschiedene Hirnregionen, in denen Schädigungen den Energiehaushalt aus dem Gleichgewicht bringen: der VMH (der ventromediale Hypothalamus) und die Amygdala (Mandelkern). In diesen neuronalen Netzwerken überwacht unser Gehirn den Stoffwechsel, hier wird der Brain-Pull eingestellt, aktiviert und kontrolliert. Mäuse, bei denen der VMH durch einen Eingriff zerstört wurde, entwickelten extremes Übergewicht. Ihr Insulin ist sehr hoch, und sie neigen zu gefährlicher Unterzuckerung, wie wir sie bei Menschen mit Diabetes kennen, die sich zu viel Insulin spritzen. Ein ähnliches Bild ergibt sich bei Tierexperimenten, die zu einem Ausfall der Amygdala führen. Schädigungen in diesen Hirnregionen stürzen den Körper in eine Energieverteilungskrise, aus der es kein Entrinnen gibt.

Was dabei genau passiert, können wir mit der »Ampelschaltung« im Gehirn verdeutlichen, von der ich bereits im Einleitungskapitel gesprochen habe. Das Modell zeigt, dass der Zucker im Blut auf zwei verschiedene Straßen geleitet werden kann: ins Gehirn, um dort verbrannt zu werden, oder als Energiereserve in die Fettdepots. Fordert das Gehirn Energie an, werden die Körperdepots geschlossen – hier steht die Ampel dann auf Rot. Signalisiert das Gehirn hingegen, dass sein Energiebedarf gedeckt ist, schaltet die Ampel um und gibt grünes Licht für den Weg in die Depots. Verfügbare Energie kann jetzt im Fettgewebe gespeichert werden.

Das geschieht so lange, bis die Ausschüttung des Verteilungshormons Leptin dem Ampelrechner das Signal gibt, dass die Fettdepots aufgefüllt sind. Jetzt kann das Gehirn neue Energie aus dem Körper anfordern. Leptin begünstigt also die Ampelphase »Grün Richtung Gehirn« – »Rot Richtung Fettdepot«. Der Ort, an dem diese Botschaften (Energiefüllstand des Gehirns und Füllstand des Fettgewebes) zusammenlaufen und koordiniert werden, ist der VMH. Hier wird die Ampelschaltung den jeweiligen Bedürfnissen im menschlichen Organismus angepasst, damit die Energie jeweils dorthin fließt, wo sie benötigt wird. Ein Hardware-Defekt kann das ganze System zusammenbrechen lassen. Das belegen die Manipulationen an Mäusegehirnen. Und hierin liegt auch eine mögliche Erklärung für das plötzliche Auftreten von Adipositas nach Hirnverletzungen oder verdrängenden Hirntumoren. Tragischerweise sind dies Defekte, die sich nicht beheben lassen. Der Ausfall des VMH oder der Amygdala kann weder vom Gehirn kompensiert noch medizinisch behandelt werden.

Das Energieverteilungssystem des Gehirns ist aber nicht nur bei Hirnverletzungen gefährdet, es ist auch anfällig für andere Störungen. Bildlich gesprochen reicht ein durchtrenntes Kabel aus, um das System lahmzulegen. Unterbindet man zum Beispiel bei Mäusen im Tierversuch lediglich die Leptin-Signalkette, werden sie schnell übergewichtig. Das Leptin wird in diesem Fall zwar noch im Fettgewebe gebildet, aber die Botschaft kommt im VMH nie an. Die Ampelschaltung reagiert so, als wäre der Füllstand im Fettgewebe auf 0, und stellt die Ampel zu den Depots deshalb die meiste Zeit auf Grün. Das hat schwerwiegende Folgen. Da die Speicher jetzt überwiegend offen sind, kommt es zu einer extremen Gewichtszunahme. Aber nicht nur das: Während in den Körper übermäßig viel Energie gepumpt wird, ist das Gehirn in seiner Versorgung aufs Kritischste bedroht. Denn die Ampel, die den Energiefluss regelt, steht in Richtung Gehirn irrtümlicherweise auf Rot. Und nun passiert etwas, das in der Natur nur sehr selten vorkommt:

Der genetische Leptin-Defekt führt zu einer derart ausgeprägten Störung, dass das Energiekonto im Gehirn gerade noch im Plus gehalten werden kann. Würde es in ein Minus rutschen und seinen sehr schmalen Dispokredit überziehen, würden seine Nervenzellverbände der Reihe nach zugrunde gehen. Das Energiekonto ausgeglichen zu halten ist für das Gehirn aber nur noch möglich, indem es seine Ausgaben drastisch reduziert. Mit anderen Worten: Es muss seinen Energieverbrauch drosseln. Diese Einsparungen führen dazu, dass die Größenentwicklung des Gehirns unterdurchschnittlich verläuft. Die Messungen zeigen, dass das Hirnwachstum bei den übergewichtigen Mäusen mit der unterbrochenen Leptin-Signalkette deutlich zurückbleibt (ihre Gehirne wogen 25 Prozent weniger als normal). Marie Krieger hatte bei der Obduktion verhungerter Soldaten festgestellt, dass deren Gehirne bis zum Eintritt des Todes den ausgemergelten Körpern noch die letzten Energiereserven abverlangt hatten, um nicht schrumpfen zu müssen. Die genetisch bedingte Leptin-Störung stellt das Energieverteilungsproblem auf den Kopf. Obwohl massenhaft Energie im Körper vorhanden ist, hat das Gehirn kaum mehr Zugriff darauf. Es kann in dieser Situation nur noch an sich selbst sparen, wenn es nicht untergehen will.

Beim Menschen sind – allerdings sehr seltene – Fälle von angeborenem Leptinmangel bekannt. Auch hier ist ein Hardware-Defekt (in diesem Fall eine genetische Fehlentwicklung) die Ursache. Suleiya ist ein neunjähriges pakistanisches Mädchen. Sie wiegt 94 Kilogramm bei einer Köpergröße von 140 cm. Auf Anraten der Ärzte versuchten ihre Eltern zunächst, die Nahrungsaufnahme des Kindes zu kontrollieren, um das Gewicht zu reduzieren. Diese Kontrolle führte bei dem Mädchen zu entzugsartigen Symptomen: Suleiya wurde nervös, zitterig und aggressiv. Dieser Zustand wurde immer schlimmer und hörte erst auf, als sie wieder essen durfte. Damals wusste man allerdings noch nicht, dass Leptinmangel eine mögliche Ursache für Übergewicht ist. Für Suleiya war die Diagnosestellung ein Glücksfall.

Ihr konnte geholfen werden: Seit ihrem Körper das Hormon einmal täglich mit der Spritze zugeführt wird, arbeitet ihr Energieverteilungssystem wieder normal.

Ein ähnliches klinisches Bild zeigt der Fall von Kevin, einem siebenjährigen Jungen aus England, der 50 Kilogramm wiegt (normal wären in diesem Alter 20 bis 30 Kilogramm). Kevin leidet an einer TrKB-Mutation, einem seltenen Gedächtnis-Gen-Defekt. Dieser bewirkt, dass die Signalverarbeitungen im VMH, der Amygdala und dem Hippocampus massiv gestört sind (gestörter Brain-Pull). Da in diesem Teil des Gehirns aber auch Erinnerungen und Merkfähigkeit verarbeitet werden, hat Kevin hier ebenfalls Defizite. Auffällig ist, dass er nicht in der Lage ist, einen soeben gehörten Namen wenige Momente später wieder zu erinnern. Die Folgen der Gehirnstörung zeigen sich hier also in der gesamten Breite: von kognitiven Defiziten bis zur Gewichtszunahme, verursacht durch eine fehlerhafte Signalverarbeitung in der Energieverwaltung des Gehirns.

Durchblutungsstörungen im Gehirn

Auch schwere Schädigungen des Gehirns, die durch Mangeldurchblutung oder Durchblutungsausfall – wie zum Beispiel bei einer Arterienverkalkung der Hirngefäße – entstehen, ähneln den Hardware-Defekten eines Computers. Permanente Durchblutungsstörungen können den Brain-Pull durch Dauerüberlastung schädigen und damit schwächen. Tierexperimentelle Studien, in denen eine Mangeldurchblutung künstlich herbeigeführt wird, zeigen, wie sich ein solcher Eingriff auf den Brain-Pull und damit auf den Stoffwechsel im gesamten Körper auswirkt. Das schlecht versorgte Gehirn fordert zunächst Energienachschub und aktiviert massiv sein Stresssystem. Das führt in den Versuchen zu einer starken Hemmung der Insulinausschüttung; der Blutzucker steigt, und das Hirn wird mit glukosereicherem Blut versorgt. Dies alles ist das Werk des Brain-Pulls. Bei der Mangeldurchblutung wendet das Gehirn damit genau die gleiche Versorgungsstrategie an, wie wir sie schon bei den »Examenskandidaten« des Trier-Social-Stress-Tests im zweiten Kapitel kennengelernt haben. Der Brain-Pull drosselt in beiden Fällen die Insulinausschüttung.

Was passiert aber, wenn der Durchblutungsengpass dauerhaft anhält, so wie es bei verkalkten Hirngefäßen der Fall ist, oder wenn die Gefäße durch ein Blutgerinnsel verstopft sind? Wie bei der Feder einer Waage, die durch eine Dauerlast irgendwann nachgibt und ausleiert, so nimmt auch der Brain-Pull durch eine derartige allostatische Last Schaden und wird letztlich inkompetent. Der Mensch, der von solchen Problemen betroffen ist, wird mehr essen müssen, um sein mangelhaft durchströmtes Gehirn wenigstens einigermaßen mit glukosereicherem Blut zu versorgen. Ein schlechter Energiefluss kann nämlich durch eine höhere Energiekonzentration im Blut ausgeglichen werden. Eine solche Erhöhung des Blutzuckers, wie sie auch bei vielen Patienten mit akuter zerebraler Mangeldurchblutung im Rahmen eines Schlaganfalls zu beobachten ist, stellt allerdings nur eine Notlösung des Gehirns dar. Hoher Blutzucker nach einem Schlaganfall ist ein Paradebeispiel »allostatischer« Regulation. Das heißt, mit dem höheren Blutzuckerlevel hat sich ein neues Gleichgewicht eingestellt, das zwar nicht gut ist, aber unter den gegebenen Umständen das Beste.

Aber kommen wir noch einmal auf die Labormäuse zurück, die wegen der Unterbrechung in der Leptin-Signalkette eine Störung der Hirnentwicklung aufwiesen. In ihrem Fall würde eine vermehrte Nahrungsaufnahme allein nicht zur vollständigen Lösung des Problems führen. Dafür ist der Defekt zu gravierend. Das Mäuse-Experiment zeigt in seiner ganzen Klarheit, was passiert, wenn der Ampelschalter im Gehirn einen Totalausfall hat: Eine schwere Verteilungsstörung innerhalb des Organismus ist die unausweichliche Folge. Die Tiere können diese nahezu ausweglose Situation nur überleben, wenn sie als Notlösung einerseits kompensatorisch ihre Nahrungsaufnahme steigern und andererseits im Gehirn Energie einsparen. Ihr Übergewicht ist somit eine Folge der angeborenen Störung und nicht die Ursache für die Entwicklungsdefizite im Mäusegehirn. Diese genetische Erkrankung stellt jedoch einen extremen Sonderfall dar, der zwar auch beim Menschen in Einzelfällen vorkommt, aber so selten ist, dass er für die Entstehung von Übergewicht als Massenerkrankung überhaupt keine Rolle spielt.

Vor diesem Hintergrund zu den Ursachen und Folgen von Gehirnschädigungen verwundert es, dass neue Forschungsergebnisse eine sehr befremdliche These aufkommen lassen: die Vermutung, dass nämlich vermehrte Nahrungsaufnahme nicht nur übergewichtig, sondern auch dumm mache. So berichtete ein US-amerikanisches Forscherteam kürzlich, dass bei Studienteilnehmern mit einem Altersdurchschnitt von siebzig Jahren eine Verbindung zwischen Übergewicht und Hirnmassenverlusten bestünde. Die *New York Times* reagierte darauf mit der Titelschlagzeile »Being fat is bad for your brain« – »Fettsein ist schlecht für dein Gehirn«. Prompt wurde in den Medien die Besorgnis geäußert, Übergewicht könne zu einem Niedergang geistiger Fähigkeiten führen. Nachrichten wie diese tragen zwar das Etikett der Wissenschaftlichkeit, aber hier ist dennoch äußerste Vorsicht geboten: In der von der *New York Times* zitierten Studie (wie in fast allen anderen Forschungsarbeiten in diesem Zusammenhang) wurden die Probanden nur einmalig untersucht. Um aber Aussagen über Ursache und Wirkung zu machen (Verursacht Übergewicht die Hirngewebsverluste? Oder verursachen die Hirngewebsverluste das Übergewicht?), braucht man mindestens zwei Untersuchungen, die jeweils einige Jahre auseinanderliegen. Nur so kann man klären, was zuerst kommt und was folgt. Die mit der Zeitungsschlagzeile implizierte Schlussfolgerung schießt also über das Ziel hinaus.

Allerdings: Während die erste Kausalität (verursacht Übergewicht die Hirngewebsverluste?) durch die vorgestellten Arbeiten nicht belegt wird, ist die zweite, nämlich dass der Untergang von Hirngewebe zu Übergewicht führt, durchaus wahrscheinlich. Aufgrund des fortgeschrittenen Alters könnten zerebrale Durchblutungsstörungen für die beobachteten Veränderungen im Gehirn verantwortlich gewesen sein. Wie wir an den in diesem Kapitel bereits beschriebenen experimentellen Befunden gesehen haben, führt eine Mangeldurchblutung des Gehirns (in diesem Fall eine altersbedingte) dazu, dass der Brain-Pull zunächst überaktiviert und auf Dauer überlastet wird; was wiederum oft eine Schädigung und Schwächung des Brain-Pulls nach sich zieht. Als Notlösung wird der Body-Pull aktiviert. Genau darin kann einer der Gründe dafür liegen, dass die älteren Studienteilnehmer übergewichtig wurden.

Es ist schon frappierend, dass der Zusammenhang zwischen einer Störung im Gehirn und den Ursachen von Übergewicht von den Autoren oder Kommentatoren weder bedacht noch diskutiert wurde. Besonders fatal wäre, wenn eine solche Lesart, wie sie auch in dem Artikel der *New York Times* zutage tritt, zu einer neuen Stigmatisierung übergewichtiger Menschen führte. Denn unbestritten ist: Die Aussage, dass Übergewicht die Ursache für einen Untergang des Gehirns sei, ist derzeit nicht durch klinische Daten zu erhärten.

Belegt ist indes Folgendes: Tatsächlich lässt sich im Hirnenergie-(ATP-)Füllstand kein Unterschied zwischen übergewichtigen und normalgewichtigen Menschen aufdecken; ein Unterschied wäre allenfalls so winzig, dass er sich selbst mit den modernsten heutigen Messverfahren nicht nachweisen lässt. Die Energieversorgung des Gehirns und somit seine normale Leistungsfähigkeit bleiben demnach auch bei einer Brain-Pull-Schwäche erhalten. Die Situation ist durchaus vergleichbar mit der Reaktion der hochsensiblen Heizungsanlage im Museum: Kleinste Abweichungen in der Raumtemperatur oder im Gehirn-ATP führen in beiden Systemen zu großen und prompten Gegenmaßnahmen, um die optimale Raumtemperatur für die

Gemälde beziehungsweise die Gehirn-Energie-Homöostase zu gewährleisten.

Ein entsprechender Befund zur Gehirngröße konnte anhand neuester MRT-Studien auch bei jüngeren übergewichtigen Frauen erhoben werden, die mit Kalorienreduktionsdiäten Körpergewicht abgenommen hatten. Die Studie (alle Teilnehmerinnen wurden zweimal – vor und nach der Diät – untersucht) erbrachte zwei wichtige Erkenntnisse: Selbst längere kalorienreduzierte Diäten führen nicht dazu, dass das Gehirn schrumpft! Außerdem wurden die Gehirngrößen der übergewichtigen Frauen mit denen Normalgewichtiger verglichen. Auch hier Entwarnung: Es konnten keine Größenunterschiede festgestellt werden. Diese neuen Experimente zu Hirnenergie-Füllstand und Hirngröße machen eindrucksvoll deutlich, dass das funktionale Prinzip der Selbstversorgung des Gehirns, um sein neuronales System als Ganzes zu erhalten, außerordentlich belastbar ist. Zusammenfassend können wir also feststellen, dass übergewichtige Menschen eine vorliegende Brain-Pull-Inkompetenz kompensieren und so ihren Hirnstoffwechsel ausgeglichen halten können.

Die Fallgeschichten von Petr, Suleiya und Kevin machen eines deutlich: Für Adipositas gibt es nicht nur eine Ursache, sondern viele verschiedene. Dazu gehören Beschädigungen der neuronalen Netzwerke (Hardware-Defekte), durch die eine Signalverarbeitung im Gehirn nachhaltig behindert wird. Ihre Auswirkungen sind extrem: Das Gehirn verliert dabei die Kontrolle über die Energieverteilung im Körper. Wie entscheidend die Hirnareale VMH und Amygdala für die Energieversorgung und das Körpergewicht sind – auch dies machen die Krankengeschichten von Suleiya und Kevin anschaulich. Hier laufen alle wichtigen Informationen zusammen, hier werden sie verarbeitet, und von hier aus wird die Energieversorgung mit Hilfe der Ampelschaltung reguliert. Alles, was in dieses System eingreift, birgt das Risiko einer Störung. Genetische Defekte, Hirnverletzungen oder auch Hirntumore sind besonders krasse, aber zum Glück nur seltene Ursachen von Adipositas. Es gibt eine viel alltäglichere Bedrohung, die dieses System ebenfalls empfindlich stören kann. Eine Bedrohung, die viele Menschen kennen und täglich erleben: chronischer Stress.

Wie chronischer Stress unser Gehirn programmiert

»Es war das erste Mal, dass er in seiner neuen Universität Logis nahm, und er war so furchterfüllt, dass er auch jetzt noch jede sich bietende Gelegenheit ergriffen hätte, umzukehren und in sein früheres Leben zu entfliehen. Auch die Tatsache, dass er jahrelang auf diesen Augenblick hingearbeitet hatte, änderte daran nichts …« So beschreibt der englische Autor Philip Larkin in seinem Roman *Jill* die Ankunft des zutiefst verunsicherten Helden John Kemp in Oxford. In Larkins Buch geht es um eine entscheidende Phase auf dem Weg des Erwachsenwerdens – um den ersten Lebensabschnitt fern von zu Hause, um große Erwartungen und den daraus resultierenden Druck, um soziale Anpassung und auch um die erste Liebe.

Neue Lebensumstände stellen uns immer vor besondere Anforderungen. Wie stark der damit verbundene psychosoziale Stress bei Studenten wie John Kemp ist, untersuchte ein britisches Forscherteam. Die Studienteilnehmer waren Studenten im ersten Universitätsjahr. Die Belastungen waren für alle mehr oder weniger gleich. Doch die Art und Weise, mit dem Druck umzugehen, unterschied sich erheblich. Nach Ablauf des ersten Jahres hatten sich drei Gruppenergebnisse herausgebildet, die verschiedener nicht hätten ausfallen können. 40 Prozent der Studienteilnehmer hatten stressbedingt weniger gegessen und abgenommen. Ebenfalls 40 Prozent hatten mehr gegessen und im gleichen Zeitraum an Gewicht zugelegt. Lediglich 20 Prozent zeigten sich unbeeindruckt. Sie änderten weder ihr Essverhalten, noch nahmen sie zu. Ein Ergebnis, das den Wissenschaftlern zunächst Rätsel aufgab: Kann man stressbedingt zu- *und* abnehmen? Was ist die Erklärung dafür, dass der gleichermaßen erlebte psychosoziale Stress, bedingt durch eine neue Lebens- und Lernsituation, zu völlig gegensätzlichen Veränderungen führen kann?

Bei der genaueren Analyse zeigte sich, dass das Studienergebnis auf eine interessante Analogie zwischen chronischem Stress und depressiven Erkrankungen hindeutete. Depressionen verlaufen in zwei widersprüchlichen Symptombildern: Gewichtsverlust und Schlafstörungen sind Anzeichen einer typischen Depression. Im Labor findet man erhöhte Kortisolwerte als Zeichen eines überaktiven Stresssystems. Die dagegen als atypische Depression bezeichnete Variante zählt dementsprechend viel Essen, Gewichtszunahme, hohes Schlafbedürfnis und Meidung sozialer Kontakte zu ihren Leitsymptomen. Hier ist das Stresssystem eher unteraktiv. Beide Formen haben aber das wesentlichste Kernmerkmal einer Depression gemeinsam: schlechte Stimmung.

Die Erklärung für die paradoxen Stressreaktionen der englischen Studenten findet sich in den unterschiedlichen Strategien zur Dämpfung des Stresssystems: Bei den Probanden der Gruppe A (Wenigesser bei chronischer Stressbelastung) flacht die Stressantwort nicht ab, auch wenn der psychosoziale Stress dabei ist, chronische Züge anzunehmen. Ihr Brain-Pull arbeitet während des gesamten Studienjahres auf Hochtouren. Die Gehirnversorgung aus den Depots des Körpers funktioniert so gut, dass sogar die Nahrungsaufnahme reduziert werden kann. Diese Studenten stehen innerlich unter Strom. Sie sind hellwach, konzentriert, arbeiten viel – spüren aber auch die allostatische Last des Bombardements der Stresshormone. Die Umstellungen und Belastungen des ersten Studienjahres werden von ihnen zwar als anstrengend und kraftraubend empfunden. Doch das permanent auf Hochtouren arbeitende Stresssystem ermöglicht es ihnen, immer wieder neue Energie aufzubringen, obwohl sie gleichzeitig an Körpermasse verlieren.

Die Teilnehmer der Gruppe B (Vielesser bei chronischer Stressbelastung) hingegen haben sich der neuen Situation angepasst, obwohl der Leistungs- und Orientierungsdruck genauso stark auf ihnen lastet. Die Kurve ihrer Stressantwort hat sich in den ersten zwölf Monaten des Studentenlebens deutlich abgeflacht. Verantwortlich dafür ist das Cannabinoid-System, das in dieser Gruppe offenbar stärker wirkt. Es dämpft langfristig über die Ausschüttung von körpereigenen Beruhigungsstoffen das Stresssystem und somit auch dessen Brain-Pull-Funktion. Diese Studenten sind genauso engagiert bei der Sache. Sie sind ebenfalls in der Lage, intensiv zu arbeiten und zu lernen. Doch sie lassen es zumindest innerlich etwas ruhiger angehen. Um dennoch den Ansprüchen des Unterrichtsstoffs zu genügen und die Prüfungen bestehen zu können, benötigt ihr Gehirn mehr Energie, als der Brain-Pull unter dem Einfluss des gedämpften Stresssystems bereitstellen kann. Das Energieplus muss also von außen zugeführt werden, um die vielfältigen Lernaufgaben zu bewältigen. Dabei kommt es aber immer wieder zu Überversorgungen – wohin mit dem Überschuss? Der wird einfach abgespeichert. Dementsprechend legen die Studenten dieser Gruppe im ersten Studienjahr an Gewicht zu.

Die übrigen 20 Prozent gehen offenbar mit den neuen Anforderungen anders um. Es ist denkbar, dass sich ihre Strategie zur Bewältigung der Stressbelastung zwischen A und B bewegt und ihr Gewicht deshalb unauffällig bleibt. Es kann jedoch auch sein, dass die Studenten dieser verbleibenden Gruppe die neue Situation zwar als belastend erleben, aber zum Beispiel von Freunden so gut unterstützt werden, dass sie mit der Situation tatsächlich besser umgehen können (erfolgreiche Coping-Strategien). Oder aber – und das wäre der günstigste Fall – sie sind sehr selbstbewusst und haben das Gefühl, ihre neuen Aufgaben vollständig meistern zu können und die Situation unter Kontrolle zu haben. In diesem Fall wäre das erste Studienjahr für sie definitiv *nicht* mit chronischem Stress verbunden.

Was die Forschungsarbeit noch interessanter macht, ist die Tatsache, dass die Veränderungen bei der Einstellung des Brain-

Pulls der Studienteilnehmer zukunftsweisend sind. Auch wenn Arbeitsroutine einkehrt und die Orientierungsphase abgeschlossen ist, ändert sich an der Stressbewältigungsstrategie in der Regel nichts. Die Studenten der Gruppe A werden auch in Zukunft innerlich hochtouriger laufen und tendenziell schlank bleiben. Die Gruppe B wird hingegen innerlich ruhiger sein und eher zur Gewichtszunahme neigen. In beiden Fällen hat chronischer Stress eine tiefgreifende Umprogrammierung des Energiestoffwechsels vorgenommen.

Warum man zur Gruppe A oder B gehört, ist schwer zu beantworten. Unsere Strategien und Muster, mit chronischem Stress umzugehen, hängen von vielen verschiedenen Faktoren ab. Faktoren, die in unserer Biographie liegen oder in unseren Genen und manchmal über Generationen weitervererbt werden. Aber mit diesem Aspekt von chronischem Stress werden wir uns im übernächsten Kapitel noch eingehender beschäftigen.

Bleibt die Frage: Wenn das Leben ein Wunschkonzert wäre, welcher Gruppe würde man selbst am liebsten angehören? Nehmen wir einmal die restlichen 20 Prozent aus, würden viele vielleicht zu A tendieren. Die Studenten mit dem vermeintlichen Erfolgsgen: schlank, zielstrebig, engagiert, mit einem ausgeprägt starken Brain-Pull. Die Sache hat allerdings einen Haken: Menschen mit einem derartigen Stressverarbeitungsprofil sind keine versierten Verlierer. Sie können Niederlagen nicht gut verarbeiten. Wenn ihre Bemühungen gar zu scheitern drohen, ist ihr Risiko, an einer Depression zu erkranken, besonders hoch. Typ B ist innerlich eher ruhiger. Sein Erfolg beruht auf Ausdauer und Hartnäckigkeit. Die Dämpfung seines Stresssystems macht ihn zwar etwas fülliger, schützt ihn aber auch vor Depressionen. In beiden Fällen bleiben der Druck und die Anspannung aber auf Dauer nicht folgenlos: Wer von chronischem Stress stark belastet ist, wird depressiv oder dick.

Dass der Eintritt in einen neuen Lebensabschnitt andere Anforderungen und möglicherweise auch Belastungen mit sich bringt, ist wohl für jeden nachvollziehbar. Doch chronischer

Stress kann nicht nur entstehen, wenn wir uns verändern. Im Gegenteil: In einer Situation zu verharren kann genauso belastend sein. Wie also lässt sich chronischer Stress eingrenzen und fassen? Ein Problem bei der Betrachtung von chronischem Stress als Zustand, der zu gravierenden gesundheitlichen Veränderungen führen kann, liegt bereits in der inflationären Anwendung des Begriffs selbst. Stress ist in den vergangenen Jahrzehnten zum Inbegriff all dessen geworden, was uns irritiert, frustriert und entnervt, einschließlich der vielen kleinen alltäglichen Missgeschicke, Behinderungen und Ärgernisse. Allerdings verursacht nicht jede kleine Aufregung gleich chronischen Stress. Die Stressforschung benennt fünf Gruppen von ursächlichen Stressoren, die das Stresssystem eines Menschen nicht nur akut, sondern über einen langen Zeitraum hinweg dauerhaft oder immer wiederkehrend belasten können.

1. Äußere Stressoren: Dabei kann es sich um ganz konkrete Gefahren handeln, etwa Kriege, eine unsichere politische oder wirtschaftliche Lage, eine schwere Krankheit oder eine finanzielle Notsituation. Aber auch subjektiv empfundene Gefahren können eine ähnlich starke Wirkung entfalten – wie die Angst davor, krank zu werden oder einem Verbrechen zum Opfer zu fallen. Zu den äußeren Stressoren zählt außerdem die Reizüberflutung, zum Beispiel durch Lärm. Wer an einer Autobahn oder in der Nähe eines Flughafens wohnt, spürt, wie zermürbend sich dieser Stressor über Jahre auswirkt. Ähnliche Folgen kann auch Reizarmut haben. Keine neuen Eindrücke zu erleben kann das Stresssystem massiv unter Druck setzen. Deprivation, also Reizentzug (zum Beispiel durch das Einsperren in eine lichtlose Gefängniszelle) wird von Menschenrechtskommissionen sogar als eine Form von Folter eingestuft und darf dementsprechend im deutschen Strafvollzug nicht angewendet werden.

2. Bedingungen, die zur Einschränkung eigener Bedürfnisse führen: Hier geht es um tiefe Einschnitte in das persönliche Le-

ben und Erleben, etwa durch eine Trennung vom Partner, Verlust der Eltern bei Kindern, Verlust von Kindern bei den Eltern, Verarmung, Verlust des sozialen Status durch Krankheit oder Arbeitslosigkeit. Oder man lebt mit mehreren Menschen auf zu engem Raum.

3. Leistungsstressoren: Das geflügelte Wort vom Manager-Stress hat sich in der Stressforschung nur bedingt bewahrheitet. Nicht die Führungskräfte sind in erster Linie gefährdet, chronischen Stress zu erleiden, sondern Fließbandarbeiter. Die Kombination aus hohen Leistungsanforderungen (Akkord) und geringen Kontroll- bzw. Einflussmöglichkeiten (das Fließband läuft und lässt sich vom Arbeiter nicht stoppen) wird von vielen Menschen als extrem belastend erlebt. Dementsprechend treten auch Erkrankungen wie Depressionen, Übergewicht oder Alkoholabhängigkeit, die chronischer Stress nach sich ziehen kann, in diesem Bereich der Arbeitswelt überdurchschnittlich oft auf. Ebenso können mangelnde Transparenz und ungenügende Kommunikation über Entscheidungen erhebliche Stressoren für die Belegschaft darstellen. Damit verknüpft ist oft auch die Angst um die eigene Karriere oder gar den Arbeitsplatz als zusätzlicher Stressfaktor. Zu diesem Themenkreis gehören des Weiteren Doppelbelastungen durch Beruf und Familie sowie Konflikte mit Kollegen oder Vorgesetzten (Stichwort Mobbing).

4. Soziale Stressoren: Besonders Jugendliche sind, was diese Art der Stressoren angeht, nicht selten doppelten Belastungen ausgesetzt: zum einen durch Generations- und Erziehungskonflikte mit Eltern und Lehrern, zum anderen durch Konflikte mit Gleichaltrigen, den sogenannten *peer groups*. Das Ringen um die Anerkennung in der Gruppe, das nicht selten mit Mobbing-Erfahrungen einhergeht, die Schwierigkeiten, mit der eigenen Sexualität umzugehen, all das kann sich zu einem gewaltigen Stressor auswachsen.

Besonders starke und lange anhaltende soziale Stressfaktoren finden sich vor allem innerhalb von Familien – und das betrifft alle Generationen. Wenn die Familie den Partner oder die Partnerin nicht akzeptiert, führt dies unter Umständen zu erheblichen familiären Spannungen; Gleiches gilt für die erneute Heirat eines Elternteils nach einer Scheidung. Aus diesen Situationen können Konflikte entstehen, die nur schwer, manchmal gar nicht aufzulösen sind und über Jahre oder Jahrzehnte schwelen.

Noch gravierender können sich ernsthafte Erkrankungen eines Familienmitglieds auswirken: Alkoholabhängigkeit, psychische Krankheiten wie Schizophrenie, Demenz oder Depressionen, ein langes Krebsleiden. Da Familien meistens fester gefügt und enger verbunden sind als andere Gruppen (z.B. Schulfreunde, Arbeitskollegen, Sportverein), wirkt sich eine derart schwere Erkrankung eines Mitglieds immer auch stark auf die übrigen Angehörigen aus. In der Regel können sie die Gruppe nicht verlassen (um so dem Stressor zu entgehen), weil sie emotional stark gebunden sind. In gewisser Weise erkrankt in solchen Fällen oft die ganze Familie. Auf Kleinkinder, Kinder und Jugendliche kann sich die psychische Erkrankung eines Elternteils als ein besonders schwerwiegender lebenslanger Stressor auswirken.

5. Konflikte und Ungewissheit: Auch in diesem Bereich sind junge Menschen besonders betroffen. Vage Berufsaussichten und eine unsichere Lebensplanung bergen hohes Potential für chronischen Stress, vor allem unter Umständen, die zu einer sozialen Benachteiligung führen. In diesem Zusammenhang untersuchten amerikanische Wissenschaftler einen Stressor, der bisher kaum beachtet worden war: »Food insecurity«. Unter diesem Begriff der »Ernährungs-Unsicherheit« verstehen Stressforscher eine Situation, in der sich Betroffene nicht sicher sein können, dass sie über genügend Geld oder andere Mittel verfügen, um die eigene Ernährung oder die der Familie aus-

reichend zu gewährleisten. Dabei geht es nicht allein um eine real vorhandene prekäre Situation, es reicht bereits das subjektive Empfinden, nicht genug Essen bekommen zu können. Nur ein Teil der Betroffenen leidet tatsächlich Hunger, die übrigen müssen »lediglich« einen erheblichen Mehraufwand betreiben, um ihren Bedarf an Nahrung zu decken. Die Studie wurde mit 8160 Frauen durchgeführt. Nun könnte man meinen, dass es sich um Probandinnen aus einem Krisengebiet Zentralafrikas oder Haitis handelte. Doch das Problem scheint uns gesellschaftlich viel näher zu sein: Die Testkandidatinnen stammten aus dem amerikanischen Bundesstaat Kalifornien, lebten dort allerdings wirtschaftlich an der Armutsgrenze. Also eine Personengruppe, die, auf deutsche Verhältnisse übertragen, mit Hartz-IV-Empfängern vergleichbar wäre. Die Wissenschaftler baten die Studienteilnehmerinnen, Aussagen wie: »Das Essen, das ich gekauft habe, reichte nicht aus, und ich hatte kein Geld, mehr zu kaufen ...« oder: »Ich kann mir ausgewogene Mahlzeiten nicht leisten ...« als zutreffend oder nicht zutreffend zu bewerten. Das Ergebnis der Studie war ebenso verblüffend wie dramatisch: Frauen, die unter dem Einfluss des Gefühls der »Food insecurity« stehen (ob mit oder ohne Hunger), haben ein um mehr als hundert Prozent erhöhtes Risiko, übergewichtig zu werden, als die Teilnehmerinnen der Vergleichsgruppe. Offenbar wirkt sich dauerhafte »Food insecurity« als starker Stressor auf den Brain-Pull aus und schwächt ihn in vielen Fällen über die Jahre. Allein die Sorge, es könnte Nahrungsengpässe geben, reicht möglicherweise aus, um vom Gehirn als drohende Energiekrise bewertet zu werden. Die Furcht vor zukünftigen Nahrungsengpässen kann das Gehirn also unter enormen Druck setzen, auch wenn die befürchtete Katastrophe nicht immer eintritt. Es ist nämlich – wenigstens was die Menge der Kalorien betrifft – in der Regel immer noch so viel Nahrung verfügbar, dass Menschen mit »Food insecurity« zusätzlich zu ihren anderen Problemen auch noch übergewichtig werden.

Natürlich lassen sich Stressoren nicht immer so klar lokalisieren und eingrenzen. Oft ist es für die Betroffenen sehr schwierig zu erkennen, worin genau ihre Stressoren bestehen. Wer sich jetzt also diese Liste anschaut und das Gefühl hat, in dem einen oder anderen Punkt ein eigenes Problem zu erkennen, sollte eines bedenken: All diese Stressoren *können*, aber *müssen nicht* zwangsläufig zu chronischem Stress führen. Grundsätzlich aber gilt:

Kein chronischer Stress entsteht, wenn man in der Lage ist, mit dem jeweiligen Stressor fertig zu werden, und so die Situation meistert. Menschen, denen das gelingt, bewahren ihr gutes Selbstwertgefühl und bleiben gesund, und auch ihre »Gehirn-Architektur« bleibt gesund.

Zu *erträglichem* chronischen Stress führen Stressoren bei denjenigen Menschen, die über ausreichende Coping-Strategien oder ein gutes soziales Netz verfügen, das sie trägt. Erfolgreiche Coping-Strategien können beispielsweise darin bestehen, dass man eine Trennung mit Hilfe von Tagebucheinträgen aktiv reflektiert, sich so seiner eigentlichen Bedürfnisse gewahr wird und danach handelt; mancher mag in Notsituationen auch mit Hilfe seines religiösen Glaubens Kraft und Halt finden. Diese Menschen bewahren ihr gutes Selbstwertgefühl und bleiben gesund, ihre Gehirn-Architektur intakt.

Schädlich-toxischer Stress hingegen entsteht, wenn Menschen dauerhaft mit Stressoren konfrontiert sind, denen sie nicht oder nur unzureichend mit Coping-Strategien begegnen können. Sie erliegen der allostatischen Last, der sie nun ständig ausgesetzt sind. Dadurch werden sie körperlich oder psychisch krank. Die Gehirn-Architektur bleibt nicht intakt erhalten. Bei dieser dritten Gruppe ist nun entscheidend (und das ist unabhängig von der jeweiligen Ursache, die dem chronischen Stress zugrunde liegt), wie sie auf die ständige allostatische Belastung reagieren. Das Prinzip haben wir bereits an den Gruppen A und B der Londoner Studenten klar gesehen. Die einen (Typ A) halten ihr Stresssystem hochtourig, der Brain-Pull behält seine Kompetenz: Sie essen weniger, nehmen ab, werden aber, wenn die

Last zu groß wird, depressiv. Die anderen (Typ B) passen ihr Stresssystem an die Dauerbelastung an und fahren es zurück. Durch diese Gewöhnung oder »Habituation« wird ihr Brain-Pull inkompetent: Sie essen mehr, nehmen zu und senken damit ihr Risiko, depressiv zu werden. Um es noch einmal zu betonen: Wer von chronischem Stress stark belastet ist, wird über kurz oder lang depressiv oder dick.

Die Verarbeitung von Stresserlebnissen ist – wie sollte es anders sein – ein Lernprozess, dem wir ständig ausgesetzt sind. Und wir ahnen es bereits: Alles, was unser Stresssystem lernt, hat auch direkten Einfluss auf seine Brain-Pull-Funktion. Um die tiefgreifenden Einflüsse der Programmierung unseres Stresssystems wird es in den nächsten Kapiteln dieses Buches gehen. Es ist gewissermaßen ein neuer Abschnitt auf der Reise durch das Energieversorgungsnetz unseres Körpers und Gehirns, und er führt uns zurück in die Kindheit.

Der programmierte Appetit

Ein Kindergarten in der Nähe von Chicago, in dem Drei- bis Vierjährige basteln, spielen und lernen. Wie in den meisten solcher Einrichtungen gehört auch ein gemeinsames Frühstück zum Vormittagsprogramm. Doch an diesem Punkt unterscheidet sich dieser Kindergarten von anderen: In Abstimmung mit den Eltern und der Leitung starteten Psychologen der University of Illinois hier ein wissenschaftliches Experiment. Für die Kinder wird vormittags ein Frühstücksbuffet aufgebaut – immer zur gleichen Zeit. Das Essverhalten der einzelnen Kinder wird genau protokolliert. Wie bei den meisten Kindern in diesem Alter überwiegt ein kompetenter Brain-Pull: Die Kinder essen, bis sie satt sind, und verlieren dann augenblicklich das Interesse an der Nahrungsaufnahme. Ein wichtiges Element des Experiments besteht darin, dass zur Eröffnung des Buffets immer eine Art Erkennungsmelodie gespielt wird, das Intro der Pat-Metheny-Komposition »First Circle«. Nach einer zehntägigen Trainingsphase haben die Kinder mit dieser eingängigen und einfachen Tonfolge das anstehende Nahrungsangebot verknüpft. Sobald die ersten Takte ertönen, laufen sie zum Buffet und beginnen zu essen. Nun aber verändern die Forscher die Routine. Kurz vor dem Buffet wird ein Menü mit den Lieblingsspeisen der Kinder angeboten. Die Jungen und Mädchen dürfen so viel essen, wie sie wollen, und das machen sie auch. Kurze Zeit später ertönt die bekannte Melodie, und obwohl sie sich bereits satt gegessen hatten, laufen alle zum Buffet und essen noch einmal. Genauso wie an den vorangegangenen Tagen.

Dieses Experiment erinnert nicht zufällig an das der »klassischen Konditionierung«, das der russische Verhaltensforscher

Pawlow im Jahr 1905 an Hunden durchführte. Mit Glockentönen signalisierte er den Tieren Futter und studierte anschließend ihre Reaktionen. Nach mehreren Wiederholungen war schon allein auf den Glockenton hin ein Speichelfluss bei den Hunden zu beobachten.

In diesem ungewöhnlichen Kindergartenversuch geht es ebenfalls um Konditionierung. Und zwar hinsichtlich der Frage, wie äußere Reize oder Signale auf die Nahrungsaufnahme Einfluss nehmen und inwieweit auch der Mensch durch solche Reize konditionierbar ist. Ungewöhnlich ist der Versuch in Illinois deshalb, weil es nur selten möglich ist, die Erkenntnisse von Tierversuchen direkt auf Menschen zu übertragen. Meistens verbietet sich dies aus ethischen Gründen. Auch in diesem Fall ist es wahrscheinlich, dass dem Experiment eine kritische Diskussion vorausging. Wie dem auch sei: Das Konditionierungsexperiment mit Vorschülern ist aufschlussreich, weil es eine Situation simuliert, der Kinder tagtäglich ausgesetzt sind: den Signalen des Werbefernsehens. Aber dazu später mehr.

Ausschlaggebend für den Studienaufbau in der Kindertagesstätte waren aber nicht Pawlows Versuche, sondern ein Experiment nach dem Vorbild der klassischen Konditionierung, das der amerikanische Psychologe Harvey Weingarten 1983 an Ratten durchgeführt hatte. Dabei ging es auch um Signale – sogenannte »Cues« (aus dem Englischen: Hinweise, Fingerzeige) –, die die Nagetiere nach einer Trainingsphase zur Nahrungsaufnahme anregten. Weingarten beobachtete, dass die Nager auch dann auf den Cue (ein kombiniertes Ton- und Lichtsignal) mit Fressen reagierten, wenn sie bereits satt waren. Ihm war klar, dass er auf eine wichtige Entdeckung gestoßen war, aber seine Schlussfolgerungen sollten sich als voreilig erweisen. Weingarten äußerte nämlich die Vermutung, es gebe einen Botenstoff, der den Stoffwechsel unabhängig von seinem Energiebedarf kontrolliere.

Man kann sich vorstellen, welche elektrisierende Wirkung

diese Vermutung auf die Werbebranche und die Food-Industrie hatte. Wenn es gelänge, diesen Botenstoff zum Beispiel mit Werbebotschaften zu aktivieren, wäre es so, als habe man Zugang zu einem Schalter im Menschen, mit dem man ihn auf Essen und damit auf Konsumieren programmieren könnte! Tatsächlich kommt diese Beschreibung des Vorgangs der Realität letztendlich ziemlich nahe – nur ist der Weg dorthin ein anderer, als Weingarten vermutete.

Können Food-Cues unsere Energieverwaltung manipulieren?

Im Jahr 2000 wurde die aus Serbien stammende Neurobiologin Gorica Petrovich auf die Arbeiten von Weingarten aufmerksam. Die Schülerin von Larry W. Swanson, jenem Neuroanatomen von der University of Southern California, den wir bereits kennengelernt haben, wollte Weingartens These vom Botenstoff, der die Nahrungsaufnahme unabhängig vom Energiehaushalt reguliert, auf den Grund gehen. Sie wiederholte seine Experimente, mit dem Unterschied, dass sie bei den Versuchstieren zuvor in einer Operation verschiedene Nervenbahnen im Gehirn der Reihe nach durchtrennte. Als sie die Verbindung zwischen der Amygdala und dem Lateralen Hypothalamus (LH) kappte, passierte etwas Erstaunliches: Die Konditionierung versagte. Die Tiere reagierten nicht mehr auf das Fresssignal und verhielten sich, als hätten sie es nie gelernt. Wo Weingarten nur spekulieren konnte, hatte Petrovich wichtige Erkenntnisse geliefert, wie und wo Food-Cues auf das Gehirn einwirken: Die Konditionierung ereignet sich demnach in der Amygdala, jenem Teil unseres Gehirns, in dem auch starke Emotionen wie Angst, Fluchtreflexe etc. entstehen. Hier sind auch genau die Zellen in Aktion, die den Brain-Pull generieren. Der Brain-Pull selbst befindet sich in einem niedertourigen Aktivitätszustand – wie ein Motor im Leerlauf, bei dem sich durch das Drücken des Gaspedals die Drehzahl aber jederzeit erhöhen lässt. Die Amygdala (AMY) ist dieses Gaspedal. Sie aktiviert den Brain-Pull im Hypothalamus (VMH)(Abbildung 4a).

Die Botschaft, dass der Food-Cue erkannt worden ist, empfangen die Neuronen der Amygdala vom Präfrontalen Kortex (PFC), dem anderen Teil des emotionalen Gehirns. Die Amygdala wäre bereit, auf Stressoren zu reagieren (sie würde über absteigende Nervenbahnen zum Hypothalamus »Gas geben« und den Brain-Pull aktivieren [VMH] und über andere parallelverlaufende Bahnen die Nahrungsaufnahme [LH] unterbinden) – doch es kommt anders: In dem Moment, in dem der Präfrontale Kortex der Amygdala signalisiert hat, dass der Food-Cue erkannt worden ist, führt dies dazu, dass in der Amygdala die Brain-Pull-Neuronen stark gedämpft werden. Jetzt ist alles auf Nahrungsaufnahme eingestellt (Abbildung 4b).

Cues sind also in der Lage, das Gehirn davon zu überzeugen, dass ein Engpass der Energieversorgung unmittelbar bevorsteht – selbst wenn sich eigentlich genügend Glukose im Blut befindet. Und ganz im Sinne einer selbsterfüllenden Prophezeiung tritt dieser Zustand auch tatsächlich ein: Das eigentlich gut versorgte Gehirn reagiert auf den Cue, dämpft den Brain-Pull und bereitet sich auf die Nahrungsaufnahme vor.

Was aber passiert, wenn die Nahrung nicht kommt? Es besteht immerhin die Möglichkeit, dass wir dem Cue nicht nachgeben (wir sind auf Diät und verkneifen uns den Extra-Energiehappen – oder wir haben gerade nichts Kalorienhaltiges zur Verfügung). Wenn der Brain-Pull außer Kraft ist und kein Essen kommt, dann – und das ließ sich kürzlich experimentell nachweisen – zeigt sich tatsächlich eine Neuroglukopenie, eine Energiekrise im Gehirn!

Sobald der Cue dafür sorgt, dass der Brain-Pull gehemmt wird, gerät nämlich die Energieversorgung des Gehirns in eine

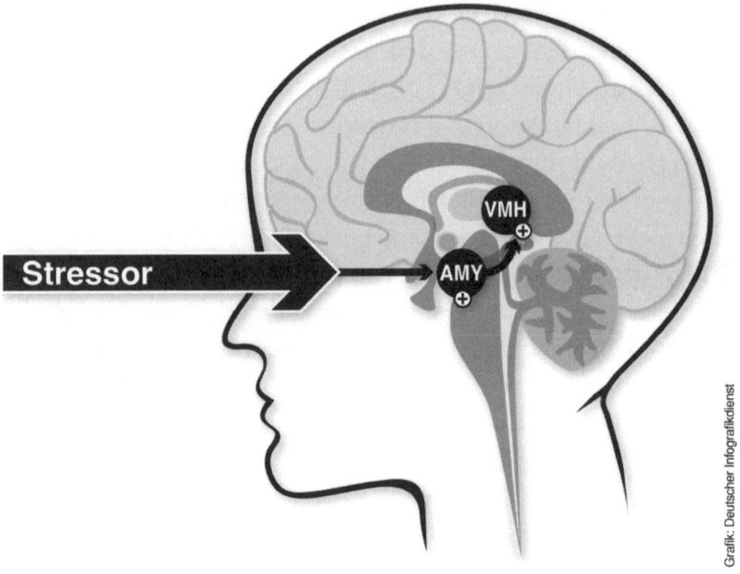

Abbildung 4a

Gefahr im Verzug – wie das Stresssystem den Brain-Pull aktiviert.

Ein Mensch bemerkt einen Stressor (z. B. einen gefährlichen Hund). Um dieser potentiellen Gefahr möglichst effektiv zu begegnen – etwa durch Flucht oder Kampf –, benötigt das Gehirn mehr Treibstoff. Zur Energiebeschaffung wird der stressauslösende Reiz in die Amygdala (AMY) geleitet. Diese Hirnregion befindet sich in der obersten Etage des Stresssystems, also auf der Befehlsebene (zu den verschiedenen Etagen vgl. Abb. 2 zum Palladio-Palast auf Seite 70). Von dort aus wird der ventromediale Hypothalamus (VMH) in der mittleren Etage des Stresssystems aktiviert. Die nächsten Stationen der Befehlskette liegen auf der untersten Etage: Die Nebennieren werden angewiesen, mehr Adrenalin auszuschütten, die Betazellen erhalten den Befehl, weniger Insulin freizusetzen. Mit diesen Maßnahmen übt das Stresssystem die Brain-Pull-Funktion aus und stellt dem Gehirn die in der Stresssituation benötigte Extra-Energie aus den Körperreserven zur Verfügung.

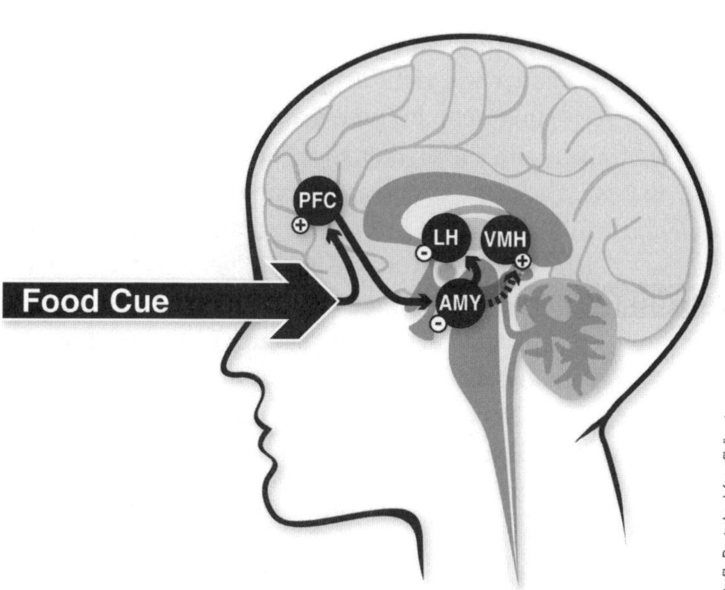

Grafik: Deutscher Infografikdienst

Abbildung 4b

Appetitive Konditionierung: Wenn ein Signal unsere Nahrungsaufnahme beeinflusst.

Unter Konditionierung versteht man einen komplexen Lernprozess, bei dem ein bestimmter Reiz eine bestimmte Reaktion auslöst. Es gibt dabei eine Vielzahl von möglichen Signalen (Cues), die einen Menschen konditionieren können, wenn sie die Nahrungsaufnahme begleiten. Er sieht oder hört einen bestimmten Cue (ein Musikstück, einen Werbejingle), bevor oder während er etwas isst. Wenn der Reiz das Gehirn erreicht, durchläuft er erst den Präfrontalen Kortex (PFC). Danach passiert er die Amygdala (AMY). Das führt dazu, dass die Amygdala-Neuronen, die zur obersten Etage des Stresssystems gehören, unterdrückt werden. Die AMY ist jetzt in ihrer Funktion, den lateralen Hypothalamus (LH) zu kontrollieren und zu hemmen, geschwächt. Auf diese Weise »entfesselt« der Cue den LH, also die Bereitschaft zur Nahrungsaufnahme (Body-Pull). Und der kann sich durchsetzen, weil in dieser Konstellation die

(Fortsetzung auf S. 192 unten)

bedrohliche Lage. Und zwar unabhängig davon, wie viel vorher gegessen wurde oder wie viel Energie noch in den Körperspeichern zur Verfügung steht. Entscheidend ist einzig der Umstand, dass das Gehirn von dieser Energiezufuhr abgeschnitten wird. Egal, ob tatsächlich eine Unterversorgung droht oder nicht: Für das Gehirn fühlt es sich in jedem Fall so an, als würden seine Speicher gleich leerlaufen. Und das hat Folgen. Als Gegenmaßnahme wird sofort der Body-Pull, also das Signal zur Nahrungsaufnahme, ausgelöst. Denn unter dem hemmenden Einfluss des Cues sind die Amygdala-Zellen nicht mehr in der Lage, über ihre absteigenden Nervenverbindungen zum LH den Body-Pull zu unterdrücken. Der Body-Pull wird durch den Cue gewissermaßen entfesselt, und wir essen, auch wenn die Körperspeicher noch randvoll sind.

Genau diese Zusammenhänge konnte Petrovich dadurch belegen, dass sie in ihren Experimenten nach einer intelligenten Vorgehensweise das Zusammenspiel zwischen Präfrontalem Kortex, Amygdala und LH aufgedeckt hat. Weingartens Denkfehler bestand in der Annahme, der Vorgang des konditionierten Fressens habe nichts mit dem Energiebedarf seiner Versuchstiere zu tun. In Wahrheit sorgte der Cue dafür, dass die Gehirne der Nager vom Energienachschub regelrecht abgeschnitten wurden. Deswegen fraßen sie, obwohl ihre Körperspeicher randvoll waren, als das Signal ertönte.

(Fortsetzung von S. 191)

mittlere Etage des Stresssystems (VMH) nur wenig aktiv ist; der Brain-Pull ist also ebenfalls blockiert, so dass die Körperdepots für die Nahrungsaufnahme geöffnet werden. Bei der appetitiven Konditionierung wird in der AMY diese Form der Verknüpfung zwischen »Cue und Essen« gelernt und gefestigt. Ist der Cue einmal verinnerlicht, wird die Reaktion jedes Mal nach dem gleichen Muster ablaufen.

An dieser Stelle wird erneut deutlich, wie entscheidend die Balance zwischen Gehirn- und Körperenergie ist – auch beim Menschen. Der Übergewichtige hat eine Energieverteilungsstörung: Je weniger Energie in sein Gehirn fließt, desto voller sind die Körperdepots, weil sich die Energiezufuhr insgesamt erhöht. Normalerweise stehen dem Gehirn 20 Prozent der im menschlichen Organismus vorhandenen Energie zur Verfügung. Beim übergewichtigen Menschen sind es nur 17 Prozent. Wer also nur den Energiebedarf des Körpers berücksichtigt und nicht den Energiebedarf des Gehirns, der verpasst den entscheidenden Punkt.

Der Einfluss der Cues auf unseren Stoffwechsel ist also noch viel größer, als Weingarten annahm. Wie wir gesehen haben, geht es hier nicht um die Ausschüttung irgendeines ominösen Botenstoffs, sondern um einen massiven Eingriff in den Hirnstoffwechsel. Zum Glück sind Cues nicht allmächtig. Sie können zwar im Laufe der Jahre immer und immer wiederkehren, aber ihre zeitliche Wirkung ist jeweils limitiert auf das damit verknüpfte Ereignis. Im Grunde sind Cues also nur kleine vorübergehende Angriffe auf unseren Stoffwechsel und unsere Ernährungsgewohnheiten – Nadelstiche. Was sie so bedeutsam macht, ist ihr häufiges Wiederkehren.

Wir leben in einer Welt, in der wir ständig von Cues überflutet werden. Vor allem die TV-Werbung ist eine geballte Anhäufung von Cues. Es ist schon erstaunlich, wie groß der Anteil von Nahrungsmitteln, Getränken oder Alkoholika an der Fernsehwerbung ist. Fragt man die Verantwortlichen nach der Zielsetzung ihrer Werbespots, bekommt man meist zur Antwort, es gehe im Wesentlichen um Markenpräferenz – also um Bekanntheit und Image eines Produkts oder einer Marke im Bewusstsein des Verbrauchers.

Britische Wissenschaftler waren von dieser Argumentation nicht überzeugt und führten einen ganz simplen Test durch. Wieder ging es um Kinder (im Alter von 7 bis 11 Jahren), um Ernährungsverhalten und den Einfluss von Cues. Die Probanden schauten ein beliebtes Kinderprogramm, das von Werbespots unterbrochen wurde. Gruppe 1 bekam Spots zu sehen, von denen einige Nahrungsmittel bewarben. Gruppe 2 sah nur Spots ohne Food-Werbung. Beide Gruppen hatten vor sich auf dem Tisch ein Schälchen mit kleinen Snacks zur freien Verfügung. Das verblüffende Ergebnis lässt eine versteckte Werbeabsicht der Nahrungsmittelbranche vermuten: Die Kinder der Gruppe 1 aßen 45 Prozent mehr als die der Gruppe 2 – obwohl der angebotene Snack (»Fischli«) selbst gar nicht beworben worden war. Diese Studie von Harris und Halford belegt zweifelsfrei, dass Food-Werbung bei Kindern das Essverhalten beim Fernsehen beeinflusst. Der Verdacht liegt nahe, dass viele Spots genau auf diesen Effekt abzielen: das Konsumverhalten direkt zu manipulieren. Anders formuliert: Werbefernsehen sendet Cues aus, die in die Programmierung des Gehirnstoffwechsels von zuschauenden Kindern eingreifen.

Welche gravierenden Langzeitwirkungen das auf die Ernährung haben kann, zeigt eine amerikanische Studie. Bei Testpersonen, die als Kinder an den Wochenenden viel Zeit vor dem Fernseher verbracht hatten (im Schnitt fünf bis sechs Stunden) beobachteten die Forscher, dass deren Körpergewicht nach zwanzig Jahren deutlich höher war als bei jungen Erwachsenen, die in ihrer Kindheit weniger ferngesehen hatten. Interessanterweise beschränkte sich dieser Effekt im Wesentlichen auf exzessiven Fernsehkonsum an den Wochenenden. Hier können andere Begleitfaktoren wie familiäre Vernachlässigung eine Rolle spielen. Die Aussagekraft dieser Studie ist durch diese Unschärfen zwar einerseits begrenzt – andererseits bleibt sie ein deutlicher Beleg dafür, dass zwischen Fernsehgewohnheiten und Übergewicht im Erwachsenenalter ein enger Zusammenhang besteht. Diese Erkenntnisse sind noch relativ neu, haben aber bereits in der Öffentlichkeit und in der Politik eine gewisse Beachtung gefunden. Dennoch ist es darüber hinaus unumgänglich, den Einfluss von Werbung auf Kinder und Jugendliche grundsätzlich neu zu bewerten.

Kinobesuch mit Folgen

Wenn aber schon Food-Spots so massiv Einfluss auf das Gehirn nehmen können, was ist dann mit Werbung für Alkoholika? Das Problem droht sich weiter zu verschärfen, weil zusätzlich zur TV-Werbung das Internet-Marketing, also die Platzierung von Werbebotschaften und -filmchen (sogenannte Virals) auf häufig besuchten Internetseiten, immer bedeutender wird. Ein ebenfalls neuer und beunruhigender Trend ist das In-School-Marketing, das sich zunehmend in den USA durchsetzt. Immer mehr amerikanische Schulen eröffnen Firmen die Möglichkeit, auf dem Schulgelände und sogar im Unterricht direkt Einfluss auf junge Menschen zu nehmen.

Aber werfen wir doch noch einen Blick auf eine der ausgefeiltesten Cue-Situationen, in die wir uns regelmäßig genüsslich begeben. Gehen wir ins Kino. Was dort schon im Vorraum auffällt, an den Verkaufsständen, ist die Entwicklung der Snack-Portionen in den vergangenen zwanzig Jahren. Die obligatorische Cola-Flasche (einst 0,2 l) wurde von immer größeren Getränkebechern verdrängt. Heute kann man Cola oder andere Getränke in riesigen 1,5-Liter-Behältern kaufen. Auch die große Popcornportion wird nicht mehr in der Tüte, sondern im XXL-Eimer gereicht. Der Kinobesuch gerät so zum Nonstop-Snack. Für die Kinobetreiber ist diese Entwicklung natürlich positiv, schließlich verdienen sie ihr Geld vor allem mit Snacks und Getränken (vom Eintritt geht der Löwenanteil an den Filmverleih).

Warum sind eigentlich so viele Kalorien für einen Kinobesuch nötig? Oder anders gefragt: Warum versetzt Kino unser Gehirn in einen Zustand, bei dem sein Energiebedarf sehr hoch zu sein scheint? Abgesehen von den entsprechenden Cues der Werbung (überwiegend für Alkoholika, Eis und Zigaretten), ist es das moderne Unterhaltungskino selbst, das unser Gehirn in permanente Ausnahmezustände versetzt. Schnelle Schnitte, überwältigende Spezialeffekte, explizite Brutalität, Horrorbilder und die neue 3-D-Technologie sind die Zutaten des großen Kinospektakels. Die dabei entstehende Reizflut versetzt – sagen wir – 120 Amygdalas und ihre Besitzer in einem Kinosaal in eine andauernde Alarmbereitschaft. Man kann sich das so vorstellen: Unser Gehirn besteht aus Arealen, die aus verschiedenen Epochen der menschlichen Entwicklung stammen. Wenn wir uns also einen beängstigenden Horrorfilm ansehen, in dem lebende menschliche Körper zersägt werden, nehmen die in der Evolutionsgeschichte jüngeren Hirnrindenareale (vor allem der oben erwähnte Präfrontale Kortex) diese schrecklichen Bilder als Teil der filmischen Fiktion wahr. Unser Verstand ist in der Lage zu relativieren. Er weiß, dass die Bedrohung des Gesehenen nicht real ist. Die Botschaft der Bilder erreicht aber auch das Angst-, Flucht- und Reflexzentrum des Gehirns. Die Amygdala ist einer der entwicklungsgeschichtlich älteren Teile des Gehirns, und sie wird nicht nur durch reale, sondern auch durch virtuelle Gefahren in höchste Alarmbereitschaft versetzt. Während also spannende oder gewalttätige Szenen auf der Leinwand erscheinen, reagiert die Amygdala wie in einer echten Gefahrensituation, indem sie die Informationsverarbeitung der beteiligten Nervenzellverbände im Gehirn auf Höchstgeschwindigkeit bringt. Eine höhere Geschwindigkeit bedeutet auch einen gesteigerten Energiebedarf. Zunächst wird der Brain-Pull durch die Gewaltszenen aktiviert. Kann er aber während der zweistündigen Emotionslawine nicht genügend Nachschub liefern, kommt der Body-Pull ins Spiel – und damit die großen Popcorneimer, die Tacos, das Eis, die Süßigkeiten.

Interessant ist die Tatsache, dass wir Kinobesucher uns schon vor dem Film bevorraten und auch bereits mit dem Verzehr beginnen, bevor die dramatischen Filmereignisse, die unser Gehirn so sehr beschäftigen werden, auf unserer Netzhaut erscheinen. Möglicherweise ist auch dies eine Konditionierung – die gesamte Kinosituation als ein großer Cue. Denkbar ist, dass wir aus unseren aufregenden und aufpeitschenden Kinoerfahrungen der Vergangenheit gelernt haben, uns mit Kalorien zu wappnen, weil unser Gehirn sie in den kommenden 120 Minuten garantiert abfordern wird. Dazu gibt es bisher keine Studie, ebenso wenig wie zu der Vermutung, dass die verkauften und verzehrten Popcornrationen mit der Altersfreigabe steigen. Filme ab 18 – gemeint sind hier Horror- und Gewaltfilme – würden demnach den höchsten Verzehr nach sich ziehen.

Wie stark Cues unseren Hirnstoffwechsel und damit auch unser Gewicht beeinflussen können, ist nicht zu unterschätzen. Jeder Cue leitet einen neuronalen Lernprozess ein. Wenn auch ein Cue allein relativ wenig verändert, so können jedoch viele Cues bewirken, dass Teile des Gehirns umprogrammiert werden – wie die Software eines Computers. Und das Fatale ist: Diese Veränderung ist so tiefgreifend, dass sie sich nicht wieder rückgängig machen lässt. Um das nachvollziehen zu können, müssen wir verstehen, wie jedes einzelne Neuron Erfahrungen abspeichert: Jede Nervenzelle erhält zahlreiche Signale von benachbarten Nervenzellen. Die Stelle, an der eine solche Nachbarzelle Kontakt aufnimmt, heißt Synapse und kennt drei dauerhaftstabile Zustände. Der erste – ACTIVE genannt – ist die Grundeinstellung. Die Synapse ist naiv und bereit zu lernen. Hat sie einmal gelernt, ist es für die Synapse nahezu ausgeschlossen, in den ACTIVE-Modus zurückkehren. Es ist, als habe die empfangende Nervenzelle unwiederbringlich ihre Unschuld verloren.

Wie wir bereits gesehen haben, wird Lernen erst dadurch möglich, dass eine Synapse aus ihrer Grundeinstellung heraus grundsätzlich zwei weitere Zustände annehmen kann, LTP (Long Term Potentiation) und LTD (Long Term Depression). Unter LTP versteht man den stabilen Zustand, in dem es zu einer lang andauernden (*long-term*) Verstärkung (*potentiation*) der synaptischen Übertragung kommt. Die empfangende Nervenzelle ist dadurch besonders aufnahmefähig für Informationen. Jedes ankommende Signal wird nicht nur weitergeleitet, sondern auch verstärkt. Ein Neuron, dessen Synapsen von einem Stress-Cue (zum Beispiel einem Hundebiss) auf LTP programmiert wurden, wird auf jede weitere Begegnung mit diesem oder einem ähnlichen Hund reagieren und dazu beitragen, dass das Stresssystem erneut aktiviert wird. Unter LTD versteht man den stabilen Zustand, in dem die Nervenzelle gar nicht oder nur gering auf ankommende Reize reagiert. Eine Nervenzelle kann zwar nicht wieder ACTIVE werden, aber sie kann an der entsprechenden Synapse von LTP auf LTD und umgekehrt umprogrammiert werden.

Wenn wir jetzt also versuchen, das Konzept des Vergessens auf Neuronen anzuwenden, lautet die Antwort: negativ. Einmal gelernte Informationen lassen sich nicht wieder entfernen, aber – und das ist ein bedeutendes Aber – die Neuronen, die diese Informationen gelernt haben, lassen sich hemmen. Und genau darin liegt die Chance, mit unliebsamen Cues fertig zu werden. Gedächtnisforscher sprechen deshalb auch nicht von Vergessen oder Verlernen, sondern von »Extinktion«. Der Begriff meint eigentlich eine Löschung, in der Gedächtnisforschung versteht man darunter aber einen Prozess des Umlernens. Verhaltenstherapien bei Angsterkrankungen funktionieren zum Beispiel nach dem Extinktionsprinzip.

Bleiben wir bei dem Beispiel mit der Hundeattacke: Bei dem Menschen, der von einem Hund gebissen wurde, sind die Synapsen, die zu den Neuronen der Amygdala führen, durch das Ereignis des Bisses auf LTP programmiert worden. Die Neuronen, die dann ihrerseits das Stresssystem aktivieren, reagieren fortan extrem empfindlich auf mit Hunden verknüpfte Reize. Diese Furchtkonditionierung führt dazu, dass bei jeder Begegnung mit einem Hund die Brain-Pull-Amygdala-Neuronen aktiviert werden und das gesamte Stressabwehrprogramm mit Furchtgefühl und Adrenalin- und Kortisol-Ausschüttung auslösen. Manchmal wird die Furcht vor Hunden sogar zu einer ausgeprägten Hundephobie. Nur durch eine Verhaltenstherapie kann das Gehirn jetzt noch umlernen. Dabei wird der von der Phobie betroffene Mensch gezielt mit Hunden in Kontakt gebracht; dieses therapeutische Vorgehen nennt man »Exposition«. Durch wiederholte positive Begegnungen mit Hunden lernt der Mensch, dass ihm nichts Schlimmes widerfährt. Nach hinreichend häufigen Wiederholungen einer solchen undramatischen Begegnung mit Hunden kommt es schließlich zur Extinktion: Es werden neue neuronale Verbindungen geknüpft, die beim Anblick eines Hundes die Auslösung der Furchtreaktion unterbinden. Das findet in parallelen Signalpfaden statt, neuen Nervenverbindungen, die vorher nichts mit dem Hundeproblem zu tun hatten. Der Stress-Cue erreicht die Amygdala jetzt auf einem zusätzlichen Alternativ-Signal-Pfad, in welchem jetzt ebenfalls ein Lernprozess (LTP) stattfindet (Abbildung 4c).

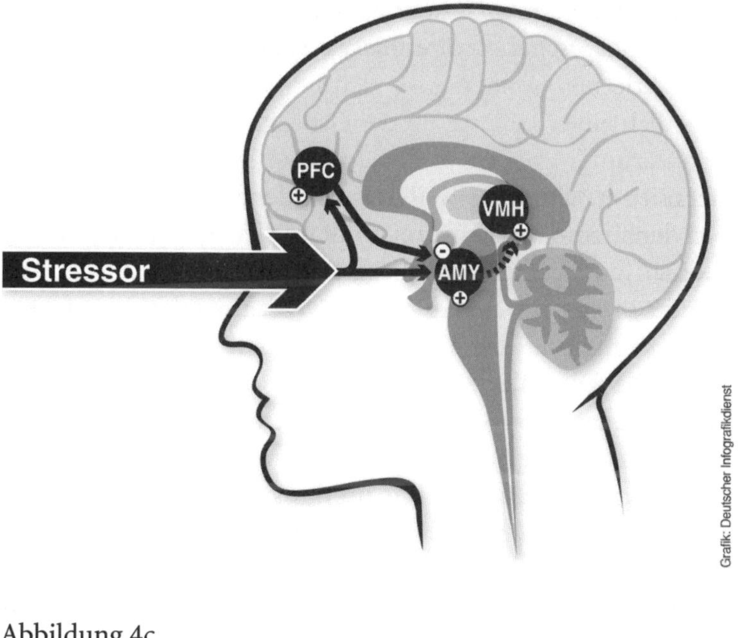

Abbildung 4c

Furchtextinktion: Neue Neuronen-Pfade gegen die Furcht.
Ein Mensch sieht zum wiederholten Male einen Stressor (den Hund, der ihn schon mal gebissen hat). Da die nachfolgenden Begegnungen mit dem Hund ohne gefährliche Folgen blieben,

verändert sich die Reizverarbeitung im Gehirn: Es kommt zur Extinktion (Auslöschung) der Furcht. Diese Veränderung ist möglich, weil der Stressreiz jetzt auf zwei unterschiedlichen Wegen zur Amygdala (AMY) gelangt. Zum einen immer noch auf dem direkten, schmerzhaft gelernten Weg wie bei der ersten Begegnung (vgl. Abb. 4a); dieser »Stresspfad« würde für sich genommen die AMY-Neuronen in der obersten Etage des Stresssystems erregen. Andererseits wird das Signal auch auf einem neu gelernten Umweg über den Präfrontalen Kortex verarbeitet; dieser zusätzliche Extinktionspfad wiederum hemmt die beteiligten AMY-Neuronen und wirkt schließlich stärker als der ursprüngliche Stresspfad. Je öfter es also zu einer harmlos verlaufenden Begegnung mit dem Hund kommt, desto geringer fällt die Erregung und umso stärker die Hemmung der AMY-Neuronen aus. Auf diese Weise schwächt der Extinktionspfad die Stressreaktion des Menschen immer weiter ab.

Der oben erwähnte Präfrontale Kortex sendet also die Botschaft, dass der Stress-Cue (Hund) erkannt worden ist, auch auf diesem alternativen Signalpfad an die Amygdala, was dazu führt, dass hier die Brain-Pull-Neuronen stark gehemmt werden. Auf diese Weise neutralisiert der alternative Extinktionspfad (wiederholt ungefährlicher Hund) dann quasi den ursprünglichen Konditionierungspfad (Biss) – und die Stressreaktion bleibt aus. Interessanterweise handelt es sich hierbei um das gleiche hirnphysiologische Phänomen wie bei den Food-Cues: Sie bewegen sich auf den gleichen Signalpfaden, die für die Furchtextinktion vorgesehen sind und zur Dämpfung des Stresssystems und somit auch zur Abschwächung des Brain-Pulls führen! (Vgl. Abbildung 4b und 4c).

Zusätzlich zur therapeutisch angeleiteten Furchtextinktion setzt die Verhaltensmedizin auch auf das Erlernen neuer Verhaltensstrategien, zum Beispiel wie man mit einem Hund friedlichen Kontakt aufnimmt. Die Therapie schafft also neue neuronale Pfade des Denkens, Fühlens und Handelns – Umleitungen, die den von der Hundefurcht kontaminierten Bereich in Schach halten. Doch dieser Bereich ist trotzdem immer noch anfällig, denn das Gedächtnis in der Amygdala geht nicht verloren. Nur geringe Reize genügen, um die ruhig gehaltenen Neuronen wieder freizuschalten. Das erklärt, warum ein Mensch, der einmal von einem Hund gebissen worden ist, zwar im Laufe der Zeit Kontrolle über seine Furcht erlangen kann, aber durch einen zweiten Biss noch viel heftiger mit Furcht, Unsicherheit und Fluchtreflexen reagiert als beim ersten Mal.

Das Phänomen, das solche Veränderungen an den Synapsen und die Umleitungen im Gehirn ermöglicht, nennt sich Neuroplastizität – die Fähigkeit des Gehirns, sich selbst umzubauen und sich immer wieder neu zu strukturieren. Die gestalterische Kraft zur Wandlung unseres Ichs ist in der Kindheit und der Jugend besonders ausgeprägt. Sie wird im Laufe der Jahrzehnte schwächer, aber sie versiegt niemals und steht uns in jedem Alter zur Verfügung. Die Chance, aus der Cue-Falle zu entkommen, steckt in dieser Fähigkeit des Gehirns, sich lernend zu wandeln.

Wenn Stress traumatisch wird

Dem neuroplastischen Gehirn ist es auf vielfältige Weise möglich, sich neu zu ordnen, Krisen zu bewältigen, Schäden zu reparieren, Leistungsfähigkeit zu sichern. Bei Erblindung werden zum Beispiel Hirnareale, die eigentlich für das Sehen zuständig sind, vom Tastsinn genutzt. Hirnphysiologisch betrachtet ist das Erlernen der Blindenschrift tatsächlich eine Art des Sehens mit den Fingerkuppen. Nach einem Schlaganfall, bei dem Teile des Gehirns zerstört wurden, was häufig zu Lähmungserscheinungen einiger Muskelgruppen führt, lässt sich das Gehirn so umstrukturieren, dass andere Areale die Kontrolle der betroffenen Muskeln erlernen und übernehmen können; allerdings nur nach einem intensiven und gezielten Training. Es sind in der Forschung sogar Fälle bekannt, bei denen Menschen aufgrund eines Unfalls oder eines genetischen Defekts nur noch einen Teil ihres Gehirns zur Verfügung haben und trotzdem ein normales Leben ohne erkennbare Behinderung führen können. Die Neuroplastizität ist allerdings nicht grenzenlos. Es gibt Schädigungen des Gehirns, die nicht reversibel sind – schwere Schädelhirntraumen gehören dazu, Tumore oder eine gravierende Sauerstoffunterversorgung des neuronalen Gewebes.

Nicht wiedergutzumachende Schädigungen des Gehirns können aber durch traumatische Stressbelastungen hervorgerufen werden. Belastungen, wie sie etwa in den Kriegsgebieten der Welt entstehen. Hier werden Grenzen überschritten – Grenzen des Leids, der Leistungsfähigkeit und des Lebens. Gerade wegen ihrer Grausamkeit verhelfen Kriege der Wissenschaft, so zynisch das ist, zu wichtigen Erkenntnissen. Marie Krieger hätte ihre außergewöhnlichen Studien ohne den Ersten Weltkrieg niemals durchführen können. Und auch im Zweiten Weltkrieg kam es 1944/45 zu einem furchtbaren Hungerwinter, der eine weitere ungewöhnliche Studie nach sich zog. Die niederländische Epidemiologin Tessa J. Roseboom untersuchte, wie sich die plötzlich eintretende Nahrungsverknappung mit all ihren emotionalen Begleitumständen (Stress, weil man Angst hat zu verhungern oder zu erfrieren) auf die ungeborenen Kinder im Mutterleib auswirkte. Das Ergebnis dieser Dutch-Famine-Studie ist weniger überraschend, aber umso dramatischer: Es gibt deutliche Hinweise darauf, dass Fehlernährung und eine intensive Form von Stress in der Schwangerschaft den Stoffwechsel des dadurch in Mitleidenschaft gezogenen Kindes für den Rest seines Lebens prägen und belasten. Die Hypothese lautet daher: Traumatischer Stress vor, während oder kurz nach der Geburt führt bei betroffenen Kindern bereits beim Start ins Leben zu dauerhaften negativen Anpassungen im Stresssystem, macht dick und verkürzt die Lebenserwartung. Mit anderen Worten: Trifft diese Hypothese zu, wird bereits im Mutterleib ein entscheidendes Kapitel unserer individuellen Stressbiographie geschrieben.

Unsere ganz persönliche Stressbiographie

Jeder Mensch hat seine eigene Stressbiographie. Hier sind nicht nur Krisen, Konflikte und traumatische Erlebnisse verzeichnet, sondern wird auch festgehalten, wie sie vom Stresssystem bewältigt werden. Diese Erfahrungs- und Verhaltensmuster prägen die Stressantwort, sie bestimmen letztlich, wie empfindlich ein Stresssystem reagiert, wie schnell es wieder in die Ruhelage kommt und wie effektiv es arbeitet. Das Stresssystem eines Menschen mit seinen vielfältig ausgebildeten neuronalen Netzwerken ist so unverwechselbar wie sein Fingerabdruck.

Inwieweit sich das Aktivitätslevel des Stresssystems programmieren lässt und in welchem Lebensabschnitt das Gehirn für solche Programmierungen besonders empfänglich ist, das waren die Kernfragen einer aufsehenerregenden Studie, die der kanadische Stressforscher Michael Meaney mit Ratten durchgeführt hat. Er legte zunächst Stressbiographien von Laborratten an. Dabei unterschied er im Wesentlichen zwei Gruppen: Es gab Ratten mit liebevollen Müttern und so etwas wie einer perfekten Tierkindheit. Die Nager der Gruppe 2 wuchsen unter nahezu identischen Bedingungen auf – mit einer Einschränkung: Ihre Mütter kümmerten sich während einer kurzen Phase nach der Geburt kaum um ihren Nachwuchs. Der Unterschied war frappierend. Die Ratten, die vorübergehend vernachlässigt worden waren, entwickelten deutlich höhere Blutwerte des Stresshormons Kortisol – und behielten diese lebenslang bei.

Drei Umstände machen Meaneys Entdeckungen so brisant. Erstens der Zeitfaktor: Es genügten nur einige wenige Tage Vernachlässigung nach der Geburt, um das junge Versuchstier auf eine Dauerstressreaktion zu programmieren. Zweitens die Stabilität: Diese Programmierung ist langzeitstabil, das heißt, sie hält lebenslang. Drittens der Vererbungsfaktor: Meaney gelang es nachzuweisen, dass diese Programmierung sogar an Nachkommen weitergegeben wird. Er hatte beobachtet, dass die von ihren Müttern (Generation F0) wenig umsorgten Ratten (Generation F1) ihre Stresssystemeinstellung an ihre Nachkommen (Generation F2) weitergaben. Bei ihnen ließen sich die gleichen Veränderungen im Stresssystem nachweisen wie bei ihren Eltern.

Ungeklärt war zunächst, über welchen Mechanismus belastende Ereignisse das Stresssystem eines jungen Säugetiers derart manipulieren können. In einem nächsten Schritt untersuchte Meaney deshalb die Kortisolrezeptoren (GR) im Hippocampus der Ratten mit den unterschiedlichen Stressbiographien. Diese Kortisolrezeptoren fungieren, wie schon beschrieben, als natürliche Bremse des Stresssystems im Gehirn. Seine Nachforschungen ergaben, dass die Tiere, die nach der Geburt vernachlässigt worden waren, zu wenige dieser Kortisolrezeptoren im Gehirn produzierten. Das Dämpfungshormon konnte also nur schwach wirken, die Stressbremse war nicht mehr so effektiv. Meaney fand auch die Ursache dieser Veränderung heraus, und diese Entdeckung ist eine große wissenschaftliche Sensation. Denn die Programmierung des Stressprogramms verläuft nicht über die Gene, sondern epigenetisch. Darunter versteht man Entwicklungsvorgänge, die auf der Grundlage genetischer Anlagen durch Umwelteinflüsse gesteuert werden können. Anschaulicher gesagt: Es geht hier um den Unterschied zwischen festgelegten Erbanlagen (Gene) und Programmen oder Einheiten, die Gene an- oder ausschalten. Meaney fand eine solche Regulierungseinheit, gewissermaßen den Aktivierungsknopf des GR-Gens. Dort hatte sich bei den Ratten ein Film aus Methyl gebildet – eine Anlagerung, die verhindert, dass das GR-Gen und damit die Stressbremse voll aktiviert werden können. Das Methyl wirkte bei den Tieren wie das verklemmte Gaspedal eines Autos: Ihr Stresssystem lief permanent hochtourig, und sie konnten nichts dagegen tun. Aber damit nicht genug. Meaney wies nach, dass dieser Methylfilm vererbt wird, von Generation F1 auf F2. Als es dem Wissenschaftler gelang, mit einer Chemikalie diese Methylschicht im Gehirn der Ratten zu entfernen, hatten die Tiere plötzlich wieder unauffällige Kortisolwerte und zeigten eine normale Stressreaktion.

Inwieweit lassen sich diese Erkenntnisse nun auf Menschen übertragen? Tatsächlich wurde auch bei Probanden, die im Zusammenhang mit der Dutch-Famine-Studie untersucht worden waren, jener Methylfilm festgestellt, und zwar an einem Genort, der für die menschliche Entwicklung und das Wachstum entscheidend ist. Und mehr noch: Auch beim Menschen wird diese hemmende Methylschicht vererbt – von den Untersuchten, die den Hungerwinter im Mutterleib erlebten (Generation F1), auf deren Kinder (Generation F2). Damit war der Beleg für eine bahnbrechende Entdeckung erbracht: Es gibt auch beim

Menschen epigenetische Übertragungen auf nachfolgende Generationen, ähnlich wie Meaney sie bei Ratten beobachtet hat. Die Folgen einer solchen Übertragung spiegeln sich auch in der holländischen Studie wider: Erhöhte Risiken von Übergewicht, Typ-2-Diabetes und kognitiver Leistungsschwäche begleiten die Kinder des holländischen Hungerwinters 1944/45 – und deren Kinder.

Glücklicherweise gehören Kriege und Hungersnöte nicht zu den Erfahrungen, denen Menschen im beginnenden 21. Jahrhundert in Mitteleuropa ausgesetzt sind. Aber es gibt andere familiäre oder gesellschaftliche Stressereignisse, die ähnlich starke Auswirkungen haben können. Die Psychologin Sonja Entringer untersuchte junge Söhne, deren Mütter in der Schwangerschaft unter schwerer traumatischer Stressbelastung gelitten hatten. Die Blutwerte der heute zwanzigjährigen Männer wiesen erhöhte Insulinwerte auf (was einen verminderten Brain-Pull anzeigt), und sie entwickelten somit ein deutliches Risiko, an Übergewicht zu erkranken. Entringer identifizierte in ihren Forschungen konkrete Stressoren, die so stark sind, dass sie großen Einfluss auf das ungeborene Kind im Mutterleib haben können. Die Liste ist brisant, denn sie liest sich in großen Teilen wie eine Problemsammlung unserer Gesellschaft: Die werdenden Eltern trennen sich, der Vater erkennt seine Vaterschaft nicht an, die Mutter wird durch die Versorgung oder Erziehung eines anderen Kindes belastet, ein nahestehender Mensch erkrankt schwer oder stirbt, die Familie wird von ernsten finanziellen Sorgen bedrückt oder der Partner wird plötzlich arbeitslos. Situationen, in die jeder von uns geraten kann und die nicht nur emotional belastend sind, sondern direkten Einfluss auf unseren Stoffwechsel haben.

Doch die Liste schwerer Stressoren mit vergleichbaren Auswirkungen reicht weiter: Auch Traumata in der Kindheit haben lebenslange Folgen für das Stresssystem und den Stoffwechsel. Eine andere Studie verweist etwa auf Zusammenhänge zwischen Kindesmissbrauch und dem Risiko von Übergewicht im späteren Leben. In der Untersuchung wurde definiert, welche Formen von Missbrauch zu den beobachteten Ergebnissen führten: Das Kind wurde körperlich (sexuell) oder verbal (durch Beleidigungen, Beschimpfungen) missbraucht, es wurde Zeuge, wie zum Beispiel seine Mutter missbraucht wurde, oder es wurde selbst vernachlässigt. Solche Missbrauchserlebnisse führen dazu, dass die betroffenen Menschen nur noch eine abgeschwächte Stressantwort haben.

Wie wir bereits wissen, gibt es verschiedene Mechanismen, mit denen sich solche Ereignisse in den Programmen der Amygdala einbrennen: Erstens, dauerhafte Veränderungen an den Synapsen der Amygdala-Nervenzellen, so dass eintreffende Stressorsignale zu einer veränderten Stressreaktion führen. Oder zweitens, dauerhafte epigenetische Veränderungen im Zellkern der Amygdala-Nervenzellen, was die Balance der MR- und GR-Rezeptoren so stört, dass das Stresssystem langfristig in eine neue Ruhelage kommt. Das Gedächtnis auf der Grundlage von synaptischer Plastizität kann dabei im einzelnen Individuum die Informationen lebenslang speichern, während das Gedächtnis auf dem Boden von Genmethylierung diese »Erinnerungen« sogar über mehrere Generationen hinweg weitergeben kann. Welche Gedächtnisform hier im Einzelfall wirksam wird, wissen wir allerdings noch nicht. Wie eine Narbe hinterlässt also das Trauma eine langfristige Anpassung im Stresssystem, die sich in Form eines inkompetenten Brain-Pulls manifestiert. Wer als Kind davon betroffen ist, hat als Erwachsener ein um 50 Prozent erhöhtes Risiko, übergewichtig zu werden – auch dies zeigt die Studie auf.

Zweifelsfrei festzustellen, ob die Stressbremse im Kopf schwer traumatisierter Kinder ebenfalls durch einen Methylfilm blockiert wird, ist praktisch unmöglich. Dafür wäre ein Eingriff im Gehirn erforderlich, der sich aber am lebenden Menschen nicht durchführen lässt. Meaney und seine Kollegen haben daher Suizidopfer untersucht, und zwar ganz gezielt solche, bei denen ein Kindesmissbrauch in der Lebensgeschichte dokumentiert war.

Der Grund dafür: Das Risiko, dass sich Menschen das Leben nehmen, die während ihrer Kindheit Opfer von Missbrauch wurden, ist besonders hoch. Zwischen der Traumatisierung in der Kindheit und dem Suizid besteht ein direkter Zusammenhang, obwohl sich die Betroffenen oft erst Jahre oder Jahrzehnte nach den erlittenen Taten das Leben nehmen. In nahezu allen Fällen stieß Meaney auf den Methylfilm und die gestörte Stressbremse im Gehirn. Er machte auch noch die Gegenprobe und untersuchte die Gehirne von Suizidopfern, die nicht als Kind missbraucht worden waren. Bei ihnen fanden sich in deutlich weniger Fällen solche Methylanlagerungen am GR-Gen im Hippocampus.

All diese Studien belegen, dass es Abschnitte im Leben eines Menschen gibt, in denen sein Gehirn besonders empfindlich auf starke Belastungen reagiert. Diese Stressoren können ihn bereits im Mutterleib erreichen oder nach der Geburt auf ihn einwirken – mit lebenslangen Folgen. Meaney konnte zwar im Tierversuch belegen, dass es möglich ist, diese durch das Methyl verursachte Stressprogrammierung chemisch rückgängig zu machen. Doch das Mittel, das er verwendete, ist therapeutisch als Medikament wegen schwerwiegender Nebenwirkungen beim Menschen auf keinen Fall einsetzbar.

Was also ist zu tun? Der Gedanke, Frauen während der Schwangerschaft einen besonderen Schutz zukommen zu lassen, ist nicht neu. Bisher ging es aber im Wesentlichen darum, Komplikationen während der Schwangerschaft und der Geburt zu vermeiden. Dass traumatische Stresserlebnisse der werdenden Mutter einen derartigen Einfluss auf das künftige Leben ihres Kindes haben können, zwingt uns dazu, den Umgang mit dem ungeborenen Leben neu zu überdenken – auf gesellschaftlicher und auf medizinischer Ebene. An den Folgen des niederländischen Hungerwinters litten die Kinder und deren Kinder und tragen daran zum Teil noch bis heute. Und wir können nur ahnen, wie viele Kinder und Kindeskinder Vergleichbares erlebt haben und noch erleiden werden – in Darfur, auf Haiti, im Kongo, in Srebrenica oder an anderen Orten, wo die Welt aus den Fugen gerät. Humanitäre Katastrophen sind nicht mit einer neuen Regierung, mit Hilfslieferungen oder einem Friedensabkommen beendet. Ihre Folgen können sich vererben. Das gilt genauso für die unzähligen Opfer von Vernachlässigung, Kindesmissbrauch und -misshandlung in unserer Gesellschaft. Meaneys Botschaft über die Verletzlichkeit des kindlichen Gehirns an uns alle kann nur lauten: noch achtsamer und liebevoller mit dem uns anvertrauten Leben unserer Kinder umzugehen. Die Unversehrtheit der ersten Monate und besser noch Jahre ist unersetzlich.

Als in der Geburtsmedizin der Inkubator für Frühchen erfunden wurde, hielt man die Eltern vom Kind in der Wärmekammer fern – aus Angst vor Infektionen. Heute wissen wir es glücklicherweise besser. Eltern, die ihr Kind in der lebensspendenden Plexiglasbox berühren, streicheln und auf den Händen tragen, sind ein Sinnbild dafür, was für jeden Menschen unentbehrlich ist, um sicher ins Leben zu kommen: Wärme, Nahrung und das körperliche Gefühl, angenommen und geliebt zu sein. Nur so kann sich unser junges Gehirn gut entwickeln. Nur so erhalten wir ein Stresssystem, das auch in schwierigen Zeiten und in Krisen den Belastungen standhält.

Spielkonsolen und die Umprogrammierung unseres Hirnstoffwechsels

Als Kinder lernen wir, unseren Stoffwechsel möglichst anpassungs- und leistungsfähig zu gestalten. Die ersten grundlegenden Einstellungen des Brain-Pulls erfolgen im frühkindlichen Gehirn. Es lernt durch Erfahrungen, vor allem durch solche, die mit Gefühlen einhergehen. Diese Erfahrungen schreiben die Einstellungen des Gehirns fest und prägen den Lebensweg.

Wie das im Einzelfall funktioniert, lässt sich am Beispiel der Furcht vor Schlangen erläutern. Schlangen stellten in der Frühgeschichte der Menschheit eine ernste und alltägliche Bedrohung dar. Gegen ihr Gift gab es meist keine Hilfe. Vor allem Kinder mit ihrem unerfahrenen Stoffwechsel hatten nur geringe Chancen, einen Giftbiss zu überleben. Es ist also davon auszugehen, dass die Eltern ihren Nachwuchs vor der Gefahr, die von Schlangen ausgeht, warnten. Wenn es nun zu einer ersten überraschenden Begegnung mit dem Reptil kam, rief diese im Gehirn des Kindes eine starke Stressreaktion der Amygdala hervor. Von diesen Hirnteilen wird der Körper eingestellt – auf Kampf oder Flucht. Es ergeht der Hirnbefehl, Energie in Form von Fett freizusetzen, damit die Muskeln schnell und ausdauernd agieren können. Gleichzeitig erhöht das Gehirn seine eigene Zufuhr mit Glukose, dem Blutzucker, den es zum Verbrennen benötigt. Stress bedeutet also immer, dass sich der Energiezustand des menschlichen Organismus verändert. Angenommen, die Flucht gelingt und das Kind kommt unversehrt davon. Dann ist es sehr wahrscheinlich, dass Gehirn und Brain-Pull jetzt ihre Lektion, wie man dem Stressor Schlange erfolgreich entgehen kann, gelernt haben.

Was aber passiert, wenn Stress zum Dauerzustand wird und die freigesetzte Energie nie oder kaum von den Muskeln abgerufen wird – weil die Situation eine echte Flucht oder einen Kampf gar nicht ermöglicht? An dieser Stelle machen wir einen Riesensprung vom Steinzeitkind, das seiner ersten Schlange begegnet, zum Jugendlichen des 21. Jahrhunderts, der sich in einem tranceartigen Zustand an seiner Spielkonsole befindet. Er spielt ein »Ego-Shooter«-Kampfspiel. Das Gehirn des Spielers wird in eine virtuelle Kampfzone geführt. Den Finger am Abzug einer Waffe, bewegt sich dieser Jugendliche über ein imaginäres Schlachtfeld. Aus jeder Richtung können jederzeit Schüsse fallen, Gegner lauern hinter Häuserecken – töten oder getötet werden. Stunden vergehen, Tage vergehen, Monate – nur das Spiel ist immer gleich. Äußerlich mag der Spieler regungslos, vielleicht sogar apathisch wirken, innerlich befindet er sich hingegen in einem permanenten Stresszustand. Was Computerkrieger millionenfach erleben, sind Erfahrungen, die ein Steinzeitgehirn niemals hätte machen können. Denn Gefahr bedeutete damals entweder den eigenen Tod oder das knappe Überleben. Jedenfalls waren derartige Stresserlebnisse nur Momentaufnahmen, keine Dauerzustände. Was aber bedeutet heute der endlose Kampf an der Konsole für das emotionale und metabolische Lernen?

Eine Fallgeschichte: Dennis ist 16. Es gab eine Zeit, in der er als sportlich galt. Er war ein hoffnungsvoller Fußballspieler, der ausdauernd laufen konnte. Das ist gerade eineinhalb Jahre her, bevor er der Faszination eines virtuellen Kriegsspiels erlag. Seitdem haben das Spiel und die Gemeinschaft der Spieler die Regie über seinen Tagesablauf übernommen. Bei Online-Spielen tritt man im Internet gegen andere Spieler an. Was diese Form des Spielens besonders problematisch macht, ist die Unbegrenztheit – irgendwelche Spieler sind immer eingeloggt, und das Spiel geht auch weiter, wenn man selbst nicht am Computer sitzt. Bei vielen Teilnehmern stellt sich so schnell das Gefühl ein, etwas zu verpassen, wenn sie offline sind. Zurzeit spielt Dennis zwischen drei und fünf Stunden täglich und ist damit noch nicht einmal ein Extremfall in der Szene der Dauerspieler. Mittlerweile hat er Übergewicht. Den Sport hat er aufgegeben. Bei einem Sportwettkampf in der Schule kam es dann zu einem regelrechten Zusammenbruch. Dennis startete beim 5000-Meter-Lauf, doch seine Beine waren schwer wie Blei. Er spürte eine Wand in seinem Inneren, gegen die er anzulaufen versuchte. Diese Wand signalisierte ihm schmerzhaft: »Bis hierhin und nicht weiter.« Völlig erschöpft gab er nach 900 Metern auf.

Ein 16-Jähriger, der keine 1000 Meter mehr laufen kann – wie ist das zu erklären? Das Phänomen sportlicher Limitierung bei Jugendlichen ist so etwas wie die dunkle Seite des eng miteinander verknüpften emotionalen und metabolischen Lernens. Während Dennis sich durch die virtuellen Straßen eines Kriegsgebiets ballerte, arbeitete sein Gehirn fieberhaft an der Lösung eines internen Problems. Als Dennis das erste Mal in die Rolle des virtuellen Elitesoldaten schlüpfte, war er noch ein anderes Ich. Damals hat das Gehirn auf den Stressor Gefahr geantwortet, wie menschliche Gehirne seit über 100 000 Jahren reagieren. Genau so, als wäre er einer Schlange begegnet. Das Gehirn stellt Energie für die Muskeln bereit. Doch diese Energie wird in den virtuellen Dauerkrisen eines Kampfspiels niemals gebraucht. Denn außer seine Finger und die Augen zu bewegen, sitzt Dennis völlig regungslos vor dem Monitor. Das angeborene Stress-Energie-Programm seines Organismus läuft in der virtuellen Auseinandersetzung ins Leere. Und das hat Folgen.

Die tägliche, mehrstündige Belastung von Dennis' Stresssystem hat dazu geführt, dass es sich im Laufe der Zeit angepasst hat und nun nicht mehr so stark ausschlägt wie am Anfang seiner Spielkarriere. Seine Stress-Brain-Pull-Achse hat sich zunächst fast unmerklich verschoben und wurde inzwischen abgeschwächt. Dennoch bleibt Dennis' Gehirnbedarf hoch, wenn er mit seinen Online-Gegnern kämpft und dabei den Atem anhält. Das führt einerseits mit großer Wahrscheinlichkeit zu dem für viele Computer-Kids typischen Übergewicht. Es sorgt aber, wie im Fall von Dennis, auch dafür, dass im echten Leben für sportliche Leistungen kaum noch Energie zur Verfügung gestellt wird. Dennis' Erschöpfungszustand beim 5000-Meter-Lauf ist keine Simulation, sondern die Folge eines negativen metabolischen Lernprozesses des Gehirns. Wie wir bereits gesehen haben, werden beim Sport das somatische (Bewegung) sowie das autonome und neuroendokrine (Energie) Nervensystem koaktiviert. Diese Kopplung führt bei Dennis kaum noch zu einer Reaktion des autonomen Systems. Wenn er jetzt losläuft, springt sein Brain-Pull nicht mehr an. Die Glukose versackt in der Muskulatur, das Hirn bekommt nicht genug Nachschub, und es storniert die Befehle zur Bewegung. Es kommt zur »Central Fatigue« – einem Zustand zentral-nervöser Erschöpfung.

Bei Dennis hat die Brain-Pull-Inkompetenz zu zwei Symptomen geführt: zu Übergewicht und zu körperlicher Inaktivität. Zwei Dinge, die nach landläufiger Meinung untrennbar miteinander verbunden sind. Wer inaktiv ist und zu wenig Sport treibt, wird nun einmal dick. Und wer erst dick ist, wird auch träge. Doch ist die Erklärung wirklich so einfach? Es ist ein bisschen wie bei der Sache mit der Henne und dem Ei. Was war zuerst da? Tatsächlich liefert die britische Early Bird Study, in der über 200 Kinder im Alter von sieben bis zehn Jahren über mehrere Jahre untersucht wurden, einen erhellenden Befund: Inaktivität entwickelt sich erst, wenn Übergewicht schon da ist, und Inaktivität geht nicht, wie allgemein angenommen, der Gewichtszunahme voraus. Dennis hat also keineswegs deshalb zugenommen, weil er die ganze Zeit am Computer gesessen und auf diese Weise zu wenige Kalorien in seiner Muskulatur verbraucht hat! Übergewicht und Inaktivität haben aber die gleiche gemeinsame Ursache: Der Brain-Pull hat sich verändert – von kompetent hin zu inkompetent.

Aber es gibt in diesem Zusammenhang auch eine gute Nachricht. Sie kommt von einer französischen Forschergruppe und ist ein erster Beleg, dass es für metabolische Fehlleistungen praktikable Therapien geben kann. So wiesen die Wissenschaftler nach: Übergewichtige können mit körperlichem Training ihren Brain-Pull wieder stärken. Bewegung senkt langfristig das Nüchtern-Insulin und die Insulinausschüttung beim Essen. Wer Sport treibt, verbrennt also nicht nur Kalorien, sondern stärkt sogar einen aus dem Takt geratenen Brain-Pull.

Falschsignale

Nicht nur Cues und Stresserfahrungen bringen unser Gehirn in eine Versorgungskrise und sind damit Auslöser für Übergewicht. Auch durch die Nahrung selbst können Fehlprogrammierungen des Energiestoffwechsels hervorgerufen werden. Physiologisch gesehen bestehen Nahrungsmittel nämlich nicht nur aus Kohlenhydraten, Proteinen und Fetten (Energie), sondern auch aus wichtigen Botschaften für das Gehirn, die wir über unsere Sinneswahrnehmungen aufnehmen und entschlüsseln. Werden diese Informationen aber künstlich hergestellt oder verfremdet, kann es zu Softwarefehlern im Gehirn kommen. Analog zu Computerviren, die eine Festplatte manipulieren, können Falschsignale aus der Nahrung die Programme zur Nahrungserkennung und Energieverteilung unseres Gehirns verändern.

Ein Apfel enthält nicht nur Zucker, er ist auch rot, duftet, schmeckt süß und unverwechselbar aromatisch. Diese Informationen ermöglichen es dem Gehirn, ihn nicht nur als genießbare Frucht zu erkennen oder wiederzukennen, sondern auch beim Verzehr die Stoffwechselprozesse in Gang zu setzen, die eine optimale Verwertung ermöglichen. Der Verdauungsapparat stellt sich auf eine Obstmahlzeit anders ein als auf ein Fleischgericht, und er verlässt sich dabei auf die Informationen der Geschmacksnerven, so wie ein Küchenchef auf den Restaurantleiter vertraut, wenn der ihm mitteilt, dass mittags eine zwanzigköpfige Reisegruppe eintrifft und dementsprechende Vorbereitungen zu treffen sind.

Mit Hilfe der Informationen, die ihnen der Geschmackssinn lieferte, eigneten sich unsere Vorfahren in Jahrtausenden grundlegendes Wissen über die Genießbarkeit bestimmter Früchte an und programmierten ihren Stoffwechsel auf die Verwertung dieser Nahrungsmittel. Neues kam damals eher selten hinzu. Der Speiseplan des Menschen erweiterte sich erst mit der Einführung der Landwirtschaft und dabei zunächst mit der Viehzucht. Damals, vor rund 8000 Jahren, begannen die Menschen, sich an ein neues und bis dahin unbekanntes Lebensmittel zu gewöhnen: Kuhmilch. Die war zwar nahrhaft und schmeckte gut, aber die Laktose (= Milchzucker) wurde von den ersten Milch trinkenden Menschen nicht gut vertragen. Es kam zu Verdauungsbeschwerden. Erst langsam lernte der menschliche Verdauungsapparat den Umgang mit dem neuen Nahrungsmittel – ein aktiver Prozess, der allerdings nie ganz abgeschlossen wurde. Laktoseintoleranz zählt deshalb auch heute noch zu den häufigsten Lebensmittelunverträglichkeiten.

Zu Anfang der Neuzeit wurden die Menschen in Europa erstmals in größerem Umfang mit neuen kulinarischen Herausforderungen konfrontiert. Seefahrer brachten Nahrungsmittel aus den neuen Welten mit, auf die zu verzichten uns heute undenkbar erschiene: Tomaten, Kartoffeln, Reis, Bananen und vieles mehr. Die Zeit der großen Entdecker war also auch eine Epoche umwälzender Geschmackserfahrungen.

Wie bei jeder Revolution muss das Neue erst verinnerlicht und erlernt werden – in diesem Fall über den Geschmackssinn. Ein schlechter, etwa ein sehr bitterer Geschmack ist in vielen Fällen ein Hinweis darauf, dass eine Frucht nicht zum Verzehr geeignet ist. Bis heute teilen wir in der deutschen Sprache Früchte, Blätter oder Wurzeln nicht in Kategorien ein wie »essbar« oder »nicht essbar«, sondern in »genießbar« und »ungenießbar«. Die Wortwahl verdeutlicht, dass der Geschmackssinn bei der Beurteilung, was wir essen, von jeher eine entscheidende Rolle gespielt hat. Leider versagt der Geschmackstest bei einigen sehr giftigen Pilzen und Pflanzen, und man ahnt, dass der Entdeckergeist, neue Nahrungsmittel zu finden, viele Opfer unter den Vorkostern gefordert hat.

Heute, zu Beginn des 21. Jahrhunderts, erleben wir eine neue Geschmacksrevolution – eine, für die es in der Menschheitsgeschichte keinen Vergleich gibt. In der modernen Nahrungsmittelindustrie lässt sich jedes Produkt beliebig mit Informationen aufladen. Faserstoffe, Proteine, Fette sind kombinierbar, Aromastoffe und Geschmacksverstärker können dem Produkt die gewünschte Geschmacksrichtung geben, weitere Zusätze machen es knusprig und cremig oder geben ihm eine ansprechende Farbe. Wenn wir heute zum Beispiel eine Bananenmilch bestellen, kann es passieren, dass wir zwei komplett verschiedene Lebensmittel serviert bekommen: ein Getränk, bei dem eine Banane mit Vollmilch in einem Mixgerät verarbeitet wurde – oder eine nährstoffreiche Flüssigkeit, die aus Wasser, Milchpulver, künstlichem Bananenaroma und Maiszucker oder wahlweise künstlichem Süßstoff besteht.

Was bedeutet es für unser Geschmackszentrum, wenn etwas nach Banane schmeckt, aber gar keine Banane ist? Oder wenn die Geschmacksnerven auf der Zunge Süßes signalisieren, aber kein Zucker enthalten ist? Derartige Falschsignale kann man mit Trojanern vergleichen, die die Festplatte eines Computers kapern: Sie verändern die Software, ohne dass dies zunächst auffällt. Falschsignale sind Trojaner der Ernährung – sie programmieren den Brain-Pull und unseren Stoffwechsel um, ohne dass uns dies bewusst wird. Und sie lauern nicht nur in industriell gefertigter Nahrung, sondern auch in Medikamenten, illegalen Drogen oder Alkohol. Deshalb soll es in diesem Kapitel darum gehen, aus welchen unterschiedlichen Quellen die falschen Signale stammen und was genau sie im Gehirn bewirken.

Süßstoff – die gefälschte Energie-Ankündigung

Süßstoffe sind einer der am häufigsten vorkommenden falschen Informationsträger in Lebensmitteln. Die Industrie verspricht mit ihren Süßstoffen Abnehmeffekte und macht folgende Rechnung auf: Eine künstlich gesüßte Limonade enthält wesentlich weniger (bis zu null) Kalorien als die gleiche Menge eines mit Zucker versetzten Getränks. Man soll also mit jedem Light-Drink Energie einsparen, die in Körperfett umgesetzt werden könnte. Man trinkt sich sozusagen satt, ohne die lästigen Kalorien. Das Problem ist, dass diese verheißungsvolle Information den Teil unseres Gehirns, der den Energiestoffwechsel reguliert, nie erreicht. Im Gegenteil: Wer zum Beispiel eine Light-Limonade trinkt, kündigt seinem Gehirn über den süßen Geschmack einen Glukoseschub an, der allerdings nicht im Blut ankommt. Das Gehirn reagiert verwirrt. Es kann das süße Falschsignal nicht deuten. Woher soll es auch wissen, dass uralte Erkenntnisse über den Geschmack energiehaltiger Lebensmittel von findigen Nahrungsmittelchemikern (Food-Designern) auf den Kopf gestellt wurden: von süß = Energie auf süß = null Kalorien? Und die Verwirrung steigert sich, je häufiger solche Fehlermeldungen im System auftauchen. Das Gehirn beginnt, diese unsichere Situation als Nährstoffkrise zu deuten. Gerade beim Thema Glukose reagiert das Gehirn besonders empfindlich und schnell. Schließlich ist Glukose sein Treibstoff. Eine Glukosekrise muss also unbedingt verhindert werden. Nach wiederholten Täuschungen ruft das Gehirn – trotz süß schmeckendem Light-Getränk – einen Notstand aus. Und das Dekret lautet: Wir brauchen mehr Nahrung. An dieser Stelle nimmt ein großes Missverständnis seinen Lauf. Die Idee der »Weniger ist mehr«-Produkte der Lebensmittelindustrie besteht im Wesentlichen aus Kalorienbeschränkung, verbunden mit Selbstdisziplin. Aber genau da macht uns das Gehirn einen Strich durch die Rechnung. Denn Zucker kann und will es sich auf keinen Fall abgewöhnen.

Wie störend sich das Süßsignal auf das Gehirn und den Körper auswirkt, belegen Tierversuche des Forschers Terry L. Davidson. Ratten wurde entweder Glukose oder nur Süßstoff (ohne Energie) angeboten. Die Tiere wussten aber nicht, wann die echte Energie kam und wann die gefälschte. Alles schmeckte süß! Die Tiere waren metabolisch verunsichert und konnten ihren Sinnen nicht mehr trauen, die Ankündigung nicht deuten, die Stoffwechselflüsse im Körper nicht optimal einrichten. In dieser Verunsicherung reagierte ihr Gehirn, wie auch unseres in solchen Situationen reagieren würde: Es stellte sich auf »Nummer sicher« um und wurde »taub« für Süßbotschaften. Der neue Befehl des Gehirns lautete: Noch mehr essen, um den Nachschub zu sichern. Denn bei einer erhöhten Nahrungszufuhr ist in jedem Fall ausreichend Energie fürs Gehirn vorhanden! Tatsächlich änderten die Versuchstiere von Davidson ihr Essverhalten und nahmen auf Dauer an Gewicht zu. Auch beim Menschen gibt es mittlerweile Ergebnisse aus der Lübecker Forschergruppe darüber, wie ihr Stoffwechsel auf »nur süß«, »süß plus Energie« oder »nur Energie«, das heißt auf Süßstoff, Glukose oder Stärke, reagiert. Bei normalgewichtigen Menschen spricht der Stoffwechsel auf alle drei Stoffe unterschiedlich an. Bei übergewichtigen Menschen hingegen stellte sich heraus, dass sie »taub« sind gegenüber Süßbotschaften und ihre Regulation der Energieflüsse unsensibel ist.

Kortison – die künstliche Brain-Pull-Bremse

Über den Einfluss des Stresshormons Kortisol auf das Stresssystem, den Brain-Pull und den Energiestoffwechsel haben wir bereits einiges erfahren. Ähnlich wie Kortisol verhält sich auch sein synthetischer Zwilling, das Kortison. Die in der Öffentlichkeit verwendete Bezeichnung »Kortison« steht hier stellvertretend für eine ganze Klasse synthetischer Abkömmlinge des natürlichen Stresshormons und ist eines der wirksamsten Medikamente, die die Medizin kennt. In Tabletten- oder Spritzenform wirkt es entzündungshemmend und dämpft das Stresssystem. Vor allem Menschen mit Asthma oder Rheuma nehmen Kortison oft über Jahre regelmäßig ein. Die hohe Wirkungskraft hat aber auch ihre Schattenseiten, sie führt zu gravierenden Nebeneffekten: Genau wie das körpereigene Kortisol entfaltet das zugeführte Kortison seine Wirkung am GR im Hypothalamus des Gehirns. Es bremst den Brain-Pull und verursacht so das bereits bekannte Phänomen der Unterversorgung des Gehirns. Zum Falschsignal wird Kortison, weil es massiv in das Stresssystem eingreift. Die Rezeptoren können nämlich zwischen körpereigenem Kortisol und zugeführtem Kortison nicht unterscheiden und reagieren auf beide. Durch das Störfeuer des Kortisons wird die Flexibilität des Stresssystems stark eingeschränkt, der Brain-Pull wird schwach. Immer wenn der Brain-Pull schwach ist, bleibt dem Gehirn nur eine Alternative: mehr Energie bestellen, also mehr essen. Deshalb gehört Übergewicht zu den typischen Nebenwirkungen einer anhaltenden Kortisonbehandlung. Immerhin aber kann das Gehirn im Fall von Kortison sein Energieproblem durch zusätzliche Nahrungsaufnahmen lösen. Es gibt aber Falschsignale, die dem Gehirn keine Handlungsalternative lassen.

Sulfonylharnstoffe – die gefälschte Energie

Es ist die klassische Krankengeschichte älterer Menschen: Eine achtzigjährige Patientin wird mit Oberschenkelhalsbruch in die Notaufnahme eingeliefert. Sie ist nicht ansprechbar, liegt im Koma. Schnell wird deutlich, dass das Koma nicht Folge der Verletzung, sondern ihr Auslöser war. Die Frau hat

Typ-2-Diabetes. Sie erlitt eine massive Unterzuckerung, verlor das Bewusstsein (Global Silencing), stürzte und zog sich dabei die Fraktur zu. Ihre Glukosewerte im Blut sind dramatisch niedrig und bleiben es auch, obwohl der Patientin auf der Intensivstation große Mengen Glukose intravenös zugeführt werden. So gelingt es den behandelnden Intensivärzten zwar umgehend, die alte Dame aus dem neuroglukopenischen Koma (verursacht durch den Glukosemangel) zu holen – aber es dauert dennoch drei Tage, bis sich ihre Blutglukosewerte wieder stabilisiert haben. Bei einer derartigen Zufuhr von Glukose hätten die Werte eigentlich in wenigen Minuten ansteigen müssen. Es hat also den Anschein, als würde die Glukose aus dem Blut die Hirnzellen überhaupt nicht mehr erreichen. Den behandelnden Intensivmedizinern wurde schnell klar, dass die Patientin von ihrem Arzt Tabletten zur Regulierung ihres erhöhten Blutzuckerspiegels erhalten hatte – sogenannte Sulfonylharnstoffe. Dieser Wirkstoff wird häufig als Alternative zu einer Insulinbehandlung eingesetzt. Wie beim Insulin besteht das Ziel dieses Behandlungskonzeptes darin, den Blutzucker zu senken. Sulfonylharnstoff wirkt direkt an den Energiesensoren im menschlichen Organismus, vor allem an den Sensoren der Neuronen im Gehirn, welche die verfügbare ATP-Menge messen (zur Erinnerung: ATP sind aufbereitete Energieeinheiten, die jedes Neuron benötigt, um arbeiten zu können). Sulfonylharnstoff täuscht im Neuron einen hohen ATP-Füllstand vor, auch wenn dies gar nicht der Fall ist. So werden die Neuronen und das Brain-Pull-Zentrum im Unklaren gelassen, ob genügend Energie vorhanden ist oder nicht. Gibt es keine Bedarfsmeldungen der Neuronen, springt der Brain-Pull auch nicht an. Die Körperspeicher bleiben trotz Energiekrise im Gehirn geöffnet, Glukose wandert ins Fettgewebe und der Blutzuckerwert sinkt – das ist ja auch das eigentliche Ziel dieser Behandlungsform. Üblicherweise würde bei einem schwachen Brain-Pull jetzt der Body-Pull aktiviert werden, um einen inneren Schrei nach Nahrung auszustoßen. Es verwundert daher nicht, dass die Dame über die fünf Jahre, die sie die Sulfonylharnstoff-Tabletten schon einnimmt, einige Kilo zugenommen hat. Doch jetzt bleibt ihr Body-Pull offenbar unbeantwortet. Vielleicht sinkt der Energiefüllstand in den Nervenzellen so rasch ab, dass ihr für Gegenmaßnahmen wie Essen keine Zeit bleibt. Noch immer signalisieren die Neuronen, dass sie voller ATP stecken, obwohl ihr Tank fast leer ist und sie nur noch auf Reserve laufen. Plötzlich kann das Gehirn zur Neuroprotektion nur noch die Notbremse ziehen. Jeder weitere Energieverbrauch durch Arbeit würde dazu führen, dass sich die Nervenzellen des Gehirns selbst zerstören wie Motoren, deren Kolben sich festfressen, weil sie nicht mehr ausreichend mit Öl versorgt werden. Die letzten ATP-Reste verwenden die Neuronen, um ihre Zellwände zu stabilisieren, dann schalten sie sich ab. Das Gehirn fällt ins Koma. Ungeachtet dieser Komplikationen im Hirnstoffwechsel diskutieren Mediziner bereits seit den 1970er Jahren über die Frage, ob die Behandlung mit Sulfonylharnstoffen nicht zu schwerwiegenden Komplikationen am Herzen führt und ob sie daher überhaupt sicher ist.

Antidepressiva – die trügerische Besänftigung

Wenn wir ein Kind trösten, legen wir ihm besänftigend die Hand auf die Schulter, streicheln es oder nehmen es in den Arm. Diese körperliche Zuwendung wirkt fast immer. Zärtliche, liebevolle Berührungen werden vom Nervensystem direkt in den Hirnstamm geleitet und dort in Serotonin übersetzt. Dieser Nervenbotenstoff – oft fälschlich als Glückshormon bezeichnet – hat die Funktion, beruhigend zu wirken. Serotonin ist also die Trostwährung in unserem Gehirn, und wenn wir uns getröstet fühlen, sollen alle Teile des Gehirns davon erfahren.

Es ist also wenig verwunderlich, dass sich die pharmazeutische Forschung seit langem für Serotonin interessiert. Sich untröstlich, niedergeschlagen, antriebslos und unglücklich zu fühlen sind Symptome einer der großen Erkrankungen unserer Zeit. Und so entwickelte die Pharmaforschung Medikamente zur Behandlung von Depressionen, die in den Serotoninhaushalt des Gehirns eingreifen. Sie gehören zur Gruppe der Serotoninwiederaufnahmehemmer – ein Wortungetüm, das aber ziemlich genau beschreibt, wie das Medikament wirkt. Denn die frohe Botschaft des Serotonins ist flüchtig, sie wird von ihrer Wirkstätte, dem Synapsenspalt, normalerweise schnell entfernt. Statt nun künstliches Serotonin ins Gehirn zu schleusen, gehen diese Mittel deshalb einen anderen Weg: Sie verzögern den Abtransport von Serotonin, indem sie die Transporter hemmen, die den Botenstoff wieder in die Nervenzelle überführen sollen. So bleibt das Serotonin länger aktiv im Gehirn und wirkt stimmungsaufhellend.

Der pharmazeutischen Industrie kommt die Auffassung, dass Depression ein Serotoninmangelzustand sei, nicht ungelegen. Hirnphysiologisch betrachtet ist die Wortwahl jedoch unglücklich, denn sie lässt den Eindruck entstehen, dass es sich bei einer depressiven Erkrankung lediglich um ein Produktionsproblem eines Stoffes im Gehirn handelt. Diese Sicht ist problematisch, weil sie eine mögliche tiefere Ursache außer Acht lässt. Warum sind wir traurig und niedergeschlagen? Gefühle sind wichtige Botschaften unserer Psyche an uns. Serotoninpräparate, wenn sie auch unbestritten ihre therapeutische Bedeutung in besonderen Situationen haben, unterdrücken diese Hinweise auf die zugrunde liegenden Stressoren und geben stattdessen das trügerische Signal, dass es um uns bestens steht. Das hebt zwar vorübergehend die Stimmung, verstellt uns aber auch den Zugang zum ursächlichen Problem.

Darüber hinaus können Antidepressiva als eine Quelle besonders starker Falschsignale betrachtet werden. Serotoninwiederaufnahmehemmer und auch andere Antidepressiva bezeichnet man in der Pharmakologie daher auch als »dirty drugs«, schmutzige Substanzen. Schmutzig deshalb, weil niemand weiß, wo überall im Gehirn sie ihre Wirkung und vielfältigen Nebenwirkungen entfalten. Manche schwächen den Brain-Pull und machen die Patienten dick, andere bewirken genau das Gegenteil. Eines ist aber gewiss: Serotoninwiederaufnahmehemmer greifen massiv in das Stresssystem, den Stoffwechsel und die Energieverwaltung des Gehirns ein.

Opioide – eine Belohnung ohne Grund

Warum sind wir Menschen so versessen auf Erfolge? Warum sehnen wir uns nach Anerkennung und Lob? Warum beschreiben Fußballspieler ihre Emotionen als unbeschreibliches Glücksgefühl, nachdem sie ein wichtiges Tor erzielt haben? Die Antwortet lautet: Erfolgserlebnisse sind reines Opium.

Opioide wie Morphium sind nicht nur sehr wirksame Schmerzmittel in der Medizin und die Grundlage von süchtig machenden Drogen, sondern sie werden auch in unserem Körper produziert. Gemeint sind die Endorphine, jene glücksbringenden Substanzen, die das Gehirn an sich selbst abgeben kann, mit deren Ausschüttung es aber geizt. Ein Endorphinstoß erfolgt als eine Art Belohnung für etwas, was uns besonders gut gelungen ist und dessen wir uns im Vorhinein nicht sicher sein konnten. Das kann die Fertigstellung einer künstlerischen Arbeit sein, ein Sieg im Sport oder ein Geschäft, das wir erfolgreich zum Abschluss gebracht haben.

Interessanterweise ist die Endorphinausschüttung aber noch mehr als nur die Anerkennungsprämie für gute Leistung: Sie begleitet darüber hinaus den Vorgang, Fähigkeiten abzuspeichern, die zum Erfolg geführt haben. Ausgelöst wird sie durch einen anderen Botenstoff, welcher unmittelbar zuvor freigesetzt wird: das Dopamin. Erreicht dieser Botenstoff an einer Synapse hohe

Konzentrationen, so begünstigt er hier die Synapsenprogrammierung auf Langzeitlernen (LTP). Was wir unter Dopamineinfluss erleben, wird von unserem Gehirn als wiederholungswürdiger Erfolg bewertet und brennt sich uns ein.

Von außen zugeführte Opioide wie Morphium oder Heroin docken ebenfalls an den Endorphinrezeptoren an und lösen dadurch auch ein Belohnungsgefühl aus, aber es findet natürlich parallel kein lohnender Lernprozess statt. Man hat ja auch nichts geleistet, sondern lediglich eine Droge eingenommen.

Es gibt noch weitere Auswirkungen, die bisher kaum beachtet wurden. Die Falschsignale, die durch die Einnahme von Morphium (oder Heroin) ausgelöst werden, schwächen auch den Brain-Pull, denn Opioide hemmen das Stresszentrum. Bekanntermaßen entwickeln Heroinabhängige daher unter der direkten Einwirkung der Droge Heißhunger auf Süßes.

Opioide können das Stresssystem aber im Extremfall auch so außer Kraft setzen, dass es zu einer lebensbedrohlichen Situation kommt. In der Zeit, als ich noch Oberarzt war, wurde ein 64-jähriger Patient in die Notaufnahme der Universitätsklinik eingeliefert. Sein Kreislauf stand kurz vor dem Zusammenbruch, sein Bewusstsein war getrübt. Die Blutanalyse zeigte eine außergewöhnliche Anomalie: Der Kortisolwert des Patienten war fast bei null. Das Stresssystem war kurz davor, seine Arbeit einzustellen, denn eine minimale Konzentration von Kortisol ist für die Aufrechterhaltung des Stresssystems in seiner Ruhelage unabdingbar. Für diese Aufrechterhaltung ist, wie wir zuvor erfahren haben, der empfindliche Kortisolrezeptor (MR) verantwortlich. Das bedeutet unter anderem auch, dass der Brain-Pull nicht mehr arbeiten kann – es drohte also eine akute Energieunterversorgung des Gehirns. Das war der Grund, warum der Mann nicht ansprechbar war. Zunächst retteten wir den Patienten dadurch, dass wir ihm sein fehlendes Kortisol mit Infusionen, später in Tablettenform ersetzten. Die Ursache der ungewöhnlich niedrigen Kortisolwerte war zunächst unklar – bis sich herausstellte, dass der Patient wegen eines chronischen, sehr schmerzhaften Rückenleidens seit geraumer Zeit Opiumpflaster trug. Diese Pflaster geben das Schmerzmittel über die Haut ins Blut ab. Bei der Visite entschied ich, probeweise das Pflaster zu entfernen. Für den Patienten keine leichte Sache, weil die Schmerzen zurückkamen. Die Diagnose stellte sich als richtig heraus: Bereits einen Tag später stieg der Kortisolwert wieder auf normales Niveau. Der Brain-Pull und die Energieversorgung des Gehirns funktionierten wieder. Von den Opioidpflastern auf Dauer loszukommen war für den schmerzgeplagten Patienten indes alles andere als leicht …

Cannabis – den Stress einfach abschalten?

Wie die Opioide sind auch die Cannabinoide Botenstoffe, die unser Körper selbst herstellen und ausschütten kann und die das Stresssystem dämpfen. Cannabioide sind deshalb auch als Drogen so beliebt, weil sie schlechter Stimmung und Überforderungsgefühlen entgegenwirken. Doch diese Form der emotionalen »Entlastung« macht sie gleichzeitig so gefährlich. Cannabis löst ein starkes Falschsignal aus. Es schwächt das dynamische Anspringen des Stresssystems ab, obwohl die Gründe für die Stressreaktion vorhanden bleiben. Das wiederum kann typischerweise verhindern, dass die eigentlichen Probleme gelöst werden, welche die Stressbelastung verursacht haben. Und: Cannabis hemmt ebenfalls den Brain-Pull. Starke Hungergefühle nach der Einnahme und Gewichtszunahme bei andauerndem Cannabismissbrauch sind typische Begleiterscheinungen.

Alkohol – ein Anschein von Beruhigung und Glück

Neben Kortisol, Serotonin, dem Endorphin- und dem Cannabinoid-System kennen wir einen weiteren Spieler, wenn es darum geht, das Gehirn zu beruhigen: GABA. Während Kortisol, Serotin, Opiade und Cannabinoide in erster Linie das Stresssystem hemmen, ist GABA der Stoff, der uns die Lichter ausknipst. Fast jedes Narkosemittel dockt an den GABA-Rezeptoren an, um blitzschnell das Bewusstsein abzuschalten. Auch Alkohol wirkt direkt auf die GABA-Rezeptoren. Deshalb kann man wie bei Narkosemitteln auch bei Alkohol ziemlich genau die Menge berechnen, bei der ein Mensch das Bewusstsein verliert. Die Symptome der Trunkenheit – Schwindelgefühle, Sprachstörungen, Wahrnehmungsstörungen – sind genau genommen nur Stationen auf dem Weg zur Bewusstlosigkeit. Ähnliche Anzeichen begegnen uns übrigens auch bei Menschen mit Diabetes, die einen Unterzuckerschock erleiden. Es sind die Symptome der Neuroglukopenie: Der Energiefluss zum Gehirn versiegt, das Gehirn schaltet Areale ab, um sich vor den Folgen einer drohenden Unterversorgung zu schützen, bis als letzter Ausweg nur die Bewusstlosigkeit bleibt. Ein Alkoholrausch kann zu solch einem dramatischen Absinken des Glukosestoffwechsels im Gehirn führen. Viele Diabetespatienten erklärten mir, dass sie die Symptome einer Glukosekrise von den Anzeichen eines Alkoholrausches nicht unterscheiden könnten – beides fühle sich für sie gleich an.

Beim Alkoholgenuss werden über die GABA-Rezeptoren nicht nur die globale Hirnfunktion, sondern auch das Stresssystem und damit der Brain-Pull gedämpft. Dann fordert das Gehirn weniger Energie aus dem Körper ab. Folglich wird mehr Insulin ausgeschüttet, und die Speicher öffnen sich. Energie, die eigentlich im Gehirn gut gebraucht werden könnte (neuroglukopenische Symptome!), wird stattdessen in die Körperdepots abgeführt. Im Gegensatz zu anderen Drogen, die ebenfalls über beruhigend wirkende Falschsignale den Stoffwechsel auf Energiespeicherung programmieren, enthält Alkohol selbst große Kalorienmengen, ist also ein Energieträger. Dadurch erhöht sich die Menge der abzuspeichernden Energiemengen deutlich.

Doch damit ist die Liste der Falschsignale, die durch den Genuss von Alkohol in Gang gesetzt werden, noch nicht abgeschlossen. Denn auch beim Trinken wird Dopamin freigesetzt, es kommt also zu einer ungerechtfertigten Belohnung. Das Gehirn aber bewertet unter dem Einfluss des Dopamins die Umstände seiner Ausschüttung als positiv und speichert sie ab. Diese Umstände sind nicht selten geselliger Art. Möglicherweise erklärt diese durch Dopamineinfluss geförderte Konditionierung, warum Betriebsfeiern, Partys, Diskobesuche oder Vernissagen ohne den Ausschank von Alkohol den meisten Menschen undenkbar erscheinen.

Aus all den genannten Gründen spielt Alkohol als mehrfaches Falschsignal eine nicht unerhebliche Rolle bei der globalen Übergewichtsepidemie. Soziale und berufliche Niederlagen gehen häufig mit hohem Alkoholkonsum einher. Da Alkohol dazu beiträgt, den Brain-Pull zu dämpfen, sind bei vielen Menschen, die regelmäßig größere Mengen trinken, die Insulinwerte deutlich erhöht. Ein Großteil der Energie aus dem Alkohol und der Nahrung wird in den Fettdepots abgespeichert. Um die Energieversorgung trotzdem zu gewährleisten, wird noch mehr gegessen. So kann erhöhter Alkoholkonsum auch zu einem Übergewichtsproblem führen.

Was ist also eigentlich noch normal? Tatsache ist, dass wir alle in einer Welt der Falschsignale leben. Sie stecken in industriell gefertigten Nahrungsmitteln, in unseren Trinkgewohnheiten, in Medikamenten, in den Alltagsfluchten der illegalen Drogen. Jeder von uns speist sein Gehirn mit Falschsignalen – der eine mehr, der andere weniger. Wir bombardieren unser Gehirn mit Botschaften, die es falsch deutet und die zu fehlerhaften Programmierungen führen. Was aber können wir dagegen tun? Am besten wäre es natürlich, sich von Falschsignalen fernzuhalten. Bei einigen, wie zum Beispiel den Süßstoffen, ist dies leicht machbar, denn Süßstoffe sind auf den Lebensmittelverpackungen aufgeführt. Bei anderen, wie beispielsweise den Opiaten, die bei extrem starken Schmerzen verabreicht werden, ist es schon schwieriger. Abgesehen davon ist mit den hier genannten chemischen Substanzen die Liste der Falschsignale noch lange nicht zu Ende – auf diesem Gebiet der Chemie besteht noch erheblicher Forschungsbedarf. Falschsignalen komplett aus dem Weg zu gehen ist daher illusorisch; der kompetente und kritische Umgang mit ihnen hingegen ist ein realistisches und erstrebenswertes Ziel. Nicht nur wir selbst würden davon profitieren, sondern auch unsere Kinder, an die wir diesen bewussteren Umgang mit Falschsignalen weitergeben können. Auf Dauer gibt es dazu keine Alternativen: Denn Falschsignale schränken die Verhaltensflexibilität des Brain-Pulls ein. Wie bei einem Mitarbeiter, dem man zu viele und widersprüchliche Anweisungen gibt, verliert der Brain-Pull seine Sicherheit und seine Urteilsfähigkeit, und dann lässt er zwangsläufig in seiner Arbeitsleistung nach. In der Berufswelt leidet unter einem derartigen Missmanagement am Ende die ganze Firma. Im Fall des geschwächten Brain-Pulls tragen Gehirn und Körper die Folgen. Und Übergewicht ist nur eine davon.

Die wahren Ursachen von Übergewicht erkennen und bekämpfen

Dem Tiger geht es schlecht und er fällt vorm Wald einfach auf den Boden. Sein Freund, der Bär, trägt ihn nach Hause und verspricht: »Ich mach dich gesund.« Er verbindet und bekocht ihn. Als der Zustand sich nicht verbessert, kommen Tante Gans und der Hase mit den schnellen Schuhen ihn besuchen. Der Hase mit den schnellen Schuhen rät dem Tiger, ins Krankenhaus für Tiere zu gehen. Am nächsten Tag wird der Tiger abgeholt und alle seine Freunde begleiten ihn zum Krankenhaus. Doktor Brausefrosch stellt fest, dass dem Tiger ein Streifen verrutscht ist. Nach der Operation wird der Tiger wieder von all seinen Freunden nach Hause gebracht.

Das Kinderbuch *Ich mach Dich gesund, sagte der Bär* von Janosch erzählt vom Kranksein. Es handelt vom Krankenhaus, von einem Arzt und einer Diagnose, von einer Operation und der folgenden Genesung. Es geht um Fürsorge und Pflege, um die Anteilnahme von Freunden, die sich rührend um den Patienten kümmern und ihm mit Rat und Tat zur Seite stehen. Hauptfigur dieser kleinen Geschichte ist aber nicht der kranke Tiger, sondern der aufopferungsvolle Bär. Er kümmert sich um den Kranken, überlegt, was er für ihn tun kann, fragt nach seinen Wünschen und kocht seine Lieblingsgerichte. Der Tiger begibt sich fast genießerisch in die Rolle des Pflegebedürftigen, der verrutschte Streifen und die Operation werden zur Nebensache. In dieser Passivität des Tigers und dem Versprechen des Bären, ihn gesund zu machen, tritt eine Haltung zutage, die uns auch in der Wirklichkeit begegnet. Denn sie prägt nach wie vor das Verhältnis von Patient und Arzt.

Was erwarten wir eigentlich, wenn wir uns mit einem gesundheitlichen Problem an einen Arzt wenden? Natürlich Hilfe, am besten Heilung, wenigstens aber das Versprechen, wieder gesund zu werden. Der Patient schildert die Symptome, er beantwortet Fragen des Arztes und erwartet eine Diagnose, eine Therapie, ein Rezept. Die Rollen sind klar verteilt. Während der Arzt aktiv heilt, wartet der Patient passiv ab. Dieses Rollenverständnis drückt sich auch sprachlich aus, da die beiden Wörter »Patient« und »passiv« den gleichen Wortstamm haben: lat: ›passio‹ – das ›Leiden‹. Dieser Erwartungshaltung wird in vielen Gebieten der modernen Medizin bis heute Vorschub geleistet. Die medikamentengestützte Medizin reduziert die Mitarbeit des Patienten – die Compliance – auf die regelmäßige Einnahme von Tabletten und das Erscheinen zu gelegentlichen Kontrolluntersuchungen. Die Chirurgie wiederum verspricht Abhilfe durch einen Eingriff – eine OP, folgende Rekonvaleszenz, und dann ist das Problem gelöst. Bei vielen Erkrankungen sind Behandlungen mit Medikamenten oder Operationen unbestritten erfolgreich. Was aber, wenn dieses therapeutische Angebot nicht ausreicht? Es gibt Erkrankungen, bei denen die moderne pharmakologische und chirurgische Medizin sich in einer Sackgasse zu befinden scheint. Übergewicht ist so ein Sackgassen-Problem. Pharmakologische Konzepte sind grandios gescheitert, operative Methoden bergen ungeklärte Risiken und Nebenwirkungen. Wie aber könnte ein anderer Weg bei der Behandlung von Übergewicht (und der damit verbundenen Folgeerkrankungen) aussehen? Welche »Arbeitsteilung« zwischen Patient und Arzt oder Therapeut hilft in diesem Fall wirklich weiter?

Ein neues Therapieprinzip zur Behandlung von Übergewicht ergibt sich aus der Selfish-Brain-Theorie: Entscheidend ist dabei die Erkenntnis, dass Übergewicht entsteht, wenn die Balance zwischen hirnenergetischer und emotionaler Homöostase gestört ist. Da unser Stresssystem maßgeblich dafür verantwortlich ist, ob wir uns in unserer emotionalen Homöostase befinden, besteht eine wesentliche Voraussetzung für eine erfolgreiche Therapie darin, dass unser Stresssystem in seine stabile Ruhelage kommen kann. Und zwar ohne dass wir dafür auf Hilfsstrategien wie vermehrte Nahrungsaufnahme oder die Einnahme von Medikamenten oder Drogen zurückgreifen müssten. Gelingt es dem betroffenen Menschen schließlich, seine hirnenergetische und seine emotionale Homöostase (also die Ruhelage des Stresssystems) wiederherzustellen, ergibt sich als ein Nebeneffekt die Normalisierung seines Körpergewichtes. Da also das Hauptziel dieser Therapie zur Behandlung von Übergewicht nicht vorrangig darin besteht, Körpergewicht abzubauen, sondern zur eigenen emotionalen Homöostase zurückzufinden, ist es nicht verwunderlich, dass Gefühle im Zentrum dieser Behandlungsstrategie stehen.

Ein nüchterner, klinisch anmutender Raum auf dem Campus der University of Southern California in San Francisco. Zwölf Jungen und Mädchen im Alter von 12 bis 18 Jahren sitzen sich in einem Kreis gegenüber. Alle Teilnehmer sind übergewichtig. Sie haben sich entschieden, an einem psychologischen Forschungsprojekt zur Behandlung von Übergewicht teilzunehmen. Jeder der Anwesenden wird im Verlauf der Therapie über seine Lebens- und Leidensgeschichte sprechen. Für viele ist es das erste Mal, dass sie überhaupt die Möglichkeit haben, ihre Sorgen und Nöte mitzuteilen. Ein Mädchen empfindet seit Jahren ungelöste Konflikte in der Familie als große Belastung, ein Junge verzweifelt am Mobbing in der Ausbildung, ein anderer fühlt sich ausgebrannt und kann seit Monaten kaum noch seinen Alltag bewältigen. Die Familientherapeutin Laurel Mellin, die die Sitzung leitet, stellt Fragen, ermuntert zum Sprechen und zum Betrachten der eigenen Befindlichkeit. Was fühle ich? Empfinde ich eher Trauer, Angst oder Schuld? Kann ich die Ursachen meines schlechten Gefühls benennen?

Gruppen wie diese betreut Mellin seit vielen Jahren. 2005 hatte ich Gelegenheit, ihr bei der Arbeit zuzusehen. Sie hält Trainingsprogramme ab, die den Teilnehmern helfen sollen, Konfliktfelder zu erkennen, Probleme offensiv anzugehen und

Lösungswege zu beschreiten. Beim Großteil ihrer jugendlichen Patienten ist der mit ungelösten inneren oder äußeren Konflikten verbundene Stress zu einem klinischen Problem geworden. Würde man sie einem Stresstest mit anschließendem Buffet unterziehen, fände man bei vielen Probanden sicher einen typischen Befund: nämlich, dass ihre Kortisolwerte im Verlauf nur wenig dynamisch-flexibel reagieren – ein deutlicher Hinweis auf eine chronische oder zurückliegende Stresserkrankung. Denn das Gehirn hat sich in Fällen wie diesen längst so an die Stressoren gewöhnt, dass es kaum noch reagiert.

Der Familientherapeutin war bereits vor Jahren aufgefallen, dass Stresserkrankungen häufig mit Depressionen und Übergewicht einhergehen. Der Zusammenhang ist mittlerweile in verschiedenen Studien nachgewiesen worden, Übergewicht gilt inzwischen bereits als Symptom einer möglichen Stresserkrankung. Bereits vor 22 Jahren formulierte Mellin ein Therapiekonzept, das jungen Menschen helfen soll, ihre stressbedingte Übergewichtsproblematik ursächlich zu lösen. Es geht ihr nicht um eine Verhaltenstherapie, um auf das Essverhalten direkt einzuwirken, sondern vielmehr um Strategien, mit denen die Betroffenen psychische Konflikte selbst lösen können. Ungelöste und vor allem lange schwelende Konflikte können zu einem Verhalten führen, das Stressforscher als »Comfort Eating« bezeichnen – essen, um sich besser zu fühlen. Dieser Comfort-Eating-Effekt ist aber nicht nur ein psychologisches Phänomen. Es gibt dafür eine greifbare, zwingende Erklärung: Psychosozialer Dauerstress verändert die Stoffwechselphysiologie des Gehirns. Permanente Stressor-Attacken (z. B. durch dominante Kollegen im Arbeitsumfeld, Mobbing in der Schule usw.) führen dazu, dass das Gehirn stetig und in wachsendem Maße Energie verbraucht und anfordert. Zunächst wird dabei der Brain-Pull verstärkt aktiviert. Dadurch wird der erhöhte Energiebedarf im Gehirn vorwiegend aus den Energiedepots im Körper gedeckt, weshalb Dauerstress in vielen Fällen zu einer Gewichtsabnahme führt.

Es gibt aber Menschen, deren Stresssystem sich an einen solchen sonst nur schwer zu ertragenden Dauerzustand anpasst oder durch die Überbeanspruchung sogar Schaden nimmt. Bei einem ständig erhöhten Stressniveau verliert der Brain-Pull mittel- oder langfristig irgendwann einen Teil seiner Kompetenz – wie eine Metallfeder, die man überdehnt und die danach ausgeleiert ist.

Stresssyndrome halten den Energiebedarf des Gehirns hoch. Es verschiebt deshalb seine Energieanforderung weg vom Brain-Pull, hin zum Body-Pull (vgl. Abbildung 3, S. 112). Wenn sich dauergestresste Menschen aber mit ihrem Stresssystem an die Konfliktsituation anpassen und »Comfort Eating« als Bewältigungsstrategie anwenden, wird der erhöhte Hirnbedarf durch vermehrtes Essen gedeckt. Wer so handelt, verspürt einerseits die Entlastung des Stresssystems (Brain-Pull sinkt) – Essen tröstet! Andererseits hat er die Folgen der vermehrten Nahrungsaufnahme zu tragen, nämlich das wachsende Körpergewicht.

In der Stressforschung hat es sich bewährt, die verursachenden *Stressoren* (z.B. ein drohender Chef) von den erfolgenden *Stressreaktionen* (z.B. Anstieg des Blutdrucks beim Mitarbeiter) zu unterscheiden. Es gibt Stresssituationen, die plötzlich kommen und auch schnell wieder gehen – etwa wenn wir uns in Gefahr befinden. Eine Stressreaktion zeigen wir aber auch in Situationen, die eigentlich überhaupt nicht gefährlich für unser körperliches Wohl sind, denen wir aber eine große Bedeutung beimessen, wie etwa eine Prüfung. Stressreaktionen können Ursachen haben, die uns klar oder völlig unklar sind. Physiologisch gesehen hat das Stresssystem die Aufgabe, dem Gehirn und den Muskeln zusätzliche Energie zur Verfügung zu stellen, um besser denken oder schneller Befehle zum Handeln geben zu können, damit wir mit dem ursächlichen Stressor fertig werden können. Was aber passiert genau, wenn unser Nervensystem auf einen Stressor mit einer Stressreaktion reagiert?

Vor 100 000 Jahren war ein Säbelzahntiger sicher einer der größten Stressoren, denen ein Wesen der Art Homo sapiens begegnen konnte. Im Gehirn unserer Ahnen löste der Anblick dieses Räubers eine ganze Kaskade von Alarmsignalen aus (Adrenalin, Noradrenalin, Erregung, gesteigerte Wachheit oder Aufmerksamkeit, Verkürzung der Reaktionszeit usw.). Akuter Stress führt aber damals wie heute nicht nur zu einem neuronalen und hormonellen Gewitter. Stressoren erhöhen auch den Energiebedarf des Gehirns und seine Energieanforderungen. Was folgt, ist eine Kettenreaktion: Das sympathische Nervensystem arbeitet auf Hochtouren. Adrenalin wird aus der Nebenniere ausgeschüttet. Der Brain-Pull wird erhöht, um Energiereserven aus der Leber und dem Muskel- und Fettgewebe abzurufen. Wenn die äußere Gefahr vorüber ist, beendet das aus der Nebenniere ausgeschüttete Hormon Kortisol die Stressreaktion.

Säbelzahntiger gibt es nicht mehr, und Stressoren, durch die wir in Todesgefahr geraten, begegnen wir zum Glück nur selten. Heute sind es andere Faktoren, die uns um unsere Ruhe und unser inneres Gleichgewicht bringen: die sogenannten psychosozialen Stressoren (Einsamkeit, zu hohe schulische oder berufliche Anforderungen, physische oder verbale Gewalt in der Familie, um nur einige Beispiele zu nennen). Und die haben die unangenehme Angewohnheit, nicht nach einer Schrecksekunde einfach wieder im Unterholz zu verschwinden. Der »Vorteil« einer akuten Gefahrensituation ist nun einmal die Tatsache, dass sie nur von kurzer Dauer ist. Es gibt ein klares *vorher*, *währenddessen* und *danach*. Dementsprechend steil steigt und fällt die Verlaufskurve der inneren Stressreaktion. Psychosozialer Stress hingegen ist wesentlich subtiler. Ein einziger Streit mit einem Vorgesetzten kann die Arbeitsatmosphäre für einen längeren Zeitraum vergiften. Ein Vater, der zu unberechenbaren Wutanfällen neigt, setzt seine Familie unter permanenten psychischen Druck, weil man nie weiß, wann der nächste Ausbruch erfolgt. Und auch eine Gehässigkeit im Klassenraum kann zum Auslöser für eine lange Leidenszeit werden: Die Bemerkung verunsichert, schürt Ängste vor einer

Wiederholung, führt zu einem inneren und äußeren Rückzug. Psychosozialer Stress entsteht also häufig durch unberechenbare Situationen in unserem Umfeld, die uns schwer zu schaffen machen.

Wesentliche Merkmale psychosozialer Gruppen, die gut funktionieren, sind dagegen: klare Regeln, Verlässlichkeit, Ehrlichkeit, Vertrauen, Transparenz, Respekt, psychische Stabilität aller Mitglieder. Der Mensch möchte als soziales Wesen einer Gruppe angehören. Dieses Bedürfnis ist tief in uns verankert. Bei den Jägern und Sammlern war die Zugehörigkeit zu einer Gruppe ohne Alternative. Als Einzelner hatte man auf Dauer keine Chance, zu überleben. Aus einer Gruppe oder Gemeinschaft ausgestoßen zu werden war eine der schwersten Strafen – ein Todesurteil auf Raten. Aber auch heute noch empfinden wir das Ausgeschlossenwerden als schwere persönliche Kränkung und Demütigung. Besonders für Kinder und Jugendliche ist eine solche Situation schmerzhaft, vor allem, weil sie noch nicht über Strategien verfügen, damit umzugehen. Mancher Erwachsene wiederum wird die Kündigung eines Arbeitsverhältnisses als soziale Ausgrenzung erleben. Wer seinen Job verliert, büßt nicht nur sein Einkommen ein, sondern auch die berufliche Anerkennung, die Gruppenzugehörigkeit.

In internationalen Studien zum Glücksempfinden schneiden Industrienationen überraschenderweise meist schlechter ab als Länder, in denen die Bevölkerung mit einem deutlich geringeren Einkommen auskommen muss. Möglicherweise liegt das daran, dass es weniger Stress verursacht, in einer Gesellschaft zu leben, in der es kein – oder nur ein geringes – soziales Gefälle gibt. Wenn man keinen gutbezahlten Job, kein Eigenheim, kein auf Kredit finanziertes Auto zu verlieren hat, muss man sich darum auch keine Sorgen machen, solange die Existenzgrundlage der Familie gesichert ist. Das Risiko, sich von psychosozialem Stress getrieben zu fühlen, steigt, je vielschichtiger und uneindeutiger unsere Beziehungen zu anderen Menschen sind und je unübersichtlicher sich die Verflechtungen unserer beruflichen und privaten Verpflichtungen darstellen. Einen perfekten Nährboden findet Stress in der Unzufriedenheit mit der eigenen Lebenssituation, in wachsenden beruflichen Anforderungen, in allgemeiner Überforderung, in unrealistischen Erwartungen und permanenten Enttäuschungen, in unklaren Aufgabenverteilungen und äußeren Einflüssen, die den gemeinschaftlichen Zielen (etwa in einer Familie oder dem Freundeskreis) entgegenwirken. Mit anderen Worten: Psychosoziale Stressoren begegnen uns überall, und wir treten ihnen oft unvorbereitet entgegen. Was helfen kann, sind Coping-Strategien, Verhaltensmuster, mit denen man psychosozialem Stress begegnen und ihn entschärfen kann. Vertrackt dabei ist, dass wir den Umgang mit verschiedensten Stressoren am besten von unseren Eltern lernen. Was aber, wenn Kinder ihre Eltern als Menschen erleben, die selbst keine wirkungsvollen Coping-Strategien beherrschen, um die eigenen Konflikte zu lösen?

Kindern, die an psychosozialem Stress leiden, fehlt es tatsächlich häufig an Bewältigungsstrategien, um ihre innere Balance zu festigen. »Self nurturing«, nennt Laurel Mellin diese wertvolle Fähigkeit – *Selbstfürsorge.* Auch die *Selbstliebe*, wie sie im zweiten Teil des biblischen Gebotes »Liebe deinen Nächsten *wie dich selbst*« geschrieben steht, sowie das *Selbstwertgefühl* sind eng mit dieser Selbstfürsorge verwandt. Mellins therapeutischer Ansatz besteht deshalb darin, das Bewusstsein ihrer Kursteilnehmer zu schulen: Sie sollen die Fähigkeit entwickeln, eigene Bedürfnisse zu erkennen und ernst zu nehmen, aber auch zu lernen, sich realistisch einzuschätzen und Grenzen zu setzen. Diese Fähigkeiten werden in der Therapie so lange trainiert, bis die Teilnehmer sie beherrschen und automatisch anwenden. »Wenn diese Strategien erst einmal verinnerlicht sind, wird das emotionale und soziale Verhalten der Teilnehmer stabilisiert«, erklärt Mellin die Wirkung ihres Programms.

Die Familientherapeutin hat zu ihrem Konzept Langzeitstudien an der Universität von Südkalifornien durchgeführt. Dabei hat sie sowohl jugendliche als auch erwachsene Programmteilnehmer über einen Zeitraum von jeweils 1,3 und 2,0 Jahren überwacht. Im Rahmen einer anschließenden Nachbeobachtung konnte sie 19 Studienteilnehmer sogar noch über eine Zeit von insgesamt sechs Jahren untersuchen. Die Probanden durchliefen in diesem Zeitraum verschiedene Untersuchungen hinsichtlich ihres Gewichts und Blutdrucks, sie absolvierten Sporteinheiten und wurden auf Depressionsanzeichen kontrolliert. Die Gruppe traf sich 18 Mal zu zweistündigen wöchentlich abgehaltenen Sitzungen, um die Coping-Strategien zu trainieren. Die Teilnehmer verabredeten darüber hinaus, ihre Fähigkeiten regelmäßig zu üben. Bei diesen Übungen geht es darum, Fragen zu stellen, bei denen es um die Fähigkeit der Selbstfürsorge geht: Wie fühle ich mich? Bedrückt mich etwas, und wenn ja, wie fühlt sich das an? Was ist der Auslöser meines Schmerzes, und was will er mir sagen? Was brauche ich, um ihn zu bewältigen? Benötige ich Unterstützung? Sind meine Erwartungen an mich und andere realistisch? Ist mein Denken positiv und kraftvoll? »Diese Fragestellungen tragen dazu bei, empfänglicher für das eigene Innere und emotional stabiler zu werden. Und wenn ein Mensch emotional gefestigter ist, neigt er weniger zu Verhaltensexzessen«, sagt die Professorin und führt weiter aus: »Der psychosoziale Stress in der modernen Welt, die persönlichen Verluste und das Chaos in unserem Leben haben zur Folge, dass die meisten von uns heute besser ausgeprägte innere Fähigkeiten brauchen, als dies bei unseren Vorfahren nötig war. Ohne diese Fähigkeiten laufen wir Gefahr, den Zugang zu unserem Innenleben zu verlieren, emotional zu verkümmern und uns einem exzessiven Lebensstil zuzuwenden, indem wir zu viel essen, zu viel arbeiten oder zu viel trinken.«

Mellins Methode der inneren Stabilisierung durch einfaches Hinterfragen der eigenen Bedürfnisse, Befindlichkeiten und Grenzen kann mit erstaunlichen und vor allem nachhaltigen Erfolgen aufwarten:

- Das relative Körpergewicht der 37 jugendlichen, übergewichtigen Teilnehmer sank im Schnitt um 9,9 Prozent, während es bei den 29 übergewichtigen Teilnehmern der Kontrollgruppe, die ohne diese Behandlung blieben, konstant blieb. (Anmerkung: Solange Jugendliche noch wachsen, wählt man zur Beurteilung des Gewichtsverlaufes das »relative Körpergewicht« anhand von Vergleichstabellen.)
- Die Teilnehmer des Erwachsenen-Programms hatten nach zwei Jahren im Schnitt 7,9 kg abgenommen, ohne Diät und ohne Medikamente.
- Sie hielten das neue Körpergewicht oder konnten es in den folgenden sechs Jahren weiter reduzieren.
- Die Depressionssymptome gingen während der Therapie um 60 Prozent zurück, nach sechs Jahren sogar um bis zu 80 Prozent.
- Die Blutdruckwerte sanken während der Therapie und stiegen danach nicht wieder an.
- 67 Prozent der Teilnehmer, die zu Beginn der Therapie rauchten, Alkohol tranken oder illegale Drogen nahmen, hatten den Konsum nach einem Jahr stark eingeschränkt oder aufgehört. Nach sechs Jahren waren es sogar 83 Prozent.

Mellins Trainingskonzept hat Modellcharakter: So oder ähnlich könnte ein erfolgreiches Brain-Pull-Training aussehen. Wenn eine Überlastung des Stresssystems, verursacht durch starken psychosozialen Stress, zur Schwächung des Brain-Pulls und folglich zu einer Veränderung des Essverhaltens führt, kann nur eine Therapie Erfolg haben, die das Stresssystem nachhaltig entlastet und somit die Voraussetzung schafft, dass der Brain-Pull wieder erstarkt. Chronische Stressoren verschwinden in den allerseltensten Fällen von allein. Sie sind wie der Drache im Märchen – nur wer den Kampf und die Auseinandersetzung wagt, kann ihn besiegen. Welche Strategie am sinnvollsten ist, hängt von der persönlichen Situation ab, in der man sich befindet. Manchmal ist es unumgänglich, chronische Stressoren zu beseitigen (etwa durch eine Kündigung und einen Stellenwechsel). In anderen Fällen ist es ratsam, einen besseren Umgang mit diesen Stressoren zu erlernen (verbesserte Konfliktlösungsstrategien durch höhere soziale Kompetenz, klarere Grenzziehung durch das Achten der eigenen Bedürfnisse usw.). Welchen Weg man auch beschreitet, grundsätzlich gilt: Nur wenn wir uns unseren Problemen stellen (Exposition), lassen sich die äußere Gesamtsituation sowie die innere Gefühlslage nachhaltig verändern. Neue Konflikt- und Problemlösungsstrategien ermöglichen es uns, dass eine Stresssituation nicht mehr als lähmend und überwiegend negativ erlebt wird. Denn der Betroffene erhält so die Chance, eine gewisse Kontrolle über die Situation zurückzugewinnen. Das trägt nicht nur dazu bei, einen akuten Konflikt zu lösen und ein Gefühl der Befreiung zu erfahren. Dadurch, dass das Stresssystem nachhaltig entlastet wird, kann sich auch seine Fähigkeit, angemessen und flexibel auf Stress zu reagieren, wieder regenerieren. Und auf diese Weise wird auch die Brain-Pull-Funktion trainiert und gestärkt.

Die Forschungsergebnisse der Selfish-Brain-Theorie machen deutlich, welche entscheidenden Rollen der Energiestoffwechsel des Gehirns und chronischer Stress bei der Entstehung von Übergewicht spielen. Aus diesen Erkenntnissen ergeben sich neue Behandlungsansätze und Chancen. Es wäre sinnvoll und wünschenswert, dass Experten der Bereiche Ernährungs- und Diabetesberatung, Ökotrophologie, Psychologie, Psychotherapie und Innere Medizin gemeinsam Brain-Pull-Trainingsprogramme entwickeln und in die Praxis umsetzen würden. Wenn dieses Buch dazu anregt und erste Hilfestellung geben kann, wäre ein wichtiges Ziel erreicht.

Die Behandlungserfolge und der therapeutische Aufwand eines Brain-Pull-Trainings hängen allerdings stark vom Alter der Probanden und von den Begleitumständen ab. Bei Kindern, Jugendlichen und (jüngeren) Erwachsenen sind die Chancen am größten. Ältere Erwachsene mit Übergewicht oder die, die bereits an einem medikamentös oder mit Insulin behandelten

Diabetes leiden, zählen zu den Patienten, die am schwierigsten zu therapieren sind. Denn sie haben meist eine lange Stresshistorie oder Krankheitsgeschichte hinter sich, ihre Stoffwechsel-Regulation hat sich in vielen Jahren verfestigt, und die unflexibel gewordenen Regulationsprogramme des Brain-Pulls haben sich in Form einer Gewöhnung in ihr metabolisches Gedächtnis eingebrannt. Kompliziert wird eine Behandlung des Typ-2-Diabetes zusätzlich, wenn ein langjährig erhöhter Blutzucker zu Ablagerungen in den Gefäßwänden und damit zu Verengungen der großen und kleinen Blutgefäße im Gehirn geführt hat. Dann schreit das mangeldurchblutete Gehirn ständig nach Energie. Bei zerebralen Durchblutungsstörungen kommt es nachweislich zu einer starken Aktivierung des Stresssystems, der Kortisolwert steigt an. Eine derartige langjährige Überaktivierung des Brain-Pulls gipfelt häufig in seiner Überlastung, er wird immer schwächer und unflexibler. In einer solchen Situation gestaltet sich ein Brain-Pull-Training ausgesprochen schwierig, die Erfolgsaussichten sind ungewiss. Daher ist es umso wichtiger, rechtzeitig in den Krankheitsverlauf einzugreifen, bevor eine kritische Grenze überschritten wird und der Brain-Pull-Schaden irreversibel ist.

Je schwieriger die Patienten zu behandeln sind, desto aufwendiger sollte das Therapieprogramm sein, sowohl was die Expertise der Therapeuten angeht (das kann zum Beispiel ein Psychiater sein), die Art der Methode (zum Beispiel Dialektisch-Behaviorale Therapie [eine spezielle Form der Verhaltenstherapie]), als auch was die Behandlungsdauer (zum Beispiel zwei Jahre ambulant oder drei Monate stationär) und die Intensität (Einzeltherapie) betrifft. Bei mittelschweren Fällen kann auch ein psychologisches Telefon-Coaching eine praktikable Option sein. In leichteren Fällen genügen eher kürzere, strukturierte Schulungsprogramme (gestützt auf die oben skizzierten Prinzipien), die Ernährungs- oder DiabetesberaterInnen in Gruppensitzungen über mehrere Wochen anbieten könnten. In jedem Fall aber ist entscheidend, bei den Betroffenen das Bewusstsein für die Kraft der inneren Wandlung zu aktivieren. Wenn sie verstehen, was ihnen fehlt und wie sie es zurückerlangen können, sind die Erfolgsaussichten sehr gut. Am günstigsten wäre es jedoch, wenn die hier vorgestellten Verhaltensmuster und therapeutischen Prinzipien nicht erst zur Behandlung, sondern bereits zur Prävention von Übergewicht eingesetzt würden.

Sosehr wir uns auch wünschen mögen, dass es einen Menschen oder eine Medizin gibt, die uns gesund macht – so unrealistisch ist dieser Wunsch bei vielen Erkrankungen. Eine wichtige Erkenntnis aus dem kalifornischen Trainingskonzept besteht darin, dass Gesundheit keine Ware ist. Sie ist nicht lieferbar, und sie funktioniert nicht auf Knopfdruck. Kein Arzt, kein Krankenhaus und keine Diät kann sie uns geben. Gesundheit muss man sich aktiv *holen*. Was können wir bei einer Erkrankung des »Pull« (engl. ziehen, heraus*holen*) auch anderes erwarten ... Wie körperliche Fitness erfordert auch ein gesunder Gehirnstoffwechsel Training. Anders gesagt: Gesund zu sein und zu bleiben hängt von unseren Fähigkeiten ab, unser inneres Gleichgewicht zu erhalten oder wiederzufinden.

Unsere Gefühle als Wegweiser

Er war halsstarrig, ungehorsam und weigerte sich, das Handwerk des Vaters zu erlernen. Er wollte überhaupt nichts lernen. Alle Versuche der Eltern, den Sohn auf einen eigenen Weg zu bringen, scheiterten. Da resignierte der Vater und überließ den Jungen seinem Schicksal. Kurz darauf starb der Vater überraschend – vielleicht an gebrochenem Herzen, wer weiß das schon so genau. Die Mutter verkaufte die Schneiderwerkstatt ihres Mannes und versuchte, mit ihrem ungeratenen Sohn von dem erlösten Geld zu leben. Der Junge aber blieb ein Tunichtgut. Er trieb sich mit Freunden herum, statt zu arbeiten, und wenn seine Mutter ihn zur Rede stellte, beschimpfte und bedrohte er sie. Eines Tages sprach ein Fremder den Jungen an. Er gab sich als ein längst totgeglaubter Verwandter aus, kümmerte sich um den Jungen und unterstützte die Mutter. Der 15-Jährige bewunderte den älteren Mann, seine Klugheit, seine Weltgewandtheit, seinen augenscheinlichen Reichtum und Erfolg. Als der vermeintliche Wohltäter den Jungen bat, ihn auf einen Ausflug zu begleiten, willigte er ohne zu zögern ein. Aber als sie ein entlegenes Tal betraten, bekam der Junge langsam Angst. Doch der Mann, der in Wahrheit kein Verwandter, sondern ein Zauberer war, ließ ihn nicht gehen. Stattdessen deutete er energisch auf eine Marmorplatte mit einem Messingring und befahl dem Jungen, seinen eigenen Namen zu nennen, die Hand an den Ring zu legen und die Platte zu heben. Wie von Zauberhand öffnete sich daraufhin ein versteckter Höhleneingang – der Zugang zu einem Schatzgewölbe. Dort sollte der Junge hineingehen und nicht eher wieder herauskommen, bis er eine einfache Öllampe gefunden habe …

Die Geschichte von 'Alâ ed-Dîn (Aladin) und der Wunderlampe ist eine der berühmtesten aus dem legendären orientalischen Zyklus *Die Erzählungen aus den Tausendundein Nächten*. Nachdem 'Alâ ed-Dîn die Lampe gefunden und eingesteckt hatte, betrat er auf dem Rückweg durch die unterirdische Welt einen Garten mit Bäumen, an denen keine gewöhnlichen Früchte hingen, sondern kostbare Edelsteine. Fasziniert betrachtete er den vielfarbigen Schatz: orangefarbene, funkelnde Granate, Rubine wie rotviolette Blütentrauben, Diamanten wie gelber blütenumwachsener Stein, goldener Schmuck, glänzend wie der Schein der Sonne am Vormittag, Smaragde wie heraldischgrüne Äpfel, Edelsteine und Perlen wie lasurblaue Kornblumen und amaranthfarbene Blütenstände. 'Alâ ed-Dîn, der solche Dinge noch nie in seinem Leben gesehen hatte und deren Wert auch nicht kannte, füllte seine Taschen randvoll mit den wundersamen Früchten, die er für Glas hielt. Als er am Ausgang des Schatzgewölbes angekommen war, forderte der ungeduldige Zauberer die Lampe. 'Alâ ed-Dîn aber war es unmöglich, die Lampe zwischen all den Edelsteinen zu ertasten. In einer überraschenden Wendung, wie sie wohl nur in Märchen vorkommt, fügte sich der Zauberer und zog von dannen. Die Lampe veränderte das Leben 'Alâ ed-Dîns – er entdeckte ihre wundersame Kraft, Wünsche zu erfüllen. Mit der Hilfe des Lampengeistes entledigte er sich aller Sorgen, gewann das Herz einer Prinzessin und wurde ein besserer Mensch.

Liest man das Märchen heute, fällt auf, wie aktuell es beginnt. Die scheinbar gescheiterten Erziehungsbemühungen der Eltern, ihre Verzweiflung und Ratlosigkeit, die Weigerung des Jungen, erwachsen zu werden und Verantwortung zu übernehmen, seine Lethargie, die Respektlosigkeit und Aggressivität der (nunmehr alleinerziehenden) Mutter gegenüber – das ist der Stoff, aus dem moderne Erziehungsdramen bestehen. Der Konflikt scheint unlösbar, der Weg des Jungen auf die schiefe Bahn scheint vorgezeichnet. Doch dann geschieht etwas Unerwartetes: 'Alâ ed-Dîn entdeckt einen Schatz. Wenn man das Märchen psychologisch deutet, wird schnell klar, dass der Gang in die dunkle unbekannte Höhle und das Auffinden des Schatzes nur vordergründig für materiellen Reichtum und die damit verbundene Erlösung aus prekären Lebensumständen stehen. Betrachtet man das Abenteuer in der Schatzhöhle hingegen als Reise ins Ich, so liegt es nahe, dass die Entdeckung von Gold und Juwelen dem »gewahr sein« oder »gewahr werden« der eigenen Gefühle und Wünsche entspricht. Nach dieser Interpretation hat sich das Ich des Jungen nach der Rückkehr aus der Höhle verwandelt. Er reift zu einer Persönlichkeit, in sich ruhend und so stark, dass selbst die Kräfte des intriganten Zauberers machtlos sind. Nicht die Juwelen, sondern die unscheinbare Lampe wird zum Symbol dieses neuen, sich seines Selbst bewussten jungen Mannes. Der Geist aus der Lampe steht hier stellvertretend für die Kraft, die wir in uns tragen, für die Macht unserer Gefühle, die wir einsetzen und als Wegweiser nutzen können.

Tatsächlich aber fällt es vielen Menschen schwer, über ihre Gefühle zu sprechen oder sich mit ihnen auseinanderzusetzen. Gefühle werden maskiert oder verdrängt, doch nur selten in ihrem ganzen Ausmaß wahrgenommen oder beurteilt. Vor allem mit negativen Gefühlen haben wir Schwierigkeiten: Traurigkeit macht unattraktiv, Unsicherheit oder Angst sind uncool. Was es noch schwieriger macht: Gefühle sind schwer zu greifen. Manche treiben scheinbar an der Oberfläche wie Eisberge, aber man weiß nicht, wie tief sie hinabreichen. Und ihre Ursprünge sind häufig kaum auszumachen.

In der Selfish-Brain-Forschung spielt der Umgang mit Gefühlen eine große Rolle. Wir haben bereits erfahren, wie eng emotionale und energetische Homöostase zusammenhängen. Wenn beide eine Balance erreicht haben, geht es uns gut. Konkreter gesagt: Das Gehirn zielt darauf ab, zunächst sein Energiegleichgewicht zu finden und erst danach Ruhe und Ausgeglichenheit anzustreben. Diese energetische und emotionale Homöostase ist jener Zustand, den wir als Wohlfühlbereich bezeichnen können. Wir ähneln darin den Verwandten der Pantoffeltierchen im Ozean, die immer versuchen, sich in der Wasserschicht aufzuhalten, in der die Bedingungen optimal sind und in der sie sich wohl fühlen können. Beide, Einzeller und Mensch, folgen im Prinzip zwei einfachen Regeln:

- Wenn du dich vom Wohlfühlbereich entfernst und nicht zurückkannst – so ändere dein Verhalten.
- Wenn du im Wohlfühlbereich bist – so behalte dein Verhalten bei.

Das Pantoffeltierchen ändert mit Hilfe seines »Richtungswechslers« genau dann seine Bewegungsrichtung, wenn ihm die Temperatursensoren für Wärme und Kälte anzeigen, dass es seinen Wohlfühlbereich verlassen hat. Ist die Wassertemperatur hingegen angenehm, verharrt das Tierchen einfach dort, wo es gerade ist. Seitdem die Evolution mit den Einzellern die ersten Lebewesen schuf, hat sich an diesem Verhaltensmuster wenig geändert. Natürlich ist das menschliche Verhaltensrepertoire wesentlich vielseitiger, und es geht auch nicht um einen so einfach zu bestimmenden Faktor wie die richtige Wassertemperatur. Aber das Grundprinzip ist das Gleiche. Die menschlichen Wohlbefindlichkeitssensoren messen die Energiekonzentrationen im Gehirn *und* die Stressreaktion auf Erlebtes. Wenn der Mensch sich außerhalb seiner Wohlfühlzone befindet, zeigen ihm seine beiden Kortisolrezeptoren (GR und MR) an, dass er sich im Hoch-Kortisol-Stressbereich oder im Niedrig-Kortisol-Mangelbereich befindet.

Auch wenn die Wirklichkeit oft sehr viel komplizierter ist, soll hier zur Veranschaulichung ein einfaches Beispiel dienen: Ein Schüler fühlt sich von einem neuen Lehrer ungerecht behandelt. Er verspürt autoritären Druck, seine Leistungen lassen nach. Diese Situation löst in ihm Gefühle von Wut, Ärger und Enttäuschung aus. Druck und folgender Leistungsabfall haben das Stresssystem des Schülers in einen Unruhezustand versetzt – er befindet sich in einer Zone außerhalb des Wohlfühlbereichs. Deshalb sollte er nun wie das Pantoffeltierchen die Richtung wechseln. Wie wir bereits wissen, geht die Aktivierung des Stresssystems bei Niederlagen oder misslungenen Verhaltensstrategien mit negativen Gefühlen wie Angst, Unsicherheit und Enttäuschung einher. Diese negativen Gefühle sind jetzt wichtig. Denn nur in diesem Zustand verhindert der GR die Festschreibung von unangemessenem Verhalten und unvorteilhaften Lebensstrategien ins Gedächtnis. Die Lehren, die wir aus Niederlagen ziehen, sind ebenso wichtig wie das Erlernen von Erfolgsstrategien. Wenn also Wut, Enttäuschung und Angst vorherrschen, macht der GR den Weg frei für eine Verhaltensänderung und das Einschlagen einer neuen Richtung. Im Fall des Schülers könnte dies ein klärendes Gespräch mit dem Lehrer sein. Vielleicht ist man nur schlecht gestartet? Mit hoher Wahrscheinlichkeit werden die Gesprächsbereitschaft und die Einsicht des Schülers das Bild des Lehrers positiv verändern und die Gefühlslage entspannen, also möglicherweise beide ihrer Wohlfühlzone wieder näher bringen. Gelingt diese aktive Umorientierung, wird der andere Kortisolrezeptor (der MR) anzeigen, dass das Stresssystem wieder in seine Ruhelage (Niedrig-Kortisol-Bereich) zurückgekehrt ist. Dieser Zustand erlaubt positive Gefühle wie Erleichterung, Stolz und Ruhe. Das spüren wir auch, wenn wir uns zum Beispiel nach einem Streit mit einem geliebten Menschen wieder versöhnt haben.

Der MR sorgt dafür, dass im Tiefschlaf all die Strategien und Programme, die uns das Erreichen dieses Wohlfühlzustands ermöglicht haben, gesichert und festgeschrieben werden. Damit wir sie zu einem späteren Zeitpunkt wieder abrufen können. Es besteht allerdings keine Garantie, dass diese erlernten Strategien uns davor bewahren, nicht wieder in eine ähnliche Konfliktsituation zu geraten – aber sie ermöglichen uns, besser und versierter damit umzugehen.

Glücksgefühle

Wir wissen zwar nichts über das Gefühlsleben der Pantoffeltierchen, aber es ist legitim anzunehmen, dass das Streben nach der Wohlfühlzone eines seiner höchsten Lebensziele darstellt. Wir Menschen sind anspruchsvoller. Wir trachten nach Höherem, »nur« entspannt zu sein genügt uns nicht. Wir wollen möglichst oft glücklich sein. Aber: Wie entstehen eigentlich Gefühle des Glücks? Und was lernen wir aus ihnen?

Unser Belohnungssystem funktioniert nach zwei Regeln: Im Falle eines *unerwarteten* Erfolges greift das alte Prinzip, das schon die Einzeller seit Urzeiten verfolgen – das Streben in die Wohlfühlzone. Ein Beispiel, das der Veranschaulichung dienen soll: Nach ihrer Scheidung fühlt sich Frau M. einsam. Was die Situation für sie besonders schmerzhaft macht, ist die Tatsache, dass sie keine Freundin hat, mit der sie sich austauschen könnte. Tatsächlich fiel es ihr schon als Mädchen und junge Frau schwer, engere Freundschaften zu knüpfen. In ehrlichen Momenten gesteht sie sich ein, dass sie gar nicht weiß, wie man mit einer Freundin umgeht. Sie beschließt, allein in den Urlaub zu fahren, um sich vom Grübeln abzulenken. Da passiert das Unerwartete: Sie lernt im Hotel eine gleichaltrige Frau kennen, die ihre Interessen teilt, einen ähnlichen Lebensweg hinter sich hat und mit der sie tatsächlich Freundschaft schließt. Die Frau empfindet Glücksgefühle. Auf neurobiologischer Ebene wird der Erfolgsbotenstoff Dopamin in der Amygdala, dem Hippocampus und einem weiteren Areal, dem Nucleus Accumbens, vermehrt freigesetzt. Das löst die uns allen bekannten Glücksgefühle aus, wenn wir zum Beispiel Freunde finden. Dabei spielt wieder ein ähnliches Rezeptor-Paar (das einen in den Wohlfühlbereich leitet) im menschlichen Gehirn eine Rolle, wie wir es für Kortisol und die Temperatursensoren des Pantoffeltierchens schon kennen: nämlich der D1- und der D2-Dopamin-Rezeptor. Im unerwarteten Fall der neuen Freundschaft wird der D1, der erst im Hoch-Dopamin-Bereich anspringt, im Gehirn aktiviert, es stellt sich ein Hochgefühl des Glücks ein. Wesentlich ist aber, dass jetzt im Hippocampus alle Strategien und Programme, die dem Menschen diesen Wohlfühlzustand ermöglicht haben, gesichert und festgeschrieben werden. (In welchem Restaurant fand die erste Begegnung statt? Wie kam der erste Kontakt zustande? Wie waren die Begleitumstände?)

Die beiden Frauen treffen sich im Folgejahr am gleichen Ort und planen bereits das nächste Wiedersehen. Als Frau M. im dritten Jahr bei ihrer Ankunft am Urlaubsort erfährt, dass die Freundin unversehens ihre Buchung storniert hat, ist die Enttäuschung groß. Neurobiologisch geschieht nun Folgendes: Bei den hohen Erwartungen, die sich nicht erfüllt haben, wird unterdurchschnittlich wenig Dopamin in den oben genannten Hirnregionen freigesetzt. Nur noch der D2 wird aktiviert, der im Niedrig-Dopamin-Bereich arbeitet. Das geht mit schlechter Stimmung einher (Enttäuschung). Jetzt wird es spannend: Das alte Verhaltensmuster hätte bei Frau M. wahrscheinlich zu einer Resignation geführt (»Natürlich passiert mir so etwas, mit Freundschaften habe ich noch nie Glück gehabt …«). Da die positive Glückserfahrung aus den vorangegangenen Jahren inzwischen allerdings im Gehirn als gelernt verankert wurde, wird sie nur kurz im Zustand der Enttäuschung verharren. Dann wird ihr Gehirn seinen »Richtungswechsler« einschalten und Strategie Nummer zwei abrufen. Für Frau M. heißt das: Sie wird nach Alternativen suchen, um sich zu einem späteren Zeitpunkt an einem anderen Ort mit der Freundin zu treffen; sie wird vielleicht auf andere Menschen im Hotel zugehen, mit denen sie neue Freundschaften schließen kann. Kurz: Trotz ihrer enttäuschenden Erfahrung ist sie offen für neue Wege. Und das verdankt sie auch dem Präfrontalen Kortex, der als unser »Richtungswechsler« diese Alternativvorschläge mitentwirft.

Im Grunde genommen leben wir also nach einem simplen Schema, das uns schon die Einzeller vorgemacht haben: Sind die Lage und die Stimmung schlecht, sollten wir unser Vorgehen ändern; werden dadurch die Lage und die Stimmung gut, sollten wir das neue Vorgehen beibehalten! Entscheidend ist, dass unsere Gefühle dabei unsere besten Wegweiser sind. Problematisch wird es, wenn wir diese wegweisende Funktion unserer Gefühle nicht nutzen können. Manche Menschen nehmen ihre Gefühle kaum wahr, andere spüren sie zwar, können sie aber nicht differenziert einordnen – sei es durch ihre Erziehung oder durch Lernerfahrungen, die ihnen den Weg zu den eigenen Emotionen verstellen. In der Regel ist es uns gar nicht bewusst, dass sich die Tür zu unserer inneren Gefühlswelt geschlossen hat oder dass wir es selbst waren, die den Schlüssel umgedreht und später vielleicht sogar verloren haben. Dabei lohnt es sich, auf die Suche nach dem Schlüssel zu gehen. Denn ohne Zugang zu unseren wahren Gefühlen und Bedürfnissen laufen wir Gefahr, das rechte Maß zu verlieren. Wir neigen zu Exzessen oder entwickeln Defizite, was sich in einem Unterlassen oder Übertreiben bestimmter Verhaltensweisen ausdrückt. Zum Beispiel arbeiten wir zu viel (Verhaltensexzess), wir ziehen uns sozial zurück oder suchen zu wenig Kontakte (Verhaltensdefizit). Im Grunde sind diese Muster nichts anderes als zweitrangige Lösungsstrategien (sogenannte »secondary solutions«), mit denen wir uns zu beruhigen versuchen.

Auch das bereits erwähnte Comfort Eating ist so eine zweitrangige Verhaltensstrategie, die viele Menschen in wiederholt oder dauerhaft belastenden Lebenssituationen anwenden. Solche Situationen können typischerweise mit Stimmungsschwankungen, depressiven Symptomen und mit einer stressbedingten Brain-Pull-Überlastung einhergehen. Der Energieverbrauch des Gehirns kann in belastenden Situationen so rapide ansteigen, dass es extrem unangenehm für den Betroffenen wird, genügend Glukose aus dem Körper anzufordern. Unter dieser allostatischen Last verlässt der Mensch seinen Wohlfühlbereich, die Stimmung wird schlecht, er fühlt sich aufgeregt und angespannt. Comfort Eating ist dann zwar nicht die optimale Lösung, aber eine naheliegende: Durch das Essen gegen den Frust erhält das Gehirn schnell einen Glukoseschub von außen, was dazu führt, dass die Stressantwort zur inneren Mobilisierung der körpereigenen Reserven nachlassen kann und man sich dadurch fast augenblicklich besser fühlt – ja, sogar getröstet.

Train the Brain

Laurel Mellin arbeitet seit vielen Jahren mit Patienten, die durch Comfort Eating unglücklich und übergewichtig wurden. Kern ihres Therapiekonzeptes ist es, die eigenen Gefühle und Wünsche wahrzunehmen und zu lernen, sich »um sich selbst zu sorgen«. Es ist sehr spannend, was ihren Patienten bei dem Begriff »Self Nurturing« spontan einfällt. Lynn ist eine 39-jährige Krankenschwester mit Übergewicht und einem Dienstplan, der sie bis an ihre Grenzen belastet. Als die Therapeutin ihr den Gedanken der Selbstfürsorge vorstellt, antwortet Lynn spontan: »Mir mal wieder etwas gönnen, das wäre toll – eine Shoppingtour, oder ein Wochenendtrip. Leider geht das alles nicht mehr, seit mein Mann Jake den Job verloren hat …« Lynn denkt an Shopping und Wochenendreisen, aber sind das wirklich ihre inneren Bedürfnisse? Mellin fragt, wie Lynn diese geäußerten Wünsche bewertet und auch wie sich das für sie anfühlt, wenn sie daran denkt. Lynns Reise zur Entdeckung ihrer Gefühlswelt beginnt mit der Erkenntnis, dass Selbstfürsorge nichts ist, was man sich kaufen kann, und dass auch niemand anders dafür zuständig ist als sie selbst. Sich um sich selbst sorgen zu können bedeutet in sich hineinzuhorchen, sich seiner Gefühle gewahr zu werden und seine wahren, inneren Bedürfnisse zu formulieren: *Wie fühle ich mich? Was brauche ich wirklich? Benötige ich Unterstützung?* Entscheidend ist dabei, dass Lynn lernt, auf ihr Inneres zu hören und sich nicht von künstlich erzeugten Empfindungen (zum Beispiel durch Alkohol, Medikamente oder einen geschickten Verkäufer, der mit »emotionalen Verkaufstechniken« arbeitet) leiten zu lassen. Denn die Gefühle, die durch die eigenen Bedürfnisse von innen her entstehen, zeigen uns an, was wir ändern sollen, die von außen induzierten Empfindungen und Bedürfnisse nicht – im Gegenteil.

Mellin ermuntert ihre Patientin, sich ihren Gefühlen immer wieder zu stellen. Lynn gewinnt auf diese Weise nach und nach neue Einsichten. Sie entdeckt, dass ein Teil ihrer Unzufriedenheit und Wut daher rührt, dass sie sich von ihrer Schwiegermutter nicht respektiert fühlt – aber sie weiß nicht, wie sie ihr Problem darlegen kann, ohne dass die Situation eskaliert. Sie wünscht sich, dass ihr Mann Jake zugewandter ist und sie wenigstens abends gemeinsam essen. Doch statt sich auszutauschen, verharrten beide bislang in frustrierenden Mustern. Ihr wird auch deutlich, wie sehr sie darunter leidet, ihrem Chef gegenüber immer wieder nachzugeben. Sie lässt sich von ihm Sonderschichten und zusätzliche Patienten aufdrücken und findet nicht den Mut, nein zu sagen – aus Furcht, ihren Job zu verlieren. All diese Trauer, der Zorn, die Ängste, die Hilflosigkeit, die Ohnmacht und die Frustrationen wurden in Lynns Leben zunehmend von einer anderen Empfindung überlagert: Hunger! Ihrem egoistischen Gehirn ist es nicht gelungen, eine Lösungsstrategie für Lynns Konflikte zu entwerfen, es hat einzig und allein darauf geachtet, genug Energienachschub zu bekommen. Nach Besuchen bei der Schwiegermutter tröstet sich Lynn mit der Energie aus einem Liter Eiscreme, und wenn der Job zu stressig wird, holt sie sich Nachschub aus dem Süßigkeitenautomaten.

Dieser Kreislauf aus Überforderung, Stress und Comfort Eating lässt sich mit therapeutischen »Train the Brain«-Ansätzen, die auf den Erkenntnissen der Selfish-Brain-Forschung beruhen, durchbrechen: Da energetische und emotionale Homöostase untrennbar miteinander verbunden sind, kann man davon ausgehen, dass ein ausbalanciertes Gefühlsleben ein entscheidender Schritt ist, um den Brain-Pull wieder zu normalisieren. Ob es gelingt, ihn wieder in seine gesunde Grundeinstellung zu bringen, hängt von vielen Faktoren ab: vom Alter der betroffenen Person, von der inneren Bereitschaft und auch davon, ob man professionelle Hilfe in Anspruch nehmen will. Um es deutlich zu sagen: Therapeutische Programme, die auf den Prinzipien von Emotionsregulation, sozialem Kompetenztraining und Problemlösungstraining aufbauen, sind zeit- und kostenintensiv. Keine deutsche Krankenkasse wäre derzeit in der Lage, eine derartige Therapie bei 75,4 Prozent übergewichtigen Männern und 58,9 Prozent übergewichtigen Frauen zu bezahlen. Es gibt in Deutschland auch leider bisher keine auf ihre Wirksamkeit geprüfte Selbsthilfe-Therapie – aber es gibt Anhaltspunkte, wie sich das eigene Gehirn so beeinflussen lässt, dass es sich wieder seinem metabolischen Gleichgewicht annähert. Wer also versuchen möchte, selbst die Macht der eigenen Gefühle zu nutzen, bekommt in diesem Kapitel eine Art Checkliste an die Hand. Sie soll das Prinzip verdeutlichen und Anregungen geben, selbst zu überprüfen, wie man mit seinen Gefühlen umgeht, Konflikte löst oder ureigene Bedürfnisse formuliert. Um es noch einmal deutlich zu machen: Das seelische Gleichgewicht (emotionale Homöostase = Stresssystem in Ruhelage) ist eng verknüpft mit der metabolischen Balance unseres Gehirns (energetische Homöostase). Aus diesen beiden Gleichgewichtszuständen ergibt sich in eindeutiger Weise das Körpergewicht. Daher gilt: Innere Notlagen machen nicht nur unzufrieden und unglücklich, sondern beeinträchtigen auch den Energiehaushalt des Körpers massiv.

Der Weg zu unseren Gefühlen und Bedürfnissen ist allerdings häufig steinig. Sich mit seinen Ängsten auseinanderzusetzen ist schwierig und die Versuchung, einer Vermeidungsstrategie nachzugeben, groß. Vermeidung verspricht aber nur kurzfristig ein Gefühl der Linderung. Meist ist es so, dass die negativen Gefühle wieder und wieder zurückkehren, bis der Konflikt gelöst ist. So gesehen führen Vermeidungsstrategien nicht nur über einen längeren Zeitraum zu unangenehmen Gefühlen, sondern kosten einen hohen Preis: Und der geht meist zu Lasten des Körpers – in Form eines gestiegenen Körpergewichts oder eines erhöhten Blutglukosespiegels. Hinzu kommt, dass wir mit unserer Neigung zu Vermeidungsstrategien die eigentliche Botschaft unserer Gefühle ignorieren. Sie wollen uns auf etwas hinweisen – auf ein Problem, einen Konflikt, den es zu lösen gilt. Und noch etwas ist wichtig: Negative Gefühle besitzen große Kräfte. Kräfte, die sich gegen uns richten mögen, die wir aber auch positiv nutzen können. Die Kraft der negativen Gefühle birgt enormes Potential zu Veränderung in sich – wenn man sie zu nutzen weiß. Obwohl diese psychologischen Erkenntnisse nicht neu sind, fällt es uns dennoch schwer, negative Gefühle wahrzunehmen, die zugrunde liegenden Situationen neu zu bewerten und aus alten Verhaltensmustern auszusteigen.

Aber werfen wir zunächst einen Blick auf die Liste der negativen Gefühle, um die es hier geht:

- Ärger
- Traurigkeit
- Krankheitsgefühl
- Enttäuschung
- Einsamkeit
- Schuld
- Unsicherheit
- Langeweile

Keines dieser Gefühle ist uns unvertraut. Wir halten sie aus, schieben sie weg, lenken von ihnen ab. Viel zu selten riskieren die meisten von uns einen genaueren Blick auf die wahren Ursachen dieser Gefühle. Aber erst wenn wir ihren Ursprung kennen, sind wir in der Lage, diese Gefühle wirklich zu bewältigen und sie als Motor so einzusetzen, dass wir alte Verhaltensmuster dauerhaft aufbrechen können.

Sehen wir uns im Folgenden ein paar einfache Beispiele an, die stellvertretend für eine Vielzahl von möglichen Verhaltensoptionen stehen. Die Wirklichkeit ist natürlich viel komplizierter, häufig treten mehrere Gefühle gleichzeitig auf, was ihre Bewertung erschwert. Worauf es mir hier aber ankommt, ist etwas anderes: Es geht um das *Prinzip*, auf ein bestimmtes Gefühl mit einem dazu passenden Verhalten zu reagieren. Welche Verhaltensweise das im Einzelfall sein kann, das muss jeder für sich selbst herausfinden. Manchem mag ein intensives Gespräch helfen, andere werden versuchen, das Problem allein zu bewältigen. Grundsätzlich aber sollten wir uns diesen Gefühlen stellen.

Beim Umgang mit negativen Gefühlen kommt es vielfach zu seltsamen Reaktionen. Wir spüren zwar oft das Richtige und geben trotzdem die falsche Antwort. So, wie wir einen Kaffee trinken, um uns aufzuputschen, anstatt mehr zu schlafen. Was soll unser Körper, unser Gehirn damit anfangen? Eigentlich gibt es für den richtigen Umgang mit unliebsamen Gefühlen erstaunlich pragmatische Lösungen. Gehen wir also die Liste der negativen Gefühle noch einmal durch und schauen uns Beispiele an, was bedürfnisorientiertes Handeln aus Sicht unseres Gehirns bedeutet.

- **Ärger: Wir fühlen uns ungerecht behandelt, übergangen oder sind mit jemandem in Streit geraten.** Mit dem Gefühl, sich zu ärgern, schaltet das Gehirn in den Alarmmodus: »Suche nach Lösungen!« In diesem Modus erhöht sich gleichzeitig der Energiebedarf unseres Gehirns. Gelingt es nun, tatsächlich eine Lösung zu finden, so kann die erhöhte Hirnversorgung gezielt zur Konfliktbewältigung eingesetzt werden. Hat man zum Beispiel Ärger mit einer Behörde, könnte die Lösung so aussehen: Anstatt sich weiter und weiter in seine Wut hineinzusteigern (was weitere Energie kostet), könnte man Hintergrundinformationen über den Sachverhalt einholen, einen wohlüberlegten Brief schreiben oder gut vorbereitet ein klärendes Gespräch suchen. Die Energie wird so positiv umgenutzt und zum wichtigen Motor bei der Problemlösung.

• **Traurigkeit: Der Verlust eines geliebten Menschen, das Ende einer Liebe, Arbeitslosigkeit, der Tod eines Haustiers lösen in uns Trauer und Traurigkeit aus.** Diese Trauer braucht Zeit – auch dies ist eine uralte Weisheit. Psychologen sprechen sogar von Trauerarbeit und meinen damit, dass Trauer ein Gefühlszustand ist, den wir nur dann überwinden können, wenn wir ihn eine gewisse Zeit aushalten, ohne uns zu betäuben. Wie lange dieser Zeitraum dauert, kann niemand sagen. Manchmal kann das Gefühl der Trauer durch Veränderungen beendet werden: durch einen neuen Job, ein neues Haustier oder eine neue Liebe. Aber das klappt nicht immer.

• **Krankheit: Wer krank ist, sollte sich schonen, Bettruhe einhalten, einen Arzt rufen, Freunde oder Verwandte um Hilfe bitten.** Alles naheliegende Maßnahmen, die doch vielen Menschen schwerfallen, vor allem, wenn sie sich als Leistungsträger sehen. Fehltage schaden der Karriere und dem Image, Ärzten wird misstraut, und sich von Freunden helfen oder gar pflegen zu lassen, ist für viele von uns eine schwer erträgliche Vorstellung. Wir befürchten, jemandem zur Last zu fallen. Doch warum fühlen wir uns bei einem Infekt eigentlich so schwach, müde und ruhebedürftig? »Sickness behaviour«, krankheitsbedingtes Verhalten, nennen Mediziner das Energiesparprogramm, das unser Gehirn bei einer Erkrankung wählt. Die Grundversorgung des Gehirns und die ausreichende Energiebereitstellung für das Immunsystems stehen jetzt im Vordergrund. Jeder unnötige Energieverbrauch – etwa durch Bewegung, Sozialkontakte, geistige Leistungen – soll vermieden werden, um den Genesungsprozess nicht zu gefährden. Wenn wir die Signale unseres Körpers ernst nehmen, sollten wir uns also ins Bett legen und viel schlafen.

• **Enttäuschung: Ein berufliches Ziel wird nicht erreicht, ein Freund hat ein ersehntes Treffen abgesagt, eine geplante Reise lässt sich nicht realisieren.** Enttäuschungen widerfahren uns ständig. Unser Gehirn reagiert auf sie mit Stress und erhöhtem

Energiebedarf. Auch hier besteht die Gefahr, das ungute Gefühl der Zurückweisung und des Scheiterns »wegzuessen«. Dabei will dieses Negativgefühl erlebt und bearbeitet werden. Enttäuschungen wollen uns an unseren Ausgangspunkt zurückführen. Ähnlich wie beim Monopoly-Spiel sollen wir auf Los zurückgehen, allerdings ohne dabei einen sofortigen Gewinn einzustreichen. Dort können wir uns erneut überlegen, an wen wir uns wenden, oder überdenken, ob der Zeitpunkt beispielsweise für eine berufliche Veränderung gekommen ist.

• **Einsamkeit: Dieses Gefühl kann uns jederzeit überfallen.** Bedürfnisorientiertes Handeln ist auch hier ganz pragmatisch: zum Beispiel einen Freund anrufen, sich verabreden. Es sind auch andere Möglichkeiten denkbar, um Einsamkeit zu begegnen. Entscheidend ist in dieser Situation, die eigenen Bedürfnisse zu erkennen und zu berücksichtigen. Bedürfnisorientiertes Verhalten kann nämlich in manchen Fällen auch bedeuten, dass man den Zustand nicht als Einsamkeit wertet, sondern als Alleinsein annimmt und somit lernt, sich mit sich selbst gut zu fühlen.

• **Schuldgefühle: Man hat jemanden verletzt, sich im Ton vergriffen oder sich ungerecht verhalten.** Schuldgefühle sind unsere Art, einen äußeren Konflikt zu verinnerlichen. Sie sind ein äußerst wertvoller Seismograph für Ungerechtigkeiten und Fehlverhalten. Unbearbeitete Schuldgefühle verlieren zwar an Intensität, aber sie existieren weiter. Sie sinken unter die Oberfläche unseres Bewusstseins und können jederzeit reaktiviert werden. Auflösen lassen sich Schuldgefühle in der Regel nur durch aktives Verhalten: sich entschuldigen, sich erklären, Verantwortung übernehmen oder Wiedergutmachung leisten. Genau dafür stellt unser Gehirn dann mehr Energie zur Verfügung.

• **Unsicherheit: Sich in einer Situation nicht wohl zu fühlen, führt im besten Fall zu einer kritischen Betrachtung der ei-**

genen Möglichkeiten, Schwächen und Stärken. Geldsorgen können lähmen. Und sie verschwinden in der Regel nicht von allein. Wenn es gelingt, das Gefühl der Verunsicherung umzunutzen, kann daraus Energie entstehen – etwa, um einen konkreten Finanzplan auszuarbeiten. Wo kann ich mehr einnehmen, wo kann ich sparen? Vielleicht kommt es durch solche Einsparungen zu Konflikten mit anderen Familienmitgliedern. Dann muss ich mit ihnen über meine Sorgen und Pläne reden und sie mit einbeziehen. Selbst wenn ich in dieser Phase des Sparens auf manche flüchtige Freude beim Kauf einer schönen Sache verzichten muss, entsteht in mir doch langfristig ein Gefühl von Ruhe und Sicherheit.

Selbstverständlich lassen sich noch viele andere Beispiele finden. Jeder kann hier seine eigenen Lösungsstrategien für unsichere Lebenssituationen hinzufügen. Das Prinzip jedoch sollte deutlich geworden sein: Alle diese Handlungsweisen entfalten auf mindestens zwei Ebenen ihre Wirkung: auf der sachlichen (wenn ich etwas an meinem Haus repariere, habe ich ein konkretes Problem beseitigt) und auf der emotionalen – über einen reparierten Wasserhahn muss man sich keine Gedanken mehr machen, während ein ungelöstes Problem uns wie ein tropfender Hahn lange Zeit emotional belastet. Ein konkreter Plan kann in Zeiten der Verunsicherung dazu beitragen, dass unser Stresssystem entlastet wird; und damit hat der Brain-Pull wieder die Möglichkeit, sich zu regenerieren.

- **Langeweile: Dieses Empfinden ist möglicherweise das essentielle emotionale Negativerlebnis unserer Zeit.** Langeweile gilt es in unserem Medienzeitalter unbedingt zu vermeiden. Sie wird als kaum aushaltbar empfunden. TV, Smartphones, Internet und Computer bieten sofortige und jederzeit verfügbare Fluchtmöglichkeiten vor dem Gefühl der Langeweile. Doch statt sich abzulenken und die Zeit totzuschlagen, kann es sich lohnen, Langeweile auszuhalten. Das böte die Chance, herauszufinden, woraus sie eigentlich resultiert. Das Gefühl der Langeweile ist ein deutlicher Hinweis, dass eine Diskrepanz zwischen Lebensstil und wahren inneren Bedürfnissen besteht. Der amerikanische Stressforscher Mihály Csíkszentmihályi untersuchte in einer Langzeitstudie, in welchen Situationen Menschen sich glücklich, erfüllt und *nicht* gelangweilt fühlen. Vor dem Test antworteten die meisten Probanden: »In meiner Freizeit.« Csíkszentmihályi bat die Teilnehmer nun, über einen längeren Zeitraum und in bestimmten Abständen ihre Stimmungslagen aufzuzeichnen. Das Ergebnis verblüffte: Die meisten Glücksmomente notierten die Testpersonen bei ihrer Arbeit, nicht bei Freizeitaktivitäten. Diesen Zustand, sich auf eine Aufgabe zu konzentrieren, sich ihr hinzugeben, bezeichnet der Psychologe als »Flow«. Die Zeit beginnt zu fließen, wir verschmelzen mit dem, was wir tun. Das ist das Gegenteil von Langeweile und hat offenbar viel mit Glück zu tun.

Phasen konzentrierten Arbeitens wirken interessanterweise auch stimulierend auf den Brain-Pull. Die Energieversorgung des Gehirns arbeitet unter einer gewissen Last meist erstaunlich effektiv. Jeder, der schon einmal wie in Trance an einem Problem gearbeitet hat, kennt vielleicht das Gefühl, nicht nur die Zeit aus dem Sinn zu verlieren, sondern auch keinen Hunger zu verspüren. Vom amerikanischen Mathematiker Norbert Wiener ist eine Anekdote überliefert, die dieses Phänomen verdeutlicht. Wiener wurde auf dem Campus des Massachusetts Institute of Technology (MIT) in eine Diskussion über ein mathematisches Problem verwickelt. Nach dem Gespräch erkundigte er sich, aus welcher Richtung er eigentlich gekommen sei. Als sein Gesprächspartner auf die mathematische Fakultät deutete, stellte Wiener fest: »Das bedeutet, dass ich noch nichts zu Mittag gegessen habe ...«

Negative Gefühle zu deuten und positiv zu nutzen, ist der Weg in die richtige Richtung des bedürfnisorientierten Handelns. Allerdings gibt es keine sofortige Erfolgsgarantie. Möglich, dass eine Entschuldigung zurückgewiesen wird, dass eine Aussprache verweigert wird, der Hinweis auf eine berufliche Überlastung zur Beendigung des Arbeitsverhältnisses führt. Solche Situationen werden in uns erneut negative Gefühle auslösen, und auch mit diesen sollte man sich bedürfnisorientiert auseinandersetzen. Ein Freund, der eine Aussprache verweigert, ist möglicherweise eine Freundschaft gar nicht wert. Lohnt es sich wirklich, in einem Job zu verharren, in dem man sich überfordert und nicht respektiert fühlt? Die wachsame Auseinandersetzung mit negativen Gefühlen führt fast zwangsläufig zu positiven Ergebnissen – vielleicht nicht gleich im ersten Anlauf. Am Ende wird es sich auf jeden Fall lohnen. Als Gefährten für den Weg empfiehlt die kalifornische Übergewichts-Therapeutin Laurel Mellin kraftspendende Gedanken, formuliert in einfachen Sätzen, mit denen man sich immer wieder vor Augen führen kann, wohin die Reise gehen soll:

- *Es wird funktionieren.*
- *Ich werde in dieser Situation bestehen.*
- *So wie es jetzt ist, wird es nicht immer sein.*
- *Etwas Gutes wird aus dem, was ich jetzt erlebe, entstehen.*
- *Ich brauche keine Perfektion, um ein wunderbarer Mensch zu sein.*
- *Ich werde mein Bestes geben, und das ist genug.*

Die Kraft der negativen Gefühle zu nutzen heißt, sie in positive Gefühle zu verwandeln. Es ist das Wunder der inneren Metamorphose. Wir fühlen uns geliebt statt einsam, stolz nach einer bestandenen Prüfung, statt vor der Angst zu kapitulieren. Wir sind zufrieden, dankbar, glücklich, ausgeruht, fühlen uns wohl und gesund nach einer überstandenen Krankheit. Wir verspüren neue Sicherheit, nachdem wir eine kritische Situation gemeistert haben. Wir zerstreuen Furcht und Zweifel, wenn wir den Mut aufbringen, uns ärztlich untersuchen zu lassen, und mitgeteilt bekommen, dass der Befund gutartig ist.

Bedürfnisorientiertes Handeln verändert nicht nur unser

Leben, sondern auch unser Gehirn. Es verfestigt und verstärkt diese Strategien des Denkens und Handelns. Dabei geht es aber nicht nur um emotionales, prozedurales und deklaratives Lernen – also die Verbesserung unserer mentalen Fähigkeiten, mit Gefühlen umzugehen, Verhaltensstrategien zu entwickeln und unsere Bedürfnisse besser zu formulieren. Es kommt noch eine vierte Form dazu – nämlich die Art und Weise, wie der Brain-Pull optimal eingesetzt werden kann: das metabolische Lernen.

Metabolische Erziehung oder wie unsere Kinder schlank bleiben können

»Wir gehen alle den gleichen Weg, aber jeder geht ihn auf seine eigene Weise.« Dieses Zitat stammt aus dem Kinofilm *Der seltsame Fall des Benjamin Button*. Ohne eine Ahnung davon zu haben, was in seinem Körper vorgeht, stellt Benjamin die Gesetze des Lebens, des Alterns und des Sterbens auf den Kopf. Er kommt als greises Baby zur Welt, um immer jünger zu werden, während alle Menschen um ihn herum altern. Sein Körper passt nie zu seinen Wünschen, Sehnsüchten und Zielen. Und trotzdem meistert er sein Leben, weil er trotz aller Widrigkeiten Liebe, Zuneigung und Geborgenheit und die Kraft der Zuversicht erfährt – von Menschen, denen er völlig fremd ist. Was schieflief, als die Grundeinstellungen seines spiegelverkehrten Menschenlebens (und seines Stoffwechsels) festgelegt wurden, bleibt indes ein Mysterium.

Der Gedanke, dass jeder Mensch eine Art Grundausstattung erhält, wenn er auf die Welt kommt, beschäftigt auch die medizinische Forschung. Tatsächlich gibt es programmierte Eigenschaften, über die jeder Mensch verfügt – zum Beispiel die angeborene Angst vor dem Alleinsein, vor sozialer Isolation als Quelle tödlicher Gefahr. Überhaupt wäre unser Gehirn ohne bestimmte Basisprogramme nicht funktionsfähig. Das gilt auch für den Stoffwechsel. Der Brain-Pull, der von unserem Stresssystem ausgeführt wird, ist bei Geburt voreingestellt. Dieses Stresssystem entsteht mit einer vorprogrammierten Ruhelage, die aber durch Prägung und Lernprozesse verändert werden kann. Diese Lernprozesse, die bereits beim Fötus einsetzen, sind eng verknüpft mit dem sogenannten emotionalen Lernen.

Denn es sind die gleichen Zellverbände in der Amygdala, die in ihrer Doppelfunktion das emotionale Gedächtnis kodieren und den Brain-Pull bestimmen. Zeile für Zeile und Kapitel für Kapitel schreibt jeder Mensch so an seiner Stressbiographie. Dieses Lebensbuch der Stresserfahrungen und Stressantworten enthält bei manchen Menschen schlimme, aufwühlende Kapitel, die die ganze Erzählung bestimmen – wie bei den traumatisierten Kindern des holländischen Hungerwinters. Bei anderen gleicht die Stressbiographie eher einem langen ruhigen Fluss. Wenn das emotionale Erleben von Stress und der Umgang mit Stressoren untrennbar mit der Energieversorgung des Gehirns verbunden sind, folgt daraus, dass jede Stresserfahrung, die das Gehirn macht, auf die Einstellung des Brain-Pulls einwirkt. Indem wir also lernen, mit Stress umzugehen, beeinflussen wir auch die Strategien der Energieversorgung unseres Gehirns. Dieser Vorgang ist bisher wenig beachtet oder untersucht worden. Er spielte in Fragen der Kindererziehung, Verhaltens- oder Ernährungsforschung kaum eine Rolle.

Will man dem eine Bezeichnung geben, trifft der Begriff »metabolisches Lernen« es am besten (Metabolismus = Stoffwechsel). Denn dieser Lernvorgang, der den Brain-Pull optimiert, findet in der Software unserer Stoffwechsel-Ampel statt. Wir dürfen voraussetzen, dass nahezu jeder Mensch mit einer »normalen« Grundeinstellung dieses Brain-Pull-Programms auf die Welt kommt (eine Ausnahme bilden zum Beispiel im Mutterleib traumatisierte Kinder). Im weiteren Verlauf passt sich das Betriebssystem unseres Stoffwechsels durch permanente Updates an neue Gegebenheiten an. Bleiben diese Updates aus oder – schlimmer noch – kommt es zu Fehlprogrammierungen, büßt das Betriebssystem an Leistungsfähigkeit ein. Der Brain-Pull ist aber weit mehr als ein einfaches Rechenprogramm, um den Stoffwechsel zu regulieren. Er ist so etwas wie eine Gabe, ein Talent, das trainiert und ausgebaut werden kann; vergleichbar mit Musikalität oder Sportlichkeit. Erst durch Training wird ein musikalischer Mensch zum Musiker oder ein sportlicher zum

Athleten. Werden diese Gaben nicht gefördert, verkümmern sie. Beim metabolischen Lernen trainieren wir unseren Brain-Pull und damit die Fähigkeit, unser Gehirn möglichst optimal mit Energie zu versorgen, ohne dass es auf Hilfsstrategien wie Essen in Stresssituationen zurückgreifen muss. Und wie bei Musikalität oder Sportlichkeit ist das Training im Kindesalter durch nichts zu ersetzen.

Kehren wir für einen Moment noch einmal in die Epoche der Jäger und Sammler zurück, in die Welt von vor 100 000 Jahren. Wissen war schon damals ein elementarer Überlebensvorteil. Nur der Kenntnisreiche hatte Erfolg bei der Nahrungssuche: Welche Farbe, Form und Beschaffenheit haben genießbare Beeren? Was unterscheidet sie von ungenießbaren oder giftigen, die ihnen zum Verwechseln ähnlich aussehen? Auf welchem Boden wachsen nahrhafte Getreidekörner? In welchem Baumschatten fühlen sich Speisepilze wohl? Mangelnde Orts- oder Pflanzenkenntnisse verurteilten die Sippe zum Hungern, ein Fehler bei der Nahrungssuche konnte Krankheit oder Tod bedeuten. Überlebenschancen hatten nur Menschen, die die Pflanzen der Umgebung und ihre Nutzbarkeit sehr gut kannten. Dieses Wissen galt es möglichst zu erweitern und zu vertiefen. Unerwartete Erfolge bei der Nahrungssuche, wenn beispielsweise an einer bisher unbekannten Stelle wohlschmeckendes energiereiches Obst gefunden wurde, aktivierten das Belohnungssystem im Gehirn, was nicht nur mit Glücksgefühlen einhergeht, sondern auch dazu führt, dass alles, was zu diesem Erfolg beigetragen hat – wie Ort, Erkennungszeichen, Hinweise –, verstärkt gelernt und abgespeichert wurde: »Come back to this!« Bei einem Misserfolg, zum Beispiel dem Verzehr eines ungenießbaren Pilzes, trat das Gegenteil ein: Unwohlsein, Ekelgefühle, die sich mit dem Lernen von Hinweisen wie Farbe, Form, Geruch, Geschmack verknüpften. Das alles zusammen half, dieses Missgeschick in Zukunft zu vermeiden, durch Vorgänge, die man in den Neurowissenschaften als Vermeidungs- und Aversions-Lernen bezeichnet.

Das so entstandene Wissen der Menschen war kostbar und wurde weitergegeben – von Generation zu Generation. Später kamen weitere Kenntnisse dazu: über den Anbau von Feldfrüchten, das Ziehen von Obstbäumen, Veredlung von Getreidesorten, Viehzucht, Kenntnisse in der Zubereitung durch Kochen, Braten oder Backen, im Einsatz von Salzen, Kräutern und Gewürzen, um Lebensmittel schmackhafter, aber auch wertvoller zu machen. Dieser Wissensschatz wurde über Jahrtausende erworben, verfeinert, durch Experimente erweitert, bewahrt und gelehrt. Es wäre schön zu sagen: bis heute. Doch das würde nur eingeschränkt der Wahrheit entsprechen. Die Revolution der Nahrungsmittelindustrie hat vieles verändert. Lebensmittel werden angereichert mit chemischen Substanzen, um Konsistenz, Farbe und Geschmack zu verändern oder die Haltbarkeit zu verbessern. Je mehr wir uns auf diese Angebote einlassen, desto größer wird die Abhängigkeit. Zeitersparnis und Bequemlichkeit sind die wesentlichen Vorteile, die vorgefertigte Nahrungsprodukte versprechen. Der Preis ist die Abkehr von alten Ernährungs-Traditionen – sowohl bei der Zubereitung als auch bei der Esskultur. Und noch ist kaum abzusehen, wie schwer dieser Verlust wiegt.

Im Grunde sind wir, was die Nahrungssuche angeht, gar nicht weit entfernt vom Verhalten unserer steinzeitlichen Vorfahren. So wie sie damals durch Wald und Savanne streiften, durchkämmen wir heute Regalreihen in Supermärkten, immer auf der Suche nach Signalen. Geschickt hat sich die Lebensmittelindustrie unser Steinzeitnahrungssuchprogramm zunutze gemacht. Packungsgrößen, Farbcodes, Food-Fotografie, Duft- und Aromastoffe ersetzen die einstigen Reize, die von den Beeren und Früchten des Waldes ausgingen. Welche künstlichen Signale besonders unwiderstehlich auf uns wirken, lässt die Industrie mit großem Aufwand testen. Das noch junge Forschungsgebiet des Neuromarketing beschäftigt sich dabei mit der Frage, welche Gehirnareale durch verschiedene (Produkt-) Stimuli aktiviert werden und letztlich einen Kaufimpuls auslösen. So beschreibt der Neuromarketingforscher A.K. Pradeep in seinem Buch *The Buying Brain* (*Das kaufende Gehirn*), über welchen emotionalen Zugang man das Gehirn einer jungen Mutter (»mommy brain«) dazu bringen kann, dass diese ein Produkt kauft. Werbebotschaften sprechen zum Beispiel gezielt die sogenannten Spiegelneuronen an. Sie liegen vorwiegend im Frontalen Kortex und spielen in der Emotionserkennung von Gesichtern eine entscheidende Rolle. Die emotionale Verknüpfung mit dem beworbenen Produkt gelingt etwa dadurch, dass der kaufwilligen Mutter auf der Verpackung oder im Werbejingle eine Szene präsentiert wird, in der eine andere Mutter ihr Baby zärtlich küsst.

Wir haben uns längst daran gewöhnt, Nahrungsmittel auch als Produkte einer Vermarktungskette zu sehen. Warum sollen die Gesetze des freien Marktes ausgerechnet bei der Ware Lebensmittel nicht gelten? Unter wirtschaftlichen Gesichtspunkten ist daran auch nichts auszusetzen. Legt man allerdings den Gedanken einer metabolischen Erziehung zugrunde, bei der es unter anderem darum geht, dem Stoffwechsel einen Input aus möglichst unverfälschten Nahrungssignalen zu vermitteln, wird die Sache problematischer. In den vergangenen Jahrzehnten hat die Nahrungsmittelindustrie eine Art moderne Ernährungskette geschaffen. In diesem System, das Geschlossenheit anstrebt, verfolgen Firmen Geschmacksmonopole. Rezepturen werden zu brisanten Wirtschaftsgeheimnissen: Was macht einen Hamburger zu einem besonderen Geschmackserlebnis? Antwort: eine Kombination von Aromastoffen, eine Art geheime chemische Formel des Geschmackserfolgs. Der Kunde soll durch diese Stoffe an das Produkt gebunden werden und möglichst häufig möglichst viel davon verzehren. Im Grunde geht es den Unternehmen dabei um eine Ernährungsumstellung – hin zu ihren Produkten. Die Folge ist nicht nur eine zunehmende Monokultur des Essens. Viel schwerer wiegt, dass das Urteilsvermögen des Konsumenten für natürliche Lebensmittel nachlässt und bei Kindern nur noch rudimentär entwickelt wird. Und das hat Auswirkungen auf unseren Stoffwechsel, unsere Energieversorgung und den Brain-Pull. Künstliche Aromastoffe wirken wie Cues auf unseren Gehirnstoffwechsel.

Hinzu kommt: Jede Werbebotschaft für einen Snack, einen Softdrink oder eine bestimmte Burgersorte hat als Cue das Potential, direkt auf den Brain-Pull des Betrachters einzuwirken. Aus Sicht der Lebensmittelindustrie soll genau das auch passieren: Denn all diese Strategien dienen letztlich dazu, das Regulierungssystem unseres Brain-Pulls auszuhebeln, damit wir mehr essen. Wenn wir also über Aufklärung im Zusammenhang mit industriell gefertigtem Essen sprechen, geht es nicht nur um das Aufzeigen einer gezielten Steuerung von Kaufimpulsen durch die Ernährungsindustrie. Sondern um einen neuen Kritikpunkt: Alles, was wir essen, hat direkten Einfluss auf die Leistungsfähigkeit unseres Stoffwechsels. Es geht in der Diskussion über die gesundheitlichen Risiken von Fertignahrung also nicht mehr nur um zu viele Kalorien, problematische Kohlenhydrate oder ungesunde Fettsäuren. Es geht vor allem bei Kleinkindern und Kindern um die Grundeinstellung ihres jungen, noch naiven Brain-Pulls. Und das erhöht das Maß der Verantwortung deutlich: für die Eltern, die Gesellschaft, aber nicht zuletzt auch für die Hersteller dieser Nahrungsmittel.

Kompetenzverluste

Wie würde wohl ein Jäger und Sammler reagieren, würde man ihn per Zeitmaschine in einen Supermarkt des 21. Jahrhunderts katapultieren? Das Angebot würde ihn heillos überfordern – und es würde im Laufe der Zeit dazu führen, dass jahrtausendealtes Wissen ausgelöscht wird. Das belegen Studien mit Naturvölkern. Ob Inuit aus der Nordpolarregion, afrikanische Pygmäen, Yanomami-Indianer vom Amazonas oder australische Aborigines – der Kontakt mit der modernen Ernährungsindustrie kann alte Jagd-, Sammel- und Zubereitungstraditionen innerhalb weniger Generationen restlos auslöschen. Aber auch wir befinden uns in einem Prozess des Wissensverlustes. Die Küchenkünste und Kenntnisse über natürliche Lebensmittel, auf die unsere Großeltern oder Urgroßeltern noch ganz selbstverständlich zurückgreifen konnten, drohen vielen Familien im beginnenden 21. Jahrhundert verlorenzugehen. So beschreibt der schwedische Dichter Lars Gustafsson, geboren 1936, in einem kurzen Essay unter dem Titel »Herbstküche«, wie seine Frau und er im Wald gesammelte Pilze trocknen, selbstangebaute Tomaten verarbeiten, eigene Säfte herstellen und eine Artischockensuppe aus dem Garten zubereiten. Am Ende notiert er: »Gehören wir zur letzten oder sagen wir zur vorletzten Generation, die auf diese Weise alles genießen kann, was eine einigermaßen unzerstörte Natur bietet?« Was auf den ersten Blick wie ein etwas düsterer Abgesang klingen mag, ist durchaus Realität. Ich kenne in unserer Nachbarschaft kaum mehr jemanden, der noch selbst einen Nutzgarten bestellt, Obst und Gemüse einmacht oder eine Suppe aus selbstgepflücktem Sauerampfer oder Brennnesseln kocht. In unserem Bekanntenkreis finden sich nur wenige Familien, die täglich mit frischen Zutaten kochen, selbst gemeinsame Mahlzeiten sind eine Seltenheit. Und wenn man sich vor Augen führt, dass die Ernährungssituation in sozial benachteiligten Haushalten häufig sehr viel problematischer ist, ergibt sich ein erschreckendes Bild. Untersuchungen belegen, dass Kinder zwischen 5 und 7 Jahren aus Familien mit niedrigerem sozioökonomischen Status deutlich häufiger zu Fast Food, Chips und Süßigkeiten greifen als Kinder aus Familien mit höherem Einkommen und Bildungsgrad.

Für Gustafsson bedroht die zunehmende Monokultur des Essens auch den natürlichen Anbau von Nahrungsmitteln. Es ist tatsächlich kaum wahrscheinlich, dass Menschen, die sich überwiegend von Convenience-Produkten (engl. convenience = Bequemlichkeit) ernähren, künftig darauf bestehen werden, dass der Anbau und die Herstellung von Grundnahrungsmitteln möglichst naturnah geschehen. Und wenn wir davon ausgehen, dass die USA auch weiterhin unsere Ernährungsgewohnheiten beeinflussen, kommt da noch einiges auf uns zu. Dort werden immer mehr Wohnungen ohne Küche vermietet – eine Mikrowelle reicht. Auch so werden wir schrittweise an eine künstliche Ernährung gewöhnt.

Was bedeutet diese Entwicklung für die Kompetenz unseres Brain-Pulls und – noch wichtiger – für die Ernährungskenntnisse und -fähigkeiten unserer Kinder? Die Forschungen zur Selfish-Brain-Theorie haben eines deutlich gemacht: Die Reaktion und Einstellung unseres Brain-Pulls auf unsere Ernährungsgewohnheiten sind uns nicht angeboren, sie entwickeln sich über viele Jahre oder gar Jahrzehnte. Nur einige Grundkenntnisse sind angelegt, der Rest muss erlernt werden. Die Kontrollinstanzen des Brain-Pulls (maßgeblich die Amygdala) brauchen Erfahrung, um einen optimal an die vielfältigen Situationen angepassten Stoffwechsel zu entwickeln. Und auch die Geschmacksnerven und die Geschmacksverarbeitungszentren im Gehirn (ebenfalls vor allem die Amygdala) sind auf Lektionen des Schmeckens angewiesen, um Nahrung zu unterscheiden und zu erkennen. Wenn diese Erfahrungen fehlen, bleibt das nicht ohne Folgen.

Der britische Starkoch Jamie Oliver machte seine ersten Kocherfahrungen als Kind in der Küche des Pubs seiner Eltern. Er schnitt Gemüse, half bei der Zubereitung der Mahlzeiten und begann auch selbst zu kochen. Der Umgang mit Grundnahrungsmitteln wurde für ihn so früh zur Selbstverständlichkeit. Seine Erfahrungen versucht er heute im Rahmen von Aufklärungsprojekten an Kinder in Großbritannien und den USA weiterzugeben. Seine Bemühungen dokumentiert er in TV-Beiträgen. In einer dieser Sendungen besucht Oliver eine amerikanische Grundschule mit einem Korb voller Lebensmittel. Er zeigt den Kindern eine Aubergine, Tomaten, Kartoffeln und fragt sie, was das wohl sein könnte. Die Kinder wissen es nicht. Die ersten Nahrungsmittel, die sie erkennen, sind Pommes frites und

Hamburger. Olivers Aufklärungskampagne erinnert ein wenig an Don Quichotte, den »Ritter von der traurigen Gestalt«. Jamie Oliver versucht Eltern das Kochen nahezubringen, die noch nie gekocht haben und sich und ihre Kinder ausschließlich mit Fertigprodukten ernähren. Er wünscht sich die Erfahrung einer Esskultur für Kinder, die in ihren Mensen nur Fingerfood serviert bekommen, weil in manchen US-Schulen das Benutzen von Besteck wegen der Verletzungsrisiken nicht erlaubt ist. Und er möchte Kindern, die in ihrem Leben noch nie eine Kartoffel oder Tomate gesehen oder gegessen haben, die Formen, Farben, den Geruch und den Geschmack von frischem Gemüse vermitteln. Jamie Olivers Engagement stößt immer wieder auf Vorbehalte und auf Ablehnung – bei Eltern, Schulbehörden oder Politikern wie dem britischen Gesundheitsminister, der Olivers Kochkampagnen in Schulen kürzlich für gescheitert erklärte. Man kann die Methoden des medienversierten Kochs kritisieren, aber im Kern hat Oliver das Problem erkannt. Was er einfordert, ist nichts anderes als eine metabolische Erziehung für unsere Kinder. Und ich würde sogar so weit gehen, das Recht auf Bildung auf metabolisches Wissen auszudehnen. So wie wir unsere Kinder ihre Muttersprache, Mathematik und Naturwissenschaften lehren, so müssen wir auch ihren Umgang mit Nahrung und ihren Brain-Pull schulen.

Der Stoffwechsel ist wie unser Immunsystem oder das Nervensystem auf Herausforderung, Verfeinerung und Entwicklung angewiesen. Indem wir als Kind Infekte durchmachen, bilden wir ein »Immun-Gedächtnis« aus und verbessern damit unsere Abwehrkräfte. Alles, was wir begreifen, erklettern, erkunden, trainiert unser Nervensystem. Niemand wird bestreiten, dass diese kindlichen Erfahrungen wichtig für die persönliche Entwicklung sind. Wenn das Gleiche aber auch für unseren Stoffwechsel gilt, ergibt sich daraus, dass jeder Mensch neben einer sozialen, intellektuellen, kreativen und motorischen Erziehung auch Grundkenntnisse im Umgang mit Nahrung vermittelt bekommen sollte. Und dabei geht es nicht nur um das bloße Erkennen und Benennen von Gemüsesorten, sondern um die Erweiterung unseres aufs Essen bezogenen »Stoffwechselwissens«, das sich in der Programmierung des Brain-Pulls spiegelt. Eine solche metabolische Erziehung führt dazu, dass sich Ernährungsbewusstsein, Gehirn- und Körperstoffwechsel möglichst optimal ausbilden können. Auf diese Weise könnte man die Gefahr, Kinder mit der Bürde von Übergewicht und den daraus resultierenden Erkrankungen zu belasten, reduzieren.

Eltern wollen das Beste für ihre Kinder. Das war schon immer so, und schon immer war es schwierig, die Frage zu beantworten, was das wohl sein könnte – »das Beste« oder wenigstens »das Richtige«? Die Situation, in der sich Eltern heute befinden, ist nicht einfach. Mancher mag sogar das Gefühl haben, einer Art babylonischem Stimmengewirr ausgesetzt zu sein: Aus allen Richtungen prasseln Ratschläge auf uns ein, jede Stimme hat eine andere Botschaft, und es fällt vielen Eltern immer schwerer zu erfassen, worin ihre eigentliche Aufgabe besteht. Das gilt für die verschiedensten Erziehungsbereiche genauso wie für die Frage, welche Form der Ernährung für unsere Kinder die richtige ist. Glauben wir der Food-Industrie, dann gibt es Süßigkeiten, in denen lebenswichtige Vitamine oder Mineralstoffe stecken, und Fertiggerichte, die eine vollwertige Mahlzeit ersetzen können. Folgen wir manchen Fachärzten und Medikamentenforschern, lassen sich Aufmerksamkeitsdefizite bei Kindern mit Psychopharmaka behandeln und beheben. Für die Befürworter von internetgestützter Kommunikation stellt der intensive Umgang mit dem PC eine entscheidende Vorbereitung auf die Zukunft dar – je früher, desto besser. Nicht wenige leistungsorientierte Eltern sind davon überzeugt, dass Kinder nicht zu viel gefördert werden können und dass Freizeit »ungenutzte« Zeit ist. Die Spielzeugindustrie versucht uns einzureden, dass multimediale Angebote für die Entwicklung von Vorschulkindern unverzichtbar sind. Es gibt ratlose Eltern, die sich von der Schule mehr Erziehung wünschen, und es gibt überforderte Lehrer, die vom Elternhaus mehr Unterstützung beim Lernen fordern. Es gibt Pädagogen, die das Lob der Disziplin preisen, und es gibt Eltern, die feststellen, dass der mediale Einfluss auf ihre Kinder die eigenen pädagogischen Möglichkeiten übersteigt. Manche Eltern kämpfen hartnäckig, andere haben bereits kapituliert oder wursteln sich so durch. Und jetzt erhebt auch noch dieses Buch eine neue, weitere Stimme im Wettstreit der Ideen und Angebote. Die Botschaft lautet: metabolische Erziehung. Der Begriff ist ebenso neu wie das Konzept, das sich als ein Leitfaden versteht, der weit mehr umfasst als nur die Fragen der richtigen Ernährung.

Wir wissen aus der Grundlagenforschung, dass die Insulinausschüttung konditionierbar und damit erlernbar ist. Noch gibt es aber beim Menschen kaum gesicherte Studien oder gar Programme, wie so eine Erziehung des Stoffwechsels aussehen könnte. Hier eröffnet sich also ein weites Forschungsgebiet für Stress- und Ernährungswissenschaftler, Psychologen und Pädagogen. Aufgrund der vorliegenden Kenntnisse lassen sich aber schon jetzt wichtige Fragen stellen, mit denen sich jeder auseinandersetzen kann, der an metabolischer Erziehung für Kinder und Jugendliche interessiert ist.

Im Wesentlichen geht es darum, im Einklang mit sich und den Signalen aus dem Körper zu leben (also auch zu essen) und dabei möglichst alles auszuschalten, was diesen Einklang stört. Eine weitere wichtige Aufgabe besteht darin, mittelfristig zu lernen, mit psychischen Stressoren umzugehen. Eine Herausforderung, die mit zunehmendem Alter – und somit einer langen Stressbiographie – schwieriger wird. Auch wenn im Folgenden kein ausgearbeitetes Programm zur metabolischen Erziehung dargelegt werden kann, können die aufgeworfenen Fragen uns dabei helfen, unser Bewusstsein für das Zusammenspiel von Nahrung (und ihren Botschaften), der Nahrungsaufnahme (Body-Pull) und dem Stresssystem (Brain-Pull) zu schärfen.

Welche Esserfahrungen sind für Kleinkinder wichtig?

Welche ersten Esserfahrungen macht mein Kind? Wie führe ich es nach der Stillzeit oder nach der Fläschchen-Phase an feste Nahrung heran? Wie viel Aufwand bin ich bereit bei der Zubereitung von Kleinkindernahrung zu betreiben? Setze ich auf frische Lebensmittel oder vertraue ich auf Babybrei aus dem Gläschen? Kaufe ich Bioprodukte oder greife ich auf konventionell angebaute Nahrung zurück? Das ist nur eine Reihe von Fragen, mit denen sich junge Eltern auseinandersetzen. Die Antworten fallen naturgemäß unterschiedlich aus. Fakt ist indes, dass viele Kleinkinder ihre ersten Ernährungserfahrungen mit Fertigprodukten machen – meist mit Milchbrei oder Früchtetee, Obst- oder Gemüsebrei. So lernt das frühkindliche Gehirn von Anfang an ein Gemisch beziehungsweise eine heterogene Kombination aus unterschiedlichsten Nahrungsbestandteilen kennen. Besonders problematisch wird es, wenn feste Nahrung oder Getränke für Kleinkinder mit Süßstoffen oder künstlichen Aromata versetzt sind. Wie bereits dargelegt, greifen derartige »Falschsignale« wie zum Beispiel nicht-kalorische Süßstoffe in die Programmierung des Brain-Pulls ein und führen so zu Gewichtszunahme.

Aber woraus sollten die ersten Lektionen des Schmeckens idealerweise bestehen? Alles Lernen sollte einfach beginnen, mit den Grundlagen. In Bezug auf Essen heißt das, mit Nahrungsmitteln aus der Natur, die auf einfache Weise zubereitet werden: etwa einer zerdrückten Banane, einem geriebenen Apfel oder pürierten Möhren. Diese Grundbausteine der Ernährung – am besten pur und unverfälscht serviert – geben dem Kleinkind die Chance, eindeutige Geschmackserfahrungen zu machen und abzuspeichern. So werden auch dem Stoffwechsel grundlegende Kenntnisse zur Verarbeitung von Nahrungsenergie vermittelt.

Es wäre natürlich wünschenswert, dass Kinder diese Erfahrungen zuallererst mit ihren Eltern machen. Aber auch Kindergärten und Schulen könnten hier künftig einen wichtigen Erziehungsauftrag wahrnehmen. Ein Beispiel: Zusammen mit der Universitätskinderklinik und der Fachhochschule Lübeck haben wir ein Kindergartenprojekt ins Leben gerufen: »Lektionen des Essens«. Ein Lernziel ist dabei die spielerische Erkundung von Nahrungsmitteln. Kleinkinder lernen beispielsweise ein Stück Tomate sinnlich zu erfahren und von einem Stück Apfel zu unterscheiden. Das führt zu einer Art Geschmacks-Memory, um die Fähigkeit zu schulen, Nahrung zu schmecken, zu erkennen, zuzuordnen. Für das Projekt arbeitet eine Ökotrophologin, die sich besonders in Kindergärten engagiert, die in Stadtteilen liegen, in denen viele Familien mit niedrigerem sozioökonomischen Status leben. Hier mangelt es erfahrungsgemäß zu Hause oft nicht nur an finanziellen Mitteln, sondern auch am Bewusstsein für eine Ernährung mit frischem Obst und Gemüse.

Wie können Familien besser essen?

Wie essen wir als Familie? Welche Rituale haben wir? Wie viele Mahlzeiten nehmen wir wirklich gemeinsam ein? Führen wir dabei Gespräche über den Tag oder lassen wir uns vom Fernsehen unterhalten? Wie viel Zeit widmen wir den gemeinsamen Mahlzeiten? Welche Regeln vermitteln wir unseren Kindern beim Essen? Essen wir überhaupt noch zusammen? Gemeinsame Mahlzeiten sind nicht nur eine schöne familiäre Form des Essens, sondern auch eine wichtige Lernzeit für Kinder. Und dabei geht es nicht nur um klassische Tischregeln, sondern um Sozialisation – also um die Fähigkeiten, besser und integrierter in einer Gemeinschaft zu leben. Wie soziales und metabolisches Lernen beim Essen aussehen kann, soll ein Beispiel aus Afrika deutlich machen. Eine Schulkantine im Niger: 13 Mädchen unterschiedlichen Alters sitzen um eine große Schüssel mit

Hirsebrei, dem wichtigsten Grundnahrungsmittel des Landes. Behutsam nehmen die Mädchen mit den Fingerspitzen den Brei bröckchenweise aus der Schüssel und führen jeden Bissen langsam zum Mund. Was Westeuropäern wie eine seltsame, vielleicht sogar unzivilisierte Form der Nahrungsaufnahme anmutet, unterliegt in Wahrheit strengen Regeln. Gegessen wird ausschließlich mit der rechten Hand. Die Finger dürfen aus hygienischen Gründen nur die Nahrung berühren, aber niemals den Mund. Niemand drängelt, keiner würde den letzten Bissen ohne die Einwilligung der Gruppe für sich beanspruchen oder gar versuchen, sich durch schnelles Essen einen Vorteil zu verschaffen. Wenn eines der jüngeren Mädchen einen Fehler macht, wird es von den älteren korrigiert. Nicht einmal das direkte Anschauen des Gegenübers ist gestattet. Es könnte sonst der Eindruck von Missgunst oder Futterneid entstehen.

Hinter dieser Situation des gemeinsamen Essens und Teilens steht ein komplexer Lernvorgang, bei dem die Nahrungsaufnahme mit sozialen Verhaltensmustern verknüpft wird. Die Entscheidung, Nahrung mit einem oder mehreren Menschen zu teilen, wird in den höheren Hirnregionen getroffen. Dabei spielen der Präfrontale Kortex und die Amygdala erneut eine wesentliche Rolle. Wenn man selbst hungrig ist und auf Essen verzichtet, um jemand anderen an der Mahlzeit teilhaben zu lassen, erfordert dies die Aktivierung des Brain-Pulls, damit die Hirnversorgung gesichert bleibt. Die Brain-Pull-Reaktion wird unter diesen Umständen in erster Linie von der Amygdala koordiniert. Und hier wird auch das physiologische Reaktionsmuster – ich teile und werde durch soziales Feedback belohnt – in Form des metabolischen Gedächtnisses erlernt und verfestigt. Das kindliche Gehirn erwirbt so die Fähigkeit, seine Energieversorgung flexibel an gesellschaftliche Umstände anzupassen, statt nur den eigenen Futtervorteil zu sichern.

Gemeinsame Mahlzeiten und das Teilen von Nahrung stellen in allen Kulturen, nicht nur in afrikanischen, einen wichtigen Sozialisierungsprozess für Kinder dar. Auf kognitiver Ebene lernen sie dabei Benimmregeln, die es ihnen später ermöglichen werden, Mahlzeiten mit fremden Menschen einzunehmen, ohne sich dabei unsicher zu fühlen oder zu blamieren. Kinder lernen auf diese Weise außerdem Zurückhaltung – sich zu beherrschen, obwohl sie Hunger verspüren. Indem jeder darauf achtet, dass die anderen nicht zu kurz kommen, entsteht Respekt, das Einfühlungsvermögen wird geschult. Auch das Gerechtigkeitsempfinden und der Sinn für Gastfreundschaft werden gefördert. »Der Kontakt mit der Nahrung wird zum Balanceakt zwischen der Freude, an einer gemeinsamen Mahlzeit teilzunehmen, und dem Verbot, den sinnlichen Genuss deutlich zu zeigen«, schreibt die französische Philosophin Martine Laffon über die Sozialisierung durch Nahrungsaufnahme. Wer sich dies vor Augen führt, ahnt, wie viele Kinder in unserer Welt diese Form der Erziehung entbehren. Essen im Gehen, vor dem Fernseher oder am Computer – in Situationen wie diesen ist das Risiko, den Food-Cues der Werbung ausgesetzt zu sein, am größten. In den Straßen der Städte locken unzählige Anbieter mit Snacks, Eis, Burgern usw. und senden entsprechende Zeichen, die den Brain-Pull hemmen und bei wiederholter Exposition programmieren können. Und welche Auswirkungen derartige Cues genau auf den Gehirnstoffwechsel haben, wissen wir ja bereits. Wir sollten uns also unbedingt bemühen, Essen wieder als Gemeinschaftserlebnis zu inszenieren.

Gibt es falschen Trost?

Niederlagen, Kränkungen oder körperlicher Schmerz treffen Kinder mit größerer Wucht als Erwachsene. Es gibt keine Regeln darüber, wie viel Schmerz oder Trauer für die Persönlichkeitsentwicklung eines Kindes richtig sind. Sicher ist: Der Impuls, einem weinenden Kind Trost anzubieten, ist auf jeden

Fall richtig. Aber wie trösten wir unsere Kinder, und womit? Mit Zärtlichkeit, mit Versprechungen oder mit Geschenken? Ist ein Riegel Schokolade ein angemessener Trostspender? Extra-Zucker führt im Gehirn sofort zu einer Deckung des erhöhten zerebralen Energiebedarfs in dieser Belastungssituation. Bietet die tröstende Mutter dem Kind darüber hinaus noch mehr Zucker an – Extra-Extra-Zucker sozusagen – und isst es das Mehrangebot auch tatsächlich, lernt es möglicherweise, die auf sein Stresssystem einwirkende Last mit Hilfe der neuen Nahrungsquelle zu erleichtern. Trost durch Nahrung aber verführt zum Comfort Eating mit all seinen Folgen. Mit dieser Strategie wird zwar der Brain-Pull entlastet (und damit verbessert sich auch die Stimmung), andererseits kann diese Form der kompensatorischen Nahrungsaufnahme in der Kindheit für manche Menschen den Beginn einer lebenslangen Leidensgeschichte aus Frust, Hunger, Übergewicht, noch mehr Frust und noch mehr Hunger markieren.

Neigen wir aber vielleicht auch deshalb dazu, das süße Trostpflaster zu verabreichen, weil es für uns als tröstende Eltern so schwer ist, den Schmerz des Kindes auszuhalten? Schneller Trost durch eine Süßigkeit lindert nicht nur den kindlichen Schmerz, sondern schont auch unsere Nerven. Dabei können schmerzhafte Situationen eine gute Gelegenheit sein, den Bund zwischen Eltern und Kind zu erneuern und zu stärken. Indem wir unser Kind festhalten, ihm das Gefühl von Nähe, Liebe und Fürsorge vermitteln, stärken wir die emotionale Bindung und das kindliche Vertrauen in uns Erwachsene. Gleichzeitig vermittelt der Trost durch freundliche Worte und zärtliche Gesten noch eine andere wichtige Lektion: Das kindliche Gehirn lernt so, Schmerz und Kummer aus sich heraus zu überwinden. Eltern, die ihr Kind liebevoll trösten, machen es mit der Fähigkeit vertraut, wie sich Trost anfühlt. Und das ist der erste Schritt auf dem Weg, sich später auch selbst Trost spenden zu können – ohne Essen.

Kann Sport den Brain-Pull stark machen?

Ein eindeutiges Ja. Bewegung führt nicht nur dazu, dass vermehrt Kalorien verbrannt werden. Die werden nach dem Sport einfach wieder ersetzt (Body-Pull-Prinzip). Körperliche Anstrengung stimuliert auch den Brain-Pull – die Fähigkeit des Gehirns, selbst bei energiekonsumierender Muskelarbeit seine Energie verstärkt aus den Körperdepots zu ziehen, wird gestärkt. Deshalb kann man mit Sport abnehmen. Das funktioniert besonders gut bei Jugendlichen und jungen Erwachsenen.

Sollten Eltern den Kampf gegen die Medien führen?

»Eltern müssen Rebellen sein.« Dieses Vermächtnis gab der 2003 verstorbene amerikanische Soziologe Neil Postman allen Erziehungsberechtigten mit auf den Weg. Postman war seit den 1970er Jahren als vehementer Medienkritiker aufgetreten. Sein Buch *Wir amüsieren uns zu Tode* entzündete die erste weltweit geführte Debatte über die schädlichen Einflüsse des Fernsehens auf die Erziehung. Postmans provokante Kernthese lautet: »Fernsehen wurde nicht für Idioten erfunden – es erschafft sie.« Dreißig Jahre und viele neurowissenschaftliche und soziologische Befunde später verdichten sich die Erkenntnisse, dass Postmans Medienkritik im Kern berechtigt ist.

Doch was genau meinte er, als er Eltern empfahl, rebellisch zu sein? Postman ahnte, dass moderne Erziehung immer mehr einem täglichen Kampf der Eltern um Einfluss auf ihr Kind gleichen würde. Denn der elterliche Einfluss ist immer stärkerer Konkurrenz ausgesetzt. Eltern konkurrieren mit Fernsehen, Internet, Computerspielen, Jugendkultur, Werbung und den Peer Groups – den gleichaltrigen, ebenfalls durch die Medien geprägten Freunden. Neil Postman riet, diesen Kampf dennoch zu führen und das Kind nicht vollständig medialen Einflüssen zu überlassen. Wie kann man sich das konkret vorstellen? Kinder komplett von Medien fernzuhalten erscheint weder realistisch noch wünschenswert. Häufig wird in diesem Zusammenhang das Erlernen von Medienkompetenz gefordert. Doch was heißt das? Im Sinne einer metabolischen Erziehung treten folgende Fragen auf: Wie lässt sich der Einfluss von Werbung begrenzen? In Großbritannien haben Medienwissenschaftler untersucht, welchen Anteil Nahrungsmittelspots in Werbeblöcken haben, die von Kindern gesehen werden. Es sind 13 Prozent der Werbezeit. Jeder Werbespot für eine Süßigkeit oder einen Snack wirkt als Cue auf das kindliche Gehirn. Es kann den Brain-Pull dämpfen und zu erhöhter Nahrungsaufnahme führen – Spot für Spot.

Wie viel Bildschirmzeit verbringt mein Kind? Vor allem stressige Inhalte, wie zum Beispiel Gewalt und Horror, können als Cues zur verstärkten Nahrungsaufnahme wirken. Selbst für Erwachsene ist es schwierig, einen Horrorfilm ohne Extra-Kalorienzufuhr durchzuhalten. Schlimmer aber ist: Begegnet das Gehirn Stressoren, die auf der Spielkonsole erscheinen, und kommt es zur Anpassung (Abschwächung) des Stresssystems, kann dies auf Dauer zur Entkopplung von Stresssystem und motorischem System führen. Die Folge ist dann zunehmende Immobilität. Man bewegt sich immer weniger, und jede Bewegung wird anstrengender. Die auffällige Unsportlichkeit vieler Jugendlicher ist vermutlich teilweise auf dieses Phänomen zurückzuführen.

Brauchen unsere Kinder neue Schulfächer?

Ernährungskunde steht immer öfter auf Lehrplänen in deutschen Schulen. Das ist ein guter Anfang. »Probleme lösen« könnte ein anderes Schulfach heißen, das Kindern Strategien vermittelt, mentale oder psychische Überforderung zu bewältigen und Konflikte mit Gleichaltrigen oder Eltern zu lösen. Laurel Mellin hat in den USA mit ihrem Therapiekonzept vorgemacht, wie zentral die Frage der Konfliktbewältigung ist – für den Umgang mit Stress, für die Abkehr von exzessivem Verhalten und für die Körpergesundheit. Die Schule wäre der geeignete Rahmen, um Kindern und Jugendlichen nicht nur Bildung zu vermitteln, sondern auch die Fähigkeit, eigene Bedürfnisse zu erkennen und artikulieren – wie man soziale Netze aufbaut, mit psychosozialem Stress umgeht, auf andere Menschen zugeht. Das wäre ein neuer Weg, um innere Konflikte zu entschärfen, Frustrationen abzubauen und Kinder so stark zu machen, dass sie weniger anfällig für Comfort Eating sind.

Welche Rolle spielen Alkohol und Drogen?

Was motiviert Kinder und Jugendliche, Alkohol und Drogen zu probieren? Warum werden einige Kinder süchtig und andere nicht? Oft führt Neugierde oder Gruppendruck dazu, dass ein Kind Alkohol trinkt oder erste Drogenerfahrungen macht. In den meisten Fällen kommt es glücklicherweise nicht zu dramatischen Folgen wie Alkoholkoma oder Sucht. Aber jede Drogeneinnahme, jeder Schluck Alkohol hat direkte Auswirkungen auf das Gehirn. Welche gewichtige Rolle Drogen bei der Entwicklung der Stoffwechselkontrolle spielen können, wurde bereits dargelegt. Das gilt im Prinzip für alle Drogen – von Kaffee über

Coffein-Energy-Drinks, Nikotin und Alkohol bis hin zu den illegalen Rauschdrogen. Sie alle haben eines gemeinsam: Sie sind Stimulanzien oder Hemmer, die direkt auf den Hirnstoffwechsel und den Brain-Pull einwirken. Bei illegalen Drogen wie Cannabis, Ecstasy oder gar Heroin sind Eltern und Gesellschaft hochalarmiert – und das ist auch richtig so. Gleichzeitig neigen wir dazu, andere Drogen zu verharmlosen, und geben oft selbst fragwürdige Vorbilder ab. Wie stehen wir zu unserem eigenen Alkoholkonsum in Gegenwart von Kindern und Jugendlichen? Nehmen wir aufputschende Getränke zu uns, wenn wir müde sind? Ist uns bewusst, dass Kaffee oder Energy-Drinks direkt in die Schlafarchitektur des Gehirns eingreifen? Wie glaubwürdig ist der Vater oder die Mutter, die das Rauchen des Kindes kritisiert und sich selbst eine Zigarette ansteckt? Vor allem: In welchen Situationen greifen wir eigentlich selbst zu Drogen wie Alkohol oder Nikotin? Oft geht es dabei um Stress und Überforderung. Es mag sein, dass ein Jugendlicher aus Neugier Drogen ausprobiert, aber hinter einer Drogensucht steckt selten etwas Zufälliges, sondern oftmals ein ernstes Problem: die Unfähigkeit, Konflikte zu lösen; Stressgefühle, die als so überwältigend empfunden werden, dass illegale Drogen oder Alkohol als wirksame Mittel erscheinen, das Stresssystem zu beruhigen.

Was tun wir als Eltern oder Lehrer also, um Kinder vor Suchtverhalten zu bewahren? Nehmen wir ihre Sorgen und Nöte ernst oder opfern wir womöglich ihr inneres Gleichgewicht auf dem Altar des Leistungsprinzips? Vermitteln wir ihnen die Fähigkeiten, Konflikte zu lösen, oder sind wir vielleicht selbst konfliktscheu und somit kein hilfreiches Vorbild? Fördern wir ihre Fähigkeit, in sich hineinzuhören und ihre eigenen Bedürfnisse wahrzunehmen? Oder lassen wir zu, dass ausgefeilte Verkaufsstrategien Zugang zu ihren Spiegelneuronen im Frontalen Kortex erhalten und so künstlich Emotionen hervorrufen, die einen Bedarf nur vortäuschen? Zeigen wir unseren Kindern, dass negative Gefühle ein Motor sind, um etwas in uns und um uns herum zu verändern, oder machen wir ihnen vor, wie man diese

Gefühle durch Genussmittel, Medikamente oder andere Hilfsmittel betäuben kann und damit jeden Antrieb zur Wandlung zum Erliegen bringt? Sind wir bereit, nicht nur die Möglichkeiten, sondern auch die Grenzen eines Kindes zu erkennen und zu respektieren? Reagieren wir auf Niederlagen eines Kindes mit Ungeduld oder indem wir ihm Mut machen? Gestalten wir unser Familienleben oder den Schulalltag so, dass kein Zustand von psychosozialem Dauerstress entsteht?

Wie viele Ruhepausen und Schlaf braucht ein Kind?

Wie verbringen wir unsere Abende als Familie? Wie gehen wir selbst mit unserem Schlafbedürfnis um? Wie klingt der Tag meines Kindes aus – mit Fernsehzeit oder mit Vorlesen vor dem Schlafengehen? Wie sieht der Terminkalender meines Kindes aus? Wie viel seiner Freizeit darf es selbst bestimmen? Gibt es Ruhepausen im Tagesablauf meines Kindes? Wie oft greife ich in das ein, was mein Kind tut? Wie viel Selbstverantwortung traue ich meinem Kind zu?

Das sind viele Fragen, und es wäre leicht, weitere hinzuzufügen. Es geht dabei um mehrere Punkte, die eng zusammenhängen: das Ruhebedürfnis von Kindern, die Selbstbestimmung. Es geht um Zutrauen und Verantwortung – und darum, was wir unseren Kindern vorleben. Denn Kinder folgen Vorbildern und Mustern. Als Eltern erleben wir oft, dass unsere Kinder nicht das machen, was wir ihnen sagen und was wir von ihnen verlangen. Aber wir können sicher sein, dass wir sie mit dem beeinflussen, was wir tun und was wir in ihnen sehen. Dafür haben Kinder sehr empfindliche Antennen. Neigen wir möglicherweise dazu, das Leben unserer Kinder immer stärker zu kontrollieren, zu reglementieren und zu verplanen – anstatt ihnen Selbstverantwortung zuwachsen zu lassen?

All diese Punkte führen zu weiteren Fragen – Fragen, die in der Erziehungs- und Bildungspolitik seit Jahren diskutiert werden: Wie bereiten wir unsere Kinder auf ihr Leben als Erwachsene vor? Wie viel verlangen wir ihnen ab und was trauen wir ihnen wirklich zu? Noch gibt es viele Kinder mit »normaler« Kindheit. Kinder, die mit den üblichen Irrungen und Wirrungen ihren Weg durch Pubertät und Erwachsenwerden erfolgreich gehen. Aber es mehren sich die Zeichen, dass immer öfter etwas schiefläuft. Da gibt es die einen, um die sich niemand richtig kümmert. Die Kinder, die vor dem Fernseher und der Spielkonsole vereinsamen. Und da gibt es die anderen, die übereffizient gefördert werden: Sportvereine, Nachhilfe, Schachclub, Ballett, Musikstunde und kaum Zeit zur freien Verfügung. Wie viel normale Kindheit bleibt da eigentlich noch übrig? Für beide Extreme gilt: Wir verlieren die Grundbedürfnisse unserer Kinder aus den Augen – etwa das Bedürfnis nach Ruhe.

In einer Ruhephase – etwa nach der Schule – kann das Gehirn vom Belastungs- in einen Ruhemodus wechseln. Kinder, bei denen Anstrengungs- und Ruhephase eine ausgeglichene Bilanz ausweisen, wirken auch nach außen hin überwiegend in sich ruhend, sogar während der Pubertät.

Dass auch der Brain-Pull dieser Kinder kompetent arbeitet, lässt sich mit klinischem Blick und den Erfahrungen jahrelanger Stressforschung (an Gesunden und Menschen mit den verschiedensten physischen und psychischen Erkrankungen) mit hoher Wahrscheinlichkeit erkennen: Der Brain-Pull dieser Kinder ist hochdynamisch-flexibel, er springt prompt und stark an, zum Beispiel bei hohen Lernanforderungen, aber auch in unterschiedlichen akuten Belastungssituationen wie einem sozialen Konflikt. Diese Kinder haben sowohl durch Erfolge als auch durch Misserfolge gelernt, die Stärke ihrer Stressreaktion differenziert und ökonomisch an die jeweilige Belastungssituation anzupassen. Sind Gefahr oder Konflikt gemeistert, fährt ihr Brain-Pull in dieser Erholungsphase ebenso schnell wieder zurück in seine Ruhelage. Nachts schlafen sie dementsprechend tief und ruhig.

Ohne diese Ruhezeiten aber bleibt der Belastungsmodus dauerhaft aktiv – Tag und Nacht. Die Folgen sind schlechte Laune, depressive Verstimmungen, Schlaflosigkeit. Und wenn die Ruhe fehlt, kann das dazu führen, dass das Kind sich Alternativen sucht, um das Stresssystem anderweitig ruhigzustellen: Comfort Eating oder Alkoholkonsum. Beides wirkt kurzfristig stimmungsaufhellend und entspannend.

Natürlich kann man Ruhepausen schlecht verordnen und schon gar nicht erzwingen. Gerade bei Kindern ergeben sich solche Unterbrechungen meist auch nicht von selbst. Ruhepausen kann man aber gestalten. Eine angemessene Auszeit für ein Kind, das einen anstrengenden Tag hatte und erschöpft nach Hause kommt oder gerade längere Zeit konzentriert an Hausaufgaben gearbeitet hat, ist beispielsweise eine gemeinsame Mahlzeit, bei der das Kind Erlebtes erzählen und loswerden kann. Ruhe ist jemand, der zuhört. Ruhe kann ein gemeinsamer Spaziergang sein, bei dem man sich austauscht. Aufmerksamkeit, Interesse und Zuwendung sind die besten Beruhigungsmittel für Kinder.

Fragt man Eltern, welche Zeit des Tages sie am schwierigsten finden, antworten viele: die Zubettgehzeit. Kindern die Notwendigkeit des Schlafens zu verdeutlichen ist ein ständiger Kampf, den die meisten Eltern spätestens in der Pubertät ihrer Kinder aufgeben oder verlieren. Dazu trägt die permanente Reizüberflutung, der die Kinder durch erhöhten Medienkonsum ausgesetzt sind, entscheidend bei. Je mehr Zeit unsere Kinder vor den verschiedenen Bildschirmen verbringen, desto später und weniger werden sie schlafen. Wir haben bereits erfahren, dass chronischer Stress und psychische Überlastungen bei der Gruppe von Menschen, die ihre Stressantwort an die Überlastung angepasst hat, eine Brain-Pull-Schwäche verursacht haben. Und das typische Symptom einer Brain-Pull-Schwäche ist die Schlafstörung, denn Wachsein ist unabdingbar, um den hohen

Gehirnbedarf über den Body-Pull sicherzustellen. Übrigens schläft auch die Gruppe Menschen schlecht, die ihre Stressantwort nicht an die chronische Überlastung angepasst hat, denn erhöhtes Kortisol stört ebenso die Architektur des Schlafes.

Doch was bewirken Schlafdefizite bei Kindern? Für alle Eltern, die Argumente dafür brauchen, um den Schlaf-Wach-Rhythmus ihrer Kinder besser zu strukturieren: Längenwachstum, Hirnreifung und Gedächtnisbildung finden im Schlaf statt, und zwar überwiegend im Schlaf. Das Entscheidende aber ist: Der Schlaf setzt das Stresssystem in seine Ruhelage zurück. Wie das Wimperntierchen im Ozean findet das Kind im Tiefschlaf seinen absoluten Wohlfühlbereich. Hier liegt der behütete Garten der Erinnerung. Was wir heute in der modernen Hirnforschung über Schlaf, Gedächtnis, Hippocampus und Amygdala neu zu entdecken glauben, hat Marcel Proust, ein genauer Beobachter der menschlichen Seele, bereits vor hundert Jahren treffend in Worte gefasst: »In den Tiefen des Gartens liegt das Kloster mit den offenen Fenstern, in denen die Lektionen hergesagt werden, die es vor dem Einschlafen gelernt hat und erst beim Erwachen auswendig kann.«

Epilog

Das Zeitalter, in das wir eingetreten sind, wird durch Kommunikation definiert, die Möglichkeiten des Informationsaustauschs erscheinen grenzenlos. Wir leben in der Epoche des Realtime-Web, des weltweiten Internets in Echtzeit. War früher ein Brief tagelang unterwegs, kann heute ein Gedanke, mit einem Laptop aufgeschrieben, per E-Mail in Sekunden um die Welt reisen. Wir können mit Menschen am anderen Ende der Welt in einer Geschwindigkeit kommunizieren, als säßen wir ihnen gegenüber – beinahe jedenfalls. So, wie wir im Allgemeinen Kommunikation verstehen, ist sie nach außen gerichtet, global. Was ist aber mit der Kommunikation in unserem Inneren? Wir tragen in uns ein Kommunikationssystem, das sich in seiner Komplexität und Geschwindigkeit durchaus mit dem World Wide Web messen kann – zugegeben, die Entfernungen, die überbrückt werden, sind im Körper wesentlich geringer. Das Gehirn als Zentrum dieses Netzes sendet und empfängt aber ebenfalls Informationen in Echtzeit. Es kommuniziert über das Nervensystem mit allen Teilen des Körpers und organisiert so unter anderem seine eigene Energieversorgung. Doch was erfahre ich als Mensch eigentlich von diesem gigantischen Informationsaustausch in meinem Körper? Nur einen Bruchteil, und die Zeichen vieler Botschaften, die uns schließlich bewusst werden, sind schwer zu entziffern. Diese Botschaften, von denen hier die Rede ist, sind unsere Gefühle, sie sind die Sprache, in der sich das Gehirn an uns wendet. Oft genug interpretieren wir die Botschaft aber nicht richtig. Wir ignorieren unsere Emotionen, verdrängen sie, sind taub für das, was sie uns sagen wollen. Weil es unbequem ist, sich mit ihnen auseinanderzusetzen, oder weil wir bereits unsere Antennen für sie verloren haben. Dabei ist es, wie in der Geschichte von 'Alâ ed-Dîn, eine Bereicherung für unser Leben, wenn wir wieder Zugang zu unseren Gefühlen und Bedürfnissen erlangen. Daher ist es wichtig, dass Menschen, die den Bereich ihrer emotionalen Homöostase verlassen haben, wieder lernen, die Sprache ihrer Gefühle zu deuten. Gelingt ihnen dies, sind sie besser in der Lage, Konflikte dauerhaft zu lösen; andernfalls werden diese unter der Oberfläche weiter schwelen. Erst wenn wir unsere emotionale und energetische Homöostase erreicht haben, wird es uns wie den Verwandten des Pantoffeltierchens im Ozean gelingen, unsere Wohlfühlzone zu finden. Und zwar in uns selbst.

Ein wichtiges Werkzeug, um die verborgenen Botschaften unserer Gefühle zu entziffern, kann die Erinnerung sein. Ohne Erinnerung ist es unmöglich, unseren Gefühlen auf den Grund zu gehen. Doch »unsere Trägheit, die uns von jeder schwierigen Aufgabe und jeder großen Leistung fernhalten will«, so der Dichter Marcel Proust, stellt sich uns dabei oft in den Weg. Proust widmet sich in seinem Werk *Auf der Suche nach der verlorenen Zeit* ganz und gar der emotionalen Erinnerung. Bis zu einem entscheidenden Wendepunkt sind alle inneren Bilder, die der etwa 40-jährige Ich-Erzähler von seiner Kindheit im Dorf Combray hat, grau und dunkel. Eine Ahnung von Traurigkeit, Angst und Schuld hatte sich wie ein Schleier über seine Vergangenheit gelegt. Doch dann widerfährt dem Ich-Erzähler etwas Unerhörtes. Eine unbedeutend erscheinende Begebenheit an einem kalten, trüben Wintertag wird zum »Sesam-öffne-dich« für den Schatz der eigenen Erinnerungen. Der Erzähler erlebt in dem Moment, in dem der Geschmack einer Madeleine (eines französischen Sandtörtchens) mit dem Duft des Lindenblütentees, den ihm seine Mutter gebracht hatte, verschmilzt, ein unbestimmtes, aber zugleich tiefempfundenes Glücksgefühl. In einem bewussten Akt intellektuellen Erinnerns ist es dem Ich-Erzähler jedoch zunächst nicht möglich, den Grund dieses Glücksgefühls zu entdecken. Erst in der unbewussten, emotionalen Erinnerung gelingt es ihm – zurückversetzt an einen Ostersonntag im Haus seiner Tante in Combray –, das mit dem Genuss einer Madeleine mit Lindenblütentee verbundene, aber verschollene Glücksgefühl seiner Kindheit wiederzufinden. Im Buch stellt dieser intensiv durchlebte Moment einen heilsamen Durchbruch am Ende einer langen inneren Entwicklung des Ich-Erzählers dar. Diese verdichtet sich in Form von Prousts metaphorischer Bildsprache in einem einzigen Augenblick. Plötzlich entsteht aus der grauen Monotonie des Lebens und der verdunkelten Kindheitserinnerungen des Ich-Erzählers eine Welt voller leuchtender Farben und vielfältiger Möglichkeiten. Es ist eine Art Umkehr der Lebensreise. Aus dem naiven Kind mit all seiner Offenheit und seinen Möglichkeiten des Reagierens und Handelns mit Humor, Begeisterung, Freude und Zugewandtheit war durch Schmerzen, Enttäuschungen und Schuldgefühle im Laufe der Jahre ein trauriger, verschlossener Mann geworden, dessen Erlebnis- und Handlungshorizont sich immer mehr verengte. Das durch den Geschmack der Madeleine und den Duft des Lindenblütentees ausgelöste emotionale Erlebnis durchschlägt den Knoten, der den Zugang zur Fülle seiner Erinnerungen bis zu diesem Tage verschlossen hatte. Die »Suche nach der verlorenen Zeit« ist also auch eine Suche nach der Essenz von köstlichen Erinnerungen und der Kraft, Vielfalt und Intensität der Gefühlswelt. Dem Ich-Erzähler gelingt es, diese Brücke zu seinem früheren Ich zu schlagen.

Prousts Werk eröffnete dem Leser eine Sinfonie der Wahrnehmung, voller prismenartiger Farben, feinster Nuancen, kraftvoller Bilder, die sein Ich-Erzähler in dem entdeckt, was ihn umgibt – seine Welt, seine Liebe, sein Leben. Dieser Akt des emotionalen Erinnerns ist eine der stärksten Kräfte, die Welt in unserem Innern neu zu ordnen. Wie wir indes aus Erfahrung wissen, ist der Weg dahin aber alles andere als einfach. Proust spricht uns Mut zu, es trotzdem zu versuchen, denn wenn wir uns wirklich mühen, werden wir belohnt – mit Erinnerungen, die sich wunderbar anfühlen und die sich wie kunstvolle japanische Papierkügelchen in einer mit Wasser gefüllten Porzellanschale erst entfalten und dann als wunderschöne Figuren an die Oberfläche steigen.

Marcel Proust hat viele Erkenntnisse der modernen Neurowissenschaften auf dem Gebiet der Beschreibung der emotionalen Erinnerung literarisch vorweggenommen. Deshalb möchte ich ihm auch das Schlusswort überlassen, in dem sich sein erwachsener Ich-Erzähler als glückliches Kind wiederfindet:

Sobald ich den Geschmack jener Madeleine wiedererkannt hatte, die meine Tante mir, in Lindenblütentee eingetaucht, zu verabfolgen pflegte (obgleich ich noch immer nicht wusste und auch erst späterhin würde ergründen können, weshalb mich die Erinnerung so glücklich machte), trat das graue Haus mit seiner Straßenfront, an der ihr Zimmer sich befand, wie ein Stück Theaterdekoration zu dem kleinen Pavillon an der Gartenseite hinzu, der für meine Eltern nach hinten heraus angebaut worden war (also zu jenem verstümmelten Teilbild, das ich bislang allein vor mir gesehen hatte), und mit dem Hause, die Stadt, der Platz, auf den man mich vor dem Mittagessen schickte, die Straßen, die ich von morgens bis abends und bei jeder Witterung durchmaß, die Wege, die wir gingen, wenn schönes Wetter war. Und wie in den Spielen, bei denen die Japaner in eine mit Wasser gefüllte Porzellanschale kleine, zunächst ganz unscheinbare Papierstückchen werfen, die, sobald sie sich vollgesogen haben, auseinandergehen, sich winden, Farbe annehmen und deutliche Einzelheiten aufweisen, zu Blumen, Häusern, zusammenhängenden und erkennbaren Figuren werden, ebenso stiegen jetzt alle Blumen unseres Gartens und die aus dem Park von Monsieur Swann, die Seerosen auf der Vivonne, die Leutchen aus dem Dorfe und ihre kleinen Häuser und die Kirche und ganz Combray und seine Umgebung, alles deutlich und greifbar, die Stadt und die Gärten auf aus meiner Tasse Tee.

Anhang

Stichworterklärungen

Adrenalin

Stresshormon aus der Nebenniere. In Stresssituationen reagiert der Organismus mit der Freisetzung von *Adrenalin* ins Blut. Eine Hauptaufgabe dieses Hormons ist es, die Energieflüsse aus dem Körper zum Gehirn umzuleiten.

Allostase

Das in biologischen Systemen häufig vorkommende Prinzip der »Stabilisierung durch Veränderung«. Bei der *allostatischen Regulation* (z.B. der Körpertemperatur-Regulation) wird ein flexibler Sollwert (= Setpoint) angestrebt; dieser ist normalerweise 37 Grad, bei schweren Infektionen beispielsweise 40 Grad. Die *allostatische Regulation* optimiert die Überlebenswahrscheinlichkeit des gesamten Organismus. Unter den Stressbedingungen der Infektion ist es vorteilhaft, die Körpertemperatur zu erhöhen (z.B. bessere Abwehr von Bakterien). Bei der *allostatischen Regulation* werden zum Erreichen dieser Vorteile unter Umständen auch Nachteile für den Körper in Kauf genommen. Beispiele für *allostatische Regulation* sind die Regulation der Blutglukose, des Blutdrucks und des Körpergewichts.

Allostatische Last

Bei chonischem Stress reagiert der menschliche Organismus mit einer lang andauernden Stressantwort. Das *sympathische Nervensystem* wird aktiviert und die Stresshormone *Adrena-*

lin und *Kortisol* werden ausgeschüttet. Die Stressreaktion soll den Organismus in Stresssituationen eigentlich schützen und Stressoren abwehren. Bei einer Daueraktivierung dieser Mechanismen kommt es zu allostatischen Anpassungen (z.B. der dauerhaften Erhöhung der Blutglukose oder des Blutdrucks). Eine derartige Dauerbelastung des Organismus nennt man *allostatische Last*. Durch solch eine Last entstehen langfristig Kosten mit krankmachender Wirkung für den gesamten Organismus (z.B. Muskel- und Knochenabbau).

Amygdala
Hirnregion in den Schläfenlappen des Großhirns. Hier wird nicht nur das emotionale Gedächtnis kodiert, hier wird auch das *Stresssystem* mit seiner *Brain-Pull*-Funktion kontrolliert und eingestellt.

Body-Pull
Body-Pull bezeichnet die Kraft, mit welcher der Körper bei Bedarf Energie aus der Umwelt bestellt (gesteigerte Nahrungsaufnahme). Hat der Körper Energiebedarf – angezeigt durch sinkenden Blutzucker oder fallenden Energiegehalt in den Speicherdepots (Fettgewebe, Leber) –, dann wird der *Body-Pull* aktiviert, um den entstandenen Mangel im Körper auszugleichen.

Brain-Pull
(engl. brain = Gehirn, pull = ziehen). Der *Brain-Pull* bezeichnet die Kraft, mit der das Gehirn bei Bedarf aktiv Energie aus dem Körper anfordert. Diese Funktion wird vom *Stresssystem* ausgeführt, vor allem vom *sympathischen Nervensystem* und den Stresshormonen *Adrenalin* und *Kortisol*. Hat das Gehirn Energiebedarf, aktiviert es das Stresssystem, welches *Brain-Pull*-Funktionen ausübt, und leitet so die Energie aus dem Körper zum Gehirn um.

Glukose
Kohlenhydrat (Einfachzucker), das als Hauptenergieträger im menschlichen Organismus vor allem der Gehirnversorgung dient.

Hippocampus
Hirnregion im Großhirn. Er spielt eine wesentliche Rolle bei der Gedächtnisbildung (Namen, Orte, Episoden), aber auch bei der Kontrolle und Einstellung des *Brain-Pulls*, also der Energieverwaltung des Gehirns.

Homöostase
Das in biologischen Systemen häufig vorkommende Prinzip der »Stabilisierung durch Konstanz«. Bei der *homöostatischen Regulation* wird ein bestimmter fester Sollwert (= Setpoint) angestrebt. Ein Beispiel für *homöostatische Regulation* ist die Regulation des Energiegehalts im Gehirn.

Insulin
Speicherhormon, welches den Energiefluss in die Speicherdepots des Körpers (Fettgewebe, Muskelgewebe) steigert. *Insulin* wird abhängig von der Höhe der Blutglukose aus der Bauchspeicheldrüse ins Blut abgegeben.

Kognition
Kognition bezeichnet die Fähigkeit des Gehirns, Informationen aufzunehmen, zu erkennen und zu verarbeiten.

Kortisol
Stresshormon aus der Nebenniere. In Stresssituationen reagiert der menschliche Organismus mit der Freisetzung von *Kortisol* ins Blut. Dieses erreicht alle Gewebe im Körper und im Gehirn. *Kortisol* leitet auch die Energieflüsse vom Körper ins Gehirn. Zusätzlich hat es zentralnervöse Wirkungen: Es bringt das *Stresssystem* wieder zurück in seine Ruhelage, und es spielt

bei der Gedächtnisbildung in *Hippocampus* und *Amygdala* eine entscheidende Rolle.

Laktat
Alternativer Energieträger für die Gehirnversorgung. *Laktat* wird vorwiegend im Muskelgewebe gebildet, insbesondere dann, wenn das *Stresssystem* aktiviert ist. Bei psychosozialem Stress, körperlicher Aktivität und schweren Erkrankungen dient es der Sicherung der Gehirnversorgung.

Lateraler Hypothalamus (LH)
Region im oberen Gehirnstamm, die Essverhalten (*Body-Pull-*Funktion), Wachheit und belohnungssuchendes Verhalten reguliert.

Leptin
Hormon, das den Energiefüllstand im Fettgewebe anzeigt. Wird je nach deren Energiefüllstand von den Fettzellen ins Blut abgegeben und meldet diese Information ans Gehirn (insbesondere an den *VMH*).

Longterm-Depression (LTD)
Molekularer Mechanismus der Gedächtnisbildung an Synapsen. Bei der *Longterm-Depression* wird die Signalübertragung an Synapsen lang andauernd abgeschwächt.

Longterm-Potentiation (LTP)
Molekularer Mechanismus der Gedächtnisbildung an Synapsen (Kontaktstellen zwischen sendender und empfangender Nervenzelle). Bei der *Longterm-Potentiation* wird die Übertragung von Signalen an der Synapse lang andauernd verstärkt.

Präfrontaler Kortex
Hirnregion der Großhirnrinde mit engen Verbindungen zu *Amygdala* und *Hippocampus*. Kontrollzentrum für Handlungen und emotionale Vorgänge.

Stresssystem
Das Stresssystem besteht zum einen Teil aus dem *sympathischen Nervensystem* und zum anderen aus dem hormonfreisetzenden Teil des Nervensystems (*Adrenalin*, *Kortisol*).

Sympathisches Nervensystem
Das Gehirn kommuniziert über das *sympathische Nervensystem* mit den inneren Organen. Die Aktivierung dieses Systems führt zu schnellerem Herzschlag, zur Erhöhung des Blutdrucks, zur Drosselung der Insulinfreisetzung aus der Bauchspeicheldrüse und damit zur Steigerung der Energieversorgung des Gehirns.

Ventromedialer Hypothalamus (VMH)
Region im oberen Hirnstamm, in der das *sympathische Nervensystem* (und damit die *Brain-Pull*-Funktion) aktiviert wird. Der *ventromediale Hypothalamus* empfängt Informationen über den Energiefüllstand im Gehirn und im Körper, verarbeitet diese Information und bestimmt damit die weitere Energieverteilung im menschlichen Organismus.

Referenzliste

Übergewicht – alles nur eine Frage des Willens?

• Die Beschreibung der »Völlerei« als Todsünde bei: Dante Alighieri (1321). *Die Göttliche Komödie*, aus dem Italienischen übersetzt von Ida und Walther von Wartburg; *Inferno*, VI, S. 106 (Zürich: Manesse Verlag). • In der EU hat Deutschland die höchste Prävalenz an Übergewicht: Adult overweight and obesity in the European Union (EU25); International Association for the Study of Obesity, London, April 2007: www.iotf.org/documents/Europeandatatable_000.pdf. • Bei deutschen Kindern und Jugendlichen liegt die Prävalenz von Übergewicht bei 14,8 Prozent

(1,7 Millionen): Kurth, B.M. and Schaffrath, R.A. (2007). The prevalence of overweight and obese children and adolescents living in Germany. Results of the German Health Interview and Examination Survey for Children and Adolescents (KiGGS). Bundesgesundheitsblatt. Gesundheitsforschung. Gesundheitsschutz. 50, 736–743. • Zunahme der Übergewicht-Häufigkeit bei Kleinkindern: Ogden, C.L., Carroll, M.D., Curtin, L.R., McDowell, M.A., Tabak, C.J. and Flegal, K.M. (2006). Prevalence of overweight and obesity in the United States, 1999–2004. JAMA 295, 1549–1555. • Biographischer Aufsatz eines Kollegen und Freundes über Jean Mayer: Gershoff, S.N. (2001). Jean Mayer 1920–1993. J. Nutr. 131, 1651–1654. • Biographischer Aufsatz über Jean Mayers Vater, von Jean Mayer geschrieben: Mayer, J. (1969). Andre Mayer – a biographical sketch (1875–1956). J. Nutr 99, 3–8. • Autobiographischer Aufsatz: Mayer, J. (1977). My Life as a Physiologist and Nutritionist – Jean Mayer. In: Discovery processes in modern biology: people and processes in biological discovery. W.R. Klemm, ed. (Huntington, New York: Robert E. Krieger Publishing Company), 172–195. • Darstellung der wechselseitigen Verschiebung der Verantwortlichkeiten in der Übergewichtsdebatte: Lustig, R.H. (2006). The ›skinny‹ on childhood obesity: how our western environment starves kids' brains. Pediatr. Ann. 35, 898–907. • Krieger, M. (1921). Über die Atrophie der menschlichen Organe bei Inanition. Z. Angew. Anat. Konstitutionsl. 7, 87–134. • Marie Kriegers Beobachtungen lassen sich mit moderner Magnetresonanztomographie erstens bei magersüchtigen Patienten bestätigen: Muhlau, M., Gaser, C., Ilg, R., Conrad, B., Leibl, C., Cebulla, M.H., Backmund, H., Gerlinghoff, M., Lommer, P., Schnebel, A., Wohlschlager, A.M., Zimmer, C. and Nunnemann, S. (2007). Gray matter decrease of the anterior cingulate cortex in anorexia nervosa. Am. J. Psychiatry 164, 1850–1857. • Zweitens bei Menschen unter kalorienreduzierter Diät: Bosy-Westphal, A., Kossel, E., Goele, K., Later, W., Hitze, B., Settler, U., Heller, M., Gluer, C.C., Heymsfield, S.B. and Müller, M.J. (2009). Contribution of individual organ mass loss to weight loss-associated decline in resting energy expenditure. Am. J. Clin. Nutr. 90, 993–1001. • Und drittens bei abnormaler Entwicklung des Fötus: Gong, Q.Y., Roberts, N., Garden, A.S. and Whitehouse, G.H. (1998). Fetal brain volume estimation in the third trimester of human pregnancy using gradient echo MR imaging. Magn. Reson. Imaging 16, 235–240. • Der »Leader of the field« der Stressforschung, Bruce McEwen, hat Peter Sterlings Konzept von der »Allostasis« (»Stabilisierung durch Veränderung«) weiterentwickelt und etabliert: McEwen, B.S. (2007). Physiology and neurobiology of stress and adaptation: central role of the brain. Physiol. Rev. 87, 873–904. • Standardwerk zur Regelungstheorie: DiStefano, J.J., Stubberud, A.R. and Williams, I.J. (1967). Theory and Problems of Feedback and Control Systems (New York: McGraw-Hill). • Meilensteinarbeit zur aktiven Energiebestellung von Neuronen: Pellerin, L. and Magistretti, P.J. (1994). Glutamate uptake into astrocytes stimulates aerobic glycolysis: a mechanism coupling neuronal activity to glucose utilization. Proc. Natl. Acad. Sci. USA 91, 10625–10629. • Meilensteinarbeit zur Entdeckung des Leptins: Zhang, Y., Proenca, R., Maffei, M., Barone, M., Leopold, L. and Friedman, J.M. (1994). Positional cloning of the mouse obese gene and its human homologue. Nature 372, 425–432. • Die Entdeckung des Ampelschalters im Hypothalamus: Spanswick, D., Smith, M.A., Groppi, V.E., Logan, S.D. and Ashford, M.L. (1997). Leptin inhibits hypothalamic neurons by activation of ATP-sensitive potassium channels. Nature 390, 521–525. • Grundlagenpapier zur Selfish-Brain-Theorie: Peters, A., Schweiger, U., Pellerin, L., Hubold, C., Oltmanns, K.M., Conrad, M., Schultes, B., Born, J. and Fehm, H.L. (2004). The selfish brain: competition for energy resources. Neurosci. Biobehav. Rev. 28, 143–180. • 2nd Selfish Brain Conference: New research on the neurobiology of ingestive behavior. (Lübeck, 27./28. Mai 2010): Speakers and abstracts published online: www.frontiersin.org/events/2nd_Selfish_Brain_Conference_N/810/neuroscience.

• Kety und Schmidt entwickeln die Gold-Standard-Methode, um den Hirnstoffwechsel beim Menschen zu messen: Kety, S.S. and Schmidt, C.F. (1948). The nitrous oxide method for the quantitative determination of cerebral blood flow in man: theory, procedure and normal values. J. Clin. Invest 27, 476–483. • Quantitative Messung der globalen Glukoseaufnahme des Gehirns: Kety, S.S. (1957). The general metabolism of the brain in vivo. In: Metabolism of the nervous system, Richter (ed.) (London: Pergamon Press), 221–237. • Und auch bei: Reinmuth, O.M., Scheinberg, P. and Bourne, B. (1965). Total Cerebral Blood Flow and Metabolism. Arch. Neurol. 12, 49–66. • ATP-Abhängigkeit des GLUT1: Blodgett, D.M., De Zutter, J.K., Levine, K.B., Karim, P. and Carruthers, A. (2007). Structural basis of GLUT1 inhibition by cytoplasmic ATP. J. Gen. Physiol. 130, 157–168. • Übersicht zum Energy-on-demand-Prinzip: Magistretti, P.J., Pellerin, L., Rothman, D.L. and Shulman, R.G. (1999). Energy on demand. Science 283, 496–497. • Mandelbrot entdeckt die Gesetze der Selbstähnlichkeit: Mandelbrot, B.B. (1983). The fractal geometry of nature (New York: W.H. Freeman and Co.). • Selbstähnlichkeit lässt sich auch im Stresssystem nachweisen; die Mechanismen des Stressabwehrsystems einer einzelnen Hautzelle (Zellebene) finden sich im Stressabwehrsystem des Gehirns wieder (Organebene): Peters, A. (2005). The self-similarity of the melanocortin system. Endocrinology 146, 529–531. • Nachweis, dass eine Brain-Pull-Komponente unabdingbar ist, um die experimentellen Daten von Marie Krieger zu erklären: Peters, A. and Langemann, D. (2009). Build-ups in the supply chain of the brain: on the neuroenergetic cause of obesity and type 2 diabetes mellitus. Frontiers in Neuroenergetics 1:2, doi:10.3389/neuro.14.002.2009. • Das beschriebene Lübecker Stress-Experiment ist publiziert in: Hitze, B., Hubold, C., van Dyken, R., Schlichting, K., Lehnert, H., Entringer, S. and Peters, A. (2010). How the Selfish Brain Organizes its ›Supply and Demand‹. Front Neuroenergetics 2. doi: 10.3389/fnene.2010.00007.

Geistesblitz der Evolution

• Franciscus, R.G. and Churchill, S.E. (2002). The costal skeleton of Shanidar 3 and a reappraisal of Neandertal thoracic morphology. J. Hum. Evol. 42, 303–356. • Body-Downsizing unter Stressbedingungen bei niederen Wirbeltieren: Edeline, E., Haugen, T.O., Weltzien, F.A., Claessen, D., Winfield, I.J., Stenseth, N.C. and Vollestad, L.A. (2009). Body-Downsizing caused by non-consumptive social stress severely depresses population growth rate. Proc. Biol. Sci. doi: 10.1098/rspb.2009.1724. • Zur Body-Brain-Balance und der Bedeutung des Body-Mass-Index: Peters, A., Hitze, B., Langemann, D., Bosy-Westphal, A. and Müller, M.J. Brain size, body size, and longevity. International Journal of Obesity (2010). • Body-Downsizing spart Gesamtenergie ein: Peters, A. and Langemann, D. (2009). Build-ups in the supply chain of the brain: on the neuroenergetic cause of obesity and type 2 diabetes mellitus. Frontiers in Neuroenergetics 1:2, doi:10.3389/neuro.14.002.2009. • Verkleinerung der Körpergröße der Hominiden während der letzten 50 000 Jahre: Ruff, C. (2002). Variation in Human Body Size and Shape. Annual Reviews Anthropology 31, 211–232. • Verschwinden der Neandertaler während der letzten Eiszeit: Van Andel, T.H. and Davies, W. (2003). Neanderthals and Modern Humans in the European Landscape During the Last Glaciation (Cambridge, UK: Mc Donald Institute for Archaeological Research), 1–278.

Energieverwaltung im Gehirn

• Das Modell zur »Lieferkette des egoistischen Gehirns« wird 2011 als Exponat auf der Ausstellung »Motorschiff Wissenschaft« in zahlreichen deutschen und österreichischen Städten zu besichtigen sein. • Die mathematischen Grundlagen logistischer Lieferketten sind dargestellt in: Slack, N., Chambers, S. and Johnston, R. (2004). Operations Management (Harlow: FT Prentice Hall). • Die physiologische und anatomische Organisation des Stresssystems ist in folgender Übersichtsarbeit dargestellt: McEwen, B.S. (2007). Physiology and neurobiology of stress and adaptation: central role of the brain. Physiol. Rev. 87, 873–904. • Die absteigenden Nervenprojektionen von der Amygdala zu den Kontrollzentren im oberen Hirnstamm (insbesondere VMH und LH) sind detailliert analysiert in: Petrovich, G.D., Canteras, N.S. and Swanson, L.W. (2001). Combinatorial amygdalar inputs to hippocampal domains and hypothalamic behavior systems. Brain Res. Rev. 38, 247–289. • Als »Proust-Phänomen« bezeichnet die moderne Neurowissenschaft die Evokation einer lang zurückreichenden autobiographischen und insbesondere emotionalen Erinnerung durch einen sinnlichen Stimulus: Chu, S. and Downes, J.J. (2000). Long live Proust: the odour-cued autobiographical memory bump. Cognition 75, B41–B50.

Wie das egoistische Gehirn geboren wird

• Das Phänomen des »Brain sparing« ist bei mütterlicher Mangelversorgung nachweisbar, erstens: Kind, K.L., Roberts, C.T., Sohlstrom, A.I., Katsman, A., Clifton, P.M., Robinson, J.S. and Owens, J.A. (2005). Chronic maternal feed restriction impairs growth but increases adiposity of the fetal guinea pig. Am. J. Physiol. Regul. Integr. Comp. Physiol. 288, R119–R126. • Zweitens in einer Studie von Miller, S.L., Green, L.R., Peebles, D.M., Hanson, M.A. and Blanco, C.E. (2002). Effects of chronic hypoxia and protein malnutrition on growth in the developing chick. Am. J. Obstet. Gynecol. 186, 261–267. • Bei plazentarer Leistungsschwäche ist »Brain sparing« ebenfalls nachweisbar: Simmons, R.A., Gounis, A.S., Bangalore, S.A. and Ogata, E.S. (1992). Intrauterine growth retardation: fetal glucose transport is diminished in lung but spared in brain. Pediatr. Res. 31, 59–63. • Die Plazenta als Kommunikationszentrum in der

Übersicht: Petraglia, F., Florio, P., Nappi, C. and Genazzani, A. R. (1996). Peptide signaling in human placenta and membranes: autocrine, paracrine, and endocrine mechanisms. Endocr. Rev. 17, 156–186. • Die abnehmenden Stressantworten bei Schwangeren untersuchten zwei Studien. Erstens: Entringer, S., Buss, C., Shirtcliff, E. A., Cammack, A. L., Yim, I. S., Chicz-DeMet, A., Sandman, C. A. and Wadhwa, P. D. (2010). Attenuation of maternal psychophysiological stress responses and the maternal cortisol awakening response over the course of human pregnancy. Stress. 13, 258–268. • Zweitens: Kammerer, M., Adams, D., Castelberg, B. V. and Glover, V. (2002). Pregnant women become insensitive to cold stress. BMC. Pregnancy. Childbirth. 2, 8. • Den fetalen Kortisolanstieg als Trigger der Wehentätigkeit zeigen zwei Arbeiten. Erstens: Karalis, K., Goodwin, G. and Majzoub, J. A. (1996). Cortisol blockade of progesterone: a possible molecular mechanism involved in the initiation of human labor. Nat. Med. 2, 556–560. • Zweitens: Yang, R., You, X., Tang, X., Gao, L. and Ni, X. (2006). Corticotropin-releasing hormone inhibits progesterone production in cultured human placental trophoblasts. J. Mol. Endocrinol. 37, 533–540.

Warum sportlicher Erfolg im Kopf entsteht

• Mit einer der größten integratorischen Leistungen hat Larry Swanson den Aufbau und die Analogien des somatischen, autonomen und neuroendokrinen Motorsystems in Hunderten eigener Arbeiten aufgedeckt und in folgender Übersicht zusammengefasst: Swanson, L. W. (2000). Cerebral hemisphere regulation of motivated behavior. Brain Res. 886, 113–164. Swanson teilt die zerebralen Hemisphären in Cortex, Striatum und Pallidum ein; er ordnet den Hypothalamus funktionell-anatomisch dem oberen Hirnstamm zu. • Das Konzept der »Central fatigue« wurde von der dänischen Arbeitsgruppe um Secher entwickelt: Nybo, L. and Secher, N. H. (2004). Cerebral perturbations provoked by prolonged exercise. Prog. Neurobiol. 72, 223–261.• Das Verständnis über die Rolle des Laktats im Stoffwechsel hat sich in den letzten Jahren grundlegend geändert – weg vom »Abfallprodukt bei Sauerstoffmangel« hin zum wichtigen »Brennstoff des Gehirns«: Gladden, L. B. (2004). Lactate metabolism – a new paradigm for the third millennium. J. Physiol. 558, 5–30. • Experimente, die das feine Zusammenspiel von Gehirn, Muskulatur und Fettgewebe aufklären, sind in folgender Arbeit zusammengefasst und eingeordnet: Peters, A., Pellerin, L., Dallman, M. F., Oltmanns, K. M., Schweiger, U., Born, J. and Fehm, H. L. (2007). Causes of obesity: looking beyond the hypothalamus. Prog. Neurobiol. 81, 61–88.

Nächtliche Hungerattacken

• Im Tiefschlaf wird der Energieverbrauch des Gehirns deutlich abgesenkt: Boyle, P. J., Scott, J. C., Krentz, A. J., Nagy, R. J., Comstock, E. and Hoffman, C. (1994). Diminished brain glucose metabolism is a significant determinant for falling rates of systemic glucose utilization during sleep in normal humans. J. Clin. Invest. 93, 529–535. • Fundamental Neuroscience. Squires, L. R., Bloom, F. E., McConnell, S. K., Roberts, J. L., Spitzer, N. C. and Zigmond, M. J. (eds.) (2003). (Amsterdam: Elsevier Science). • Denis Burdakovs Meilensteinentdeckung zeigt, dass Glukose über extrazellulläre Bindungsstellen die Orexin-Neuronen hemmt: Burdakov, D., Jensen, L. T., Alexopoulos, H., Williams, R. H., Fearon, I. M., O'Kelly, I., Gerasimenko, O., Fugger, L. and Verkhratsky, A. (2006). Tandem-pore K+ channels mediate inhibition of orexin neurons by glucose. Neuron 50, 711–722. • Wir fanden die nächtlichen Aufweckschwellen der Blutglukose bei Gesunden und Menschen mit Typ-1-Diabetes: Schultes, B., Jauch-Chara, K., Gais, S., Hallschmid, M., Reiprich, E., Kern, W., Oltmanns, K. M., Peters, A., Fehm, H. L. and Born, J. (2007). Defective awakening response to nocturnal hypoglycemia in patients with type 1 diabetes mellitus. PLoS. Med. 4, e69. • Die verschiedenen Formen von Hunger sind prinzipiell ungerichtet:

Volkow, N.D. and Wise, R.A. (2005). How can drug addiction help us understand obesity? Nat. Neurosci. 8, 555–560. • Zigarettenrauchen stimuliert stark die Adrenalin- und Kortisol-Konzentrationen im Blut: Mendelson, J.H., Sholar, M.B., Goletiani, N., Siegel, A.J. and Mello, N.K. (2005). Effects of low- and high-nicotine cigarette smoking on mood states and the HPA axis in men. Neuropsychopharmacology 30, 1751–1763. • Süßpräferenz als Symptom: Mennella, J.A., Pepino, M.Y., Lehmann-Castor, S.M. and Yourshaw, L.M. (2010). Sweet preferences and analgesia during childhood: effects of family history of alcoholism and depression. Addiction 105, 666–675. • Die Dopaminausschüttung aus den Belohnungszentren ergibt sich aus folgender Differenz: erfolgte Belohnung minus erwartete Belohnung. Schultz, W. (2007). Behavioral dopamine signals. Trends Neurosci. 30, 203–210. • Eine systematische Übersicht über die Interaktionen Essen, Wachheit, Belohnung findet sich bei Kelley, A.E., Baldo, B.A. and Pratt, W.E. (2005). A proposed hypothalamic-thalamic-striatal axis for the integration of energy balance, arousal, and food reward. J. Comp. Neurol. 493, 72–85. • Die hypothalamische Signalverarbeitung des Leptinsignals ist beschrieben in: Morton, G.J., Cummings, D.E., Baskin, D.G., Barsh, G.S. and Schwartz, M.W. (2006). Central nervous system control of food intake and body weight. Nature 443, 289–295. • Die Relaisfunktion im Hypothalamus erfüllt das sogenannte POMC-Neuron, welches mit einer ATP-»Sicherung« ausgestattet ist, die bei zerebralem ATP-Mangel die Signalübertragung des Leptinsignals unterbricht: Plum, L., Ma, X., Hampel, B., Balthasar, N., Coppari, R., Munzberg, H., Shanabrough, M., Burdakov, D., Rother, E., Janoschek, R., Alber, J., Belgardt, B.F., Koch, L., Seibler, J., Schwenk, F., Fekete, C., Suzuki, A., Mak, T.W., Krone, W., Horvath, T.L., Ashcroft, F.M. and Bruning, J.C. (2006). Enhanced PIP3 signaling in POMC neurons causes KATP channel activation and leads to diet-sensitive obesity. J. Clin. Invest. 116, 1886–1901. • Interessanterweise gibt es außer Orexin noch andere Botenstoffe im Gehirn, die genau diese drei beschriebenen Funktionen erfüllen können. Das System Gehirn ist also mehrfach abgesichert und sehr fein reguliert – anders ausgedrückt: Es arbeitet »redundant«, also mehrgleisig. Aber um der Einfachheit und Klarheit willen gehe ich in diesem Buch jeweils nur auf einen Mechanismus für eine Funktion ein. Es handelt sich in jedem Fall um den Mechanismus, der nach meiner Einschätzung der wichtigste ist. Ich kann dabei nicht ausschließen, dass in einigen Jahren ein neuer Stoff entdeckt wird, der sich in diesem Zusammenhang als noch wirksamer und wichtiger erweist. Neue Erkenntnisse müssten in so einem Fall die alten ersetzen. In diesem Text kommt es mir aber weniger auf Einzelheiten an als vielmehr auf das zugrunde liegende Prinzip und das systematische Gesamtverständnis. So, wie man beim Vorgang der »Abstraktion« Dinge weglässt, die nicht so entscheidend sind, habe ich in diesem Buch auch darauf verzichtet, die überwältigende Vielfalt der Hirn- und Stoffwechsel-Forschungsbefunde darzustellen.

Das Pantoffeltierchen in uns

• Das »Prinzip der Homöostase« (Stabilisierung mit Hilfe von zwei Sensoren) wird eindrücklich am Pantoffeltierchen illustriert, das mit Kälte- und Wärmesensoren ausgestattet ist, die seine Bewegungsrichtung stets in die optimale Temperaturzone lenken: Imada, C. and Oosawa, Y. (1999). Thermoreception of Paramecium: different Ca2+ channels were activated by heating and cooling. J. Membr. Biol. 168, 283–287. • Mit dem experimentellen Nachweis, dass das »Prinzip der Homöostase« auch für die ATP-Regulation im Gehirn gilt, wird der erste Grundsatz der Selfish-Brain-Theorie untermauert: Steinkamp, M., Li, T., Fuellgraf, H. and Moser, A. (2007). K(ATP)-dependent neurotransmitter release in the neuronal network of the rat caudate nucleus. Neurochem. Int. 50, 159–163. • Die im ersten Grundsatz der Selfish-Brain-Theorie formulierte Priorität des Gehirns konnte durch den Nachweis einer schnellen Energie-Allokation zum Gehirn ebenfalls belegt werden: Oltmanns, K.M., Melchert, U.H., Scholand-Engler, H.G., Howitz, M.C., Schultes, B., Schweiger, U., Hohagen, F., Born, J., Peters, A. and Pellerin, L. (2008). Differential energetic response of brain vs. skeletal muscle upon glycemic variations in healthy humans. Am. J. Physiol. Regul. Integr. Comp. Physiol. 294, R12–R16. • Mit dem experimentellen Nachweis, dass das »Prinzip der Homöostase« auch für die Ruhelage des Stresssystems gilt, wird auch die Gültigkeit des zweiten Grundsatzes der Selfish-Brain-Theorie gezeigt: Peters, A., Conrad, M., Hubold, C., Schweiger, U., Fischer, B. and Fehm, H.L. (2007). The Principle of Homeostasis in the Hypothalamus-Pituitary-Adrenal System: New Insight from Positive Feedback. Am. J. Physiol. Regul. Integr. Comp. Physiol. 293, 83–98. • Bruce McEwen hat 1968 in einer Meilensteinarbeit die Entdeckung des MR im Hippokamus veröffentlicht: McEwen, B.S., Weiss, J.M. and Schwartz, L.S. (1968). Selective retention of corticosterone by limbic structures in rat brain. Nature 220, 911–912. • Die Bedeutung der MR-GR-Balance im gesunden und kranken Organismus wird in folgender Übersicht dargelegt: de Kloet, E.R., Vreugdenhil, E., Oitzl, M.S. and Joels, M. (1998). Brain corticosteroid receptor balance in health and disease. Endocr. Rev. 19, 269–301. • Die entgegengesetzte Wirkung von MR und GR auf die Mechanismen der Gedächtnisbildung ist nachgewiesen in: Pavlides, C., Watanabe, Y., Magarinos, A.M. and McEwen, B.S. (1995). Opposing roles of type I and type II adrenal steroid receptors in hippocampal long-term potentiation. Neuroscience 68, 387–394. • Die Prinzipien und Mechanismen des emotionalen Lernens und der Furcht-Konditionierung sind zusammengefasst in: LeDoux, J.E. (2000). Emotion circuits in the brain. Annu. Rev. Neurosci. 23, 155–184.

Global Silencing – die Stille im Gehirn

• Als »Global Silencing« bezeichnet man das ubiquitäre Abschalten neuronaler Aktivität in den zerebralen Hemisphären, welches durch Energiemangel ausgelöst wird und wieder reversibel ist: Mobbs, C.V., Kow, L.M. and Yang, X.J. (2001). Brain glucose-sensing mechanisms: ubiquitous silencing by aglycemia vs. hypothalamic neuroendocrine responses. Am. J. Physiol. Endocrinol. Metab. 281, E649–E654. • Die in den 1970er Jahren entwickelte Gold-Standard-Methode zur Bestimmung der Insulinfreisetzung und -wirkung: DeFronzo, R.A., Tobin, J.D. and Andres, R. (1979). Glucose clamp technique: a method for quantifying insulin secretion and resistance. Am. J. Physiol. 237, E214–E223. • Eine von vielen Lübecker Clamp-Studien, die die enge Verknüpfung zwischen Stressantwort und Blutglukose zeigen: Fruehwald-Schultes, B., Kern, W., Deininger, E., Wellhoener, P., Kerner, W., Born, J., Fehm, H.L. and Peters, A. (1999). Protective effect of insulin against hypoglycemia-associated counterregulatory failure. J. Clin. Endocrinol. Metab. 84, 1551–1557. • »Heißhungerattacken« oder »Food Craving« bei akuter Unterzuckerung sind typisch bei Patienten mit Typ-1-Diabetes: Strachan, M.W., Ewing, F.M., Frier, B.M., Harper, A. and Deary, I.J. (2004). Food cravings during acute hypoglycaemia in adults with Type 1 diabetes. Physiol. Behav. 80, 675–682. • Die Studie aus der Gruppe um Susumu Seino zeigt die von der Substantia nigra ausgehende Energie-getriggerte Neuroprotektion der zerebralen Hemisphären: Yamada, K., Ji, J.J., Yuan, H., Miki, T., Sato, S., Horimoto, N., Shimizu, T., Seino, S. and Inagaki, N. (2001). Protective role of ATP-sensitive potassium channels in hypoxia-induced generalized seizure. Science 292, 1543–1546. • Fundierte Übersichtsarbeit zur Entstehung einer geschwächten sympatho-adrenalen Reaktionen (Brain-Pull-Schwäche) bei Hypoglykämien: Gerich, J.E., Mokan, M., Veneman, T., Korytkowski, M. and Mitrakou, A. (1991). Hypoglycemia unawareness. Endocr. Rev. 12, 356–371. • Der Psychologe Daniel Cox entwickelt und etabliert in den 1980er Jahren das »Blood Glucose Awareness Training« (BGAT): Cox, D.J., Gonder Frederick, L.A., Lee, J.H., Julian, D.M., Carter, W.R. and Clarke, W.L. (1989). Effects and correlates of blood glucose awareness training among patients with IDDM. Diabetes

Care 12, 313–318. • Deutsche lizenzierte Fassung des BGAT-Manuals: Fehm-Wolfsdorf, G., Kerner, W. and Peters, A. (1997). Blood Glucose Awareness Training, BGAT Training Manual – Deutsche Version (Kiel). • Experimenteller Nachweis, dass das BGAT die abgeschwächten sympatho-adrenalen Reaktionen (Brain-Pull-Schwäche) bei Hypoglykämien wieder stärken kann: Kinsley, B.T., Weinger, K., Bajaj, M., Levy, C.J., Simonson, D.C., Quigley, M., Cox, D.J. and Jacobson, A.M. (1999). Blood glucose awareness training and epinephrine response to hypoglycemia during intensive treatment in type 1 diabetes. Diabetes Care 22, 1022–1028.

Energie-Inkompetenz – Essen als Notlösung

• Dass sich Störungen in Lieferketten rückwärtsgerichtet ausbreiten, wurde für wirtschaftliche Lieferkettenprozesse bewiesen: Sterman, J.D. (1989). Modeling managerial behavior: misperceptions of feedback in a dynamic decision making experiment. Management Science 35, 321–339. • Grundlegende Übersichtsarbeit zur »allostatischen Last«: McEwen, B.S. (1998). Protective and damaging effects of stress mediators. N. Engl. J. Med. 338, 171–179. • Wichtige Langzeitstudie, die zeigt, dass die Adrenalin-Antwort im Stresstest ein starker Prädiktor für Gewichtszunahme nach 18 Jahren ist: Flaa, A., Sandvik, L., Kjeldsen, S.E., Eide, I.K. and Rostrup, M. (2008). Does sympathoadrenal activity predict changes in body fat? An 18-y follow-up study. Am. J. Clin. Nutr. 87, 1596–1601. • Übergewichtsresistente Ratten zeigen starke Stressreaktionen in der Hypoglykämie: Tkacs, N.C. and Levin, B.E. (2004). Obesity-prone rats have preexisting defects in their counterregulatory response to insulin-induced hypoglycemia. Am. J. Physiol. Regul. Integr. Comp. Physiol. 287, R1110–R1115. • Sowie unter chronischen unvorhersehbaren Stressbedingungen: Levin, B.E., Richard, D., Michel, C. and Servatius, R. (2000). Differential stress responsivity in diet-induced obese and resistant rats. Am. J. Physiol. Regul.

Integr. Comp. Physiol. 279, R1357–R1364. • Übergewichtsresistente Ratten zeigen bei Überfütterung eine starke Stressantwort, während übergewichtsanfällige Ratten keine zeigen: Shin, A.C., MohanKumar, S.M., Sirivelu, M.P., Claycombe, K.J., Haywood, J.R., Fink, G.D. and MohanKumar, P.S. (2010). Chronic exposure to a high-fat diet affects stress axis function differentially in diet-induced obese and diet-resistant rats. Int. J. Obes. (London) 37, 1218–1226. • Die »Vermont study of experimental obesity in man«: Sims, E.A. (1976). Experimental obesity, dietary-induced thermogenesis, and their clinical implications. Clin. Endocrinol. Metab. 5, 377–395. • Für die beschriebene zerebrale Lieferkette lässt sich mathematisch beweisen, dass zwischen Brain-Pull-Effektivität und Körpergewicht eine streng inverse Beziehung besteht. Peters, A. and Langemann, D. (2009). Build-ups in the supply chain of the brain: on the neuroenergetic cause of obesity and type 2 diabetes mellitus. Front Neuroenergetics 1, 2; doi:10.3389/neuro.14.002.2009. • In folgenden zwei Langzeitstudien findet man Nüchtern-Plasma-Insulin als starken Prädiktor für Gewichtszunahme. Erstens in: Odeleye, O.E., de Courten, M., Pettitt, D.J. and Ravussin, E. (1997). Fasting hyperinsulinemia is a predictor of increased body weight gain and obesity in Pima Indian children. Diabetes 48, 1341–1345. • Zweitens in: Sigal, R.J., el Hashimy, M., Martin, B.C., Soeldner, J.S., Krolewski, A.S. and Warram, J.H. (1997). Acute postchallenge hyperinsulinemia predicts weight gain: a prospective study. Diabetes 46, 1025–1029.

Diabetesmedizin auf dem Prüfstand

• Hier zugrunde gelegt ist die exzellente medizin-historische Analyse zum Streit Pflüger-Minkowski von Thomas Schlich: Schlich, T. (1993). Making mistakes in science: Eduard Pfluger, his scientific and professional concept of physiology, and his unsuccessful theory of diabetes (1903–1910). Stud. Hist Philos. Sci. 24, 411–441. • Pflüger integriert zunächst Minkowskis Befunde in einen größeren physiologischen Kontext: Pflüger, E. (1903). Glykogen. Pflügers Archiv European Journal of Physiology 96, 1–394. • Beschreibung von Claude Bernards wegweisenden Experimenten, u.a. dem sogenannten »Zuckerstich«: Mani, N. (1964). Die Entdeckung des Glykogens durch Claude Bernard. Zeitschrift für Klinische Chemie 2, 97–128. • Erhöhte und weiter ansteigende absolute Serum-Insulinkonzentrationen zum Zeitpunkt der Diabetes-Diagnosestellung: Tabak, A.G., Jokela, M., Akbaraly, T.N., Brunner, E.J., Kivimaki, M. and Witte, D.R. (2009). Trajectories of glycaemia, insulin sensitivity, and insulin secretion before diagnosis of type 2 diabetes: an analysis from the Whitehall II study. Lancet 373, 2215–2221. • Bislang größte Studie dazu, wie man mit Hilfe des BMI die Überlebenszeit von Menschen vorhersagen kann: de Berrington, G.A., Hartge, P., Cerhan, J.R., Flint, A.J., Hannan, L., MacInnis, R.J., Moore, S.C., Tobias, G.S., Anton-Culver, H., Freeman, L.B., Beeson, W.L., Clipp, S.L., English, D.R., Folsom, A.R., Freedman, D.M., Giles, G., Hakansson, N., Henderson, K.D., Hoffman-Bolton, J., Hoppin, J.A., Koenig, K.L., Lee, I.M., Linet, M.S., Park, Y., Pocobelli, G., Schatzkin, A., Sesso, H.D., Weiderpass, E., Willcox, B.J., Wolk, A., Zeleniuch-Jacquotte, A., Willett, W.C. and Thun, M.J. (2010). Body-mass index and mortality among 1.46 million white adults. N. Engl. J. Med. 363, 2211–2219. • Befürwortung der »aggressiven« blutzuckersenkenden Therapie bei Typ-2-Diabetes: Niswender, K. (2009). Early and Agressive Initiation of Insulin Therapy for Type 2 Diabetes: What is the Evidence? Clincial Diabetes 27, 60–68. • Gewichtsverlauf bei Pimaindianern über einen Zeitraum von fünfzig Jahren: Looker, H.C., Knowler, W.C. and Hanson, R.L. (2001). Changes in BMI and Weight Before and After the Development of Type 2 Diabetes. Diabetes Care 24, 1917–1922. • Selbst jahrelang gestörte Glukoseregulation ist bei Pimaindianern kein Risikofaktor für kardiovaskuläre Sterblichkeit: Kim, N.H., Pavkov, M.E., Looker, H.C., Nelson, R.G., Bennett, P.H., Hanson, R.L., Curtis, J.M., Sievers, M.L. and Knowler, W.C.

(2008). Plasma glucose regulation and mortality in pima Indians. Diabetes Care 31, 488–492. • Erste NIH-Studie zur Effektivität der blutglukosesenkenden Therapie (zunächst geprüft beim Typ-1-Diabetes): The DCCT Research Group (1993). The effect of intensive treatment of diabetes on the development and progression of long-term complications in insulin-dependent diabetes mellitus. N. Engl. J. Med. 329, 977–986. • Zweite NIH-Studie zur Effektivität der blutglukosesenkenden Therapie (beim Typ-2-Diabetes): The ACCORD Study Group (2008). Effects of Intensive Glucose Lowering in Type 2 Diabetes. N. Engl. J. Med. 358, 2545–2559. • Das *Science Magazine* stellt aus erkenntnistheoretischer Sicht die grundlegende Rationale in der Diabetologie in Frage: Couzin, J. (2008). Deaths in diabetes trial challenge a long-held theory. Science 319, 884–885. • Neue Terminologie der Diabetestypen: Anonymus. Report of the expert committee on the diagnosis and classification of diabetes mellitus. Diabetes Care 20, 1183–1197. • Die neueste Darstellung des Konzepts der »Allostase«: McEwen, B. S. and Gianaros, P. J. (2010). Central role of the brain in stress and adaptation: links to socioeconomic status, health, and disease. Ann. N.Y. Acad. Sci. 1186, 190–222. • Chronischer Stress als ursächlicher Risikofaktor für Adipositas: Brunner, E. J., Chandola, T. and Marmot, M. G. (2007). Prospective effect of job strain on general and central obesity in the Whitehall II Study. Am. J. Epidemiol. 165, 828–837. • Stress auch als Risikofaktor für Typ-2-Diabetes: Heraclides, A., Chandola, T., Witte, D.R. and Brunner, E. J. (2009). Psychosocial stress at work doubles the risk of type 2 diabetes in middle-aged women: evidence from the Whitehall II study. Diabetes Care 32, 2230–2235. • Diverse Studien versuchten, einen direkten Nachweis eines Insulinmangels beim Typ-2-Diabetes zu erbringen, was nicht gelang. Im Gegenteil: Die mit der Gold-Standard-Clamp-Methode nach Andres und DeFronzo gemessenen Plasma-Insulin-Konzentrationen sind bei Typ-2-Diabetes doppelt so hoch wie bei gesunden Kontrollpersonen. Zwei Clamp-Studien zum Typ-2-Diabetes: Bacha, F.,

Gungor, N., Lee, S. and Arslanian, S.A. (2009). In vivo insulin sensitivity and secretion in obese youth: what are the differences between normal glucose toleance, impaired glucose tolerance, and type 2 diabetes? Diabetes Care 32, 100–105. • Sowie: Weiss, R., Caprio, S., Trombetta, M., Taksali, S.E., Tamborlane, W.V. and Bonadonna, R. (2005). Beta-cell function across the spectrum of glucose tolerance in obese youth. Diabetes 54, 1735–1743. • Zwei Clamp-Studien zu Gesunden: Emerson, P., Van Haeften, T.W., Pimenta, W., Plummer, E., Woerle, H.J., Mitrakou, A., Szoke, E., Gerich, J. and Meyer, C. (2009). Different pathophysiology of impaired glucose tolerance in first-degree relatives of individuals with type 2 diabetes mellitus. Metabolism 58, 602–607. • Sowie: Szoke, E., Shrayyef, M.Z., Messing, S., Woerle, H.J., Van Haeften, T.W., Meyer, C., Mitrakou, A., Pimenta, W. and Gerich, J.E. (2008). Effect of aging on glucose homeostasis: accelerated deterioration of beta-cell function in individuals with impaired glucose tolerance. Diabetes Care 31, 539–543. • Während die absoluten Blutinsulinwerte beim Typ-2-Diabetes erhöht sind, werden in den meisten Studien nur gewisse rechnerische »Indices der Insulinsekretion«, welche erniedrigt sind, hervorgehoben. Acht bekannte Studien sind hier beispielhaft aufgeführt. Erstens: Cnop, M., Vidal, J., Hull, R.L., Utzschneider, K.M., Carr, D.B., Schraw, T., Scherer, P.E., Boyko, E.J., Fujimoto, W.Y. and Kahn, S.E. (2007). Progressive loss of beta-cell function leads to worsening glucose tolerance in first-degree relatives of subjects with type 2 diabetes. Diabetes Care 30, 677–682. • Zweitens: Ferrannini, E., Gastaldelli, A., Miyazaki, Y., Matsuda, M., Mari, A. and DeFronzo, R.A. (2005). Beta-cell function in subjects spanning the range from normal glucose tolerance to overt diabetes: a new analysis. J. Clin. Endocrinol. Metab. 90, 493–500. • Drittens: Festa, A., Williams, K., D'Agostino, R. (Jr.), Wagenknecht, L.E. and Haffner, S.M. (2006). The natural course of beta-cell function in nondiabetic and diabetic individuals: the Insulin Resistance Atherosclerosis Study. Diabetes 55, 1114–1120. • Viertens: Lyssenko, V., Almgren, P., Anevski, D., Perfekt, R., Lahti, K., Nissen, M., Isomaa, B., Forsen, B., Homstrom, N., Saloranta, C., Taskinen, M.R., Groop, L. and Tuomi, T. (2005). Predictors of and longitudinal changes in insulin sensitivity and secretion preceding onset of type 2 diabetes. Diabetes 54, 166–174. • Fünftens: Tripathy, D., Carlsson, M., Almgren, P., Isomaa, B., Taskinen, M.R., Tuomi, T. and Groop, L.C. (2000). Insulin secretion and insulin sensitivity in relation to glucose tolerance: lessons from the Botnia Study. Diabetes 49, 975–980. • Sechstens: Xiang, A.H., Wang, C., Peters, R.K., Trigo, E., Kjos, S.L. and Buchanan, T.A. (2006). Coordinate changes in plasma glucose and pancreatic beta-cell function in Latino women at high risk for type 2 diabetes. Diabetes 55, 1074–1079. • Siebtens: Weyer, C., Bogardus, C., Mott, D.M. and Pratley, R.E. (1999). The natural history of insulin secretory dysfunction and insulin resistance in the pathogenesis of type 2 diabetes mellitus. J. Clin. Invest. 104, 787–794. • Achtens: Guerrero-Romero, F. and Rodriguez-Moran, M. (2006). Assessing progression to impaired glucose tolerance and type 2 diabetes mellitus. Eur. J. Clin. Invest. 36, 796–802. • Die Aufstellung der verwendeten Rechen-Indices erfolgt mehr oder weniger willkürlich; bei keinem dieser Indices wurde der Hirnstoffwechsel ausreichend berücksichtigt, was z.B. in folgender Abhandlung deutlich wird: Wallace, T.M., Levy, J.C. and Matthews, D.R. (2004). Use and abuse of HOMA modeling. Diabetes Care 27, 1487–1495. • Bei der Darstellung der Insulinwirkung geht man mit ähnlichen Korrekturverfahren vor. Übergewichtige Menschen nehmen im Clamp-Experiment absolut mehr Glukose ins Gewebe auf als Normalgewichtige: Swinburn, B.A., Nyomba, B.L., Saad, M.F., Zurlo, F., Raz, I., Knowler, W.C., Lillioja, S., Bogardus, C. and Ravussin, E. (1991). Insulin resistance associated with lower rates of weight gain in Pima Indians. J. Clin. Invest. 88, 168–173. Wenn man aber die im Clamp aufgenommene Glukosemenge rechnerisch korrigiert, indem man sie durch ein großes Körpergewicht teilt, dann kann man anhand dieser verkleinerten Glukosemenge das darstellen, was man oft als »Insulinresistenz bei

Adipositas« bezeichnet [siehe Swinburn, B.A. (1991), idem]. • In den 1970er Jahren ermöglichten moderne Messverfahren den Nachweis der zerebralen Kontrolle des endokrinen Pankreas: Woods, S.C. and Porte, D. (Jr.) (1974). Neural control of the endocrine pancreas. Physiol. Rev. 54, 596–619.

Warum Diäten sinnlos sind

• Eine von zahlreichen Sterblichkeits-Beobachtungsstudien zu intendiertem Gewichtsverlust, die dessen lebensverkürzenden Effekt zeigen: Sorensen, T.I., Rissanen, A., Korkeila, M. and Kaprio, J. (2005). Intention to lose weight, weight changes, and 18-y mortality in overweight individuals without co-morbidities. PLoS. Med. 2, e171. • Einzige randomisiert-kontrollierte Studie zu intendiertem Gewichtsverlust und Sterblichkeit; diese Studie zeigt lebensverlängernde Effekte von kombinierten Maßnahmen (Kalorienreduktion, körperliche Bewegung etc.) in einer geriatrischen Studienpopulation und kann somit keine spezifische Aussage zur Wirksamkeit von Diät allein machen: Shea, M.K., Houston, D.K., Nicklas, B.J., Messier, S.P., Davis, C.C., Miller, M.E., Harris, T.B., Kitzman, D.W., Kennedy, K. and Kritchevsky, S.B. (2010). The effect of randomization to weight loss on total mortality in older overweight and obese adults: the ADAPT Study. J. Gerontol. Biol. Sci. Med. Sci. 65, 519–525. • Kortisol steigt unter einer kalorienarmen Gewichtsreduktionsdiät deutlich an: Tomiyama, A.J., Mann, T., Vinas, D., Hunger, J.M., Dejager, J. and Taylor, S.E. (2010). Low calorie dieting increases cortisol. Psychosom. Med. 72, 357–364. • Auch im Tierexperiment führt eine kalorienreduzierte Diät zu Kortisolerhöhungen sowohl vor als auch während eines Stressbelastungstests: Pankevich, D.E., Teegarden, S.L., Hedin, A.D., Jensen, C.L. and Bale, T.L. (2010). Caloric restriction experience reprograms stress and orexigenic pathways and promotes binge eating. J. Neurosci. 30, 16399–16407. • Patienten unter einer kalorienarmen Gewichtsreduktionsdiät denken vermehrt an Essen: Chaput, J.P., Drapeau, V., Hetherington, M., Lemieux, S., Provencher, V. and Tremblay, A. (2007). Psychobiological effects observed in obese men experiencing body weight loss plateau. Depress. Anxiety. 24, 518–521. • Reduktion der Knochendichte unter kalorienarmer Gewichtsreduktionsdiät: Villareal, D.T., Fontana, L., Weiss, E.P., Racette, S.B., Steger-May, K., Schechtman, K.B., Klein, S. and Holloszy, J.O. (2006). Bone mineral density response to caloric restriction-induced weight loss or exercise-induced weight loss: a randomized controlled trial. Arch. Intern. Med. 166, 2502–2510. • Kortisol ist bei Restraint-Eatern erhöht: Rutters, F., Nieuwenhuizen, A.G., Lemmens, S.G., Born, J.M. and Westerterp-Plantenga, M.S. (2009). Hyperactivity of the HPA axis is related to dietary restraint in normal weight women. Physiol. Behav. 96, 315–319.

Macht Abnehmen depressiv?

• Eine kalorienreduzierte Diät führt zu vermehrten depressiven Symptomen: Chaput, J.P., Arguin, H., Gagnon, C. and Tremblay, A. (2008). Increase in depression symptoms with weight loss: association with glucose homeostasis and thyroid function. Appl Physiol Nutr Metab 33, 86–92. • Erhöhte Kortisol-Konzentrationen im Blut sind Kennzeichen der typischen Depression: Gold, P.W. and Chrousos, G.P. (2002). Organization of the stress system and its dysregulation in melancholic and atypical depression: high vs low CRH/NE states. Mol. Psychiatry 7, 254–275. • Kortisol steigt tatsächlich durch gastrisch-chirurgische Adipositas-Behandlung an: Manco, M., Fernandez-Real, J.M., Valera-Mora, M.E., Dechaud, H., Nanni, G., Tondolo, V., Calvani, M., Castagneto, M., Pugeat, M. and Mingrone, G. (2007). Massive weight loss decreases corticosteroid-binding globulin levels and increases free cortisol in healthy obese patients: an adaptive phenomenon? Diabetes Care 30, 1494–1500. • Gastrisch-chirurgische Adipositas-Behandlung ist mit erhöhter Suizidrate assoziiert: Omalu, B.I., Ives, D.G., Buhari, A.M., Lindner, J.L.,

Schauer, P.R., Wecht, C.H. and Kuller, L.H. (2007). Death rates and causes of death after bariatric surgery for Pennsylvania residents, 1995 to 2004. Arch. Surg. 142, 923–928. • Retrospektive Kohorten-Studie, die zeigt, dass gastrisch-chirurgische Behandlung mit Lebensverlängerung einerseits und mit erhöhter Suizidrate andererseits assoziiert ist: Adams, T.D., Gress, R.E., Smith, S.C., Halverson, R.C., Simper, S.C., Rosamond, W.D., LaMonte, M.J., Stroup, A.M. and Hunt, S.C. (2007). Long-term mortality after gastric bypass surgery. N. Engl. J. Med. 357, 753–761. • Nichtrandomisierte Studie mit positiven Effekten der gastrisch-chirurgischen Behandlung: Sjostrom, L., Narbro, K., Sjostrom, C.D., Karason, K., Larsson, B., Wedel, H., Lystig, T., Sullivan, M., Bouchard, C., Carlsson, B., Bengtsson, C., Dahlgren, S., Gummesson, A., Jacobson, P., Karlsson, J., Lindroos, A.K., Lonroth, H., Naslund, I., Olbers, T., Stenlof, K., Torgerson, J., Agren, G. and Carlsson, L.M. (2007). Effects of bariatric surgery on mortality in Swedish obese subjects. N. Engl. J. Med. 357, 741–752. • Bei Beginn der beiden letztgenannten Studien in den 1980er Jahren hielt man eine sogenannte Randomisierung, die für höchsten Qualtitätsstandard unabdingbar ist, in einer Patientenstudie für unmöglich. Damals war jedoch ein potentielles Risiko von Depression und Suiziden noch nicht bekannt. Heute sähe die ethische Beurteilung zur Durchführbarkeit einer randomisierten Studie zur Prüfung der gastrisch-chirurgischen Adipositas-Behandlung anders aus. • Die Rolle des Cannabinoid-Systems in der Anpassung (Habituation) an chronischen Stress wird in dieser Arbeit aufgeklärt: Hill, M.N., McLaughlin, R.J., Bingham, B., Shrestha, L., Lee, T.T., Gray, J.M., Hillard, C.J., Gorzalka, B.B. and Viau, V. (2010). Endogenous cannabinoid signaling is essential for stress adaptation. Proc. Natl. Acad. Sci. USA 107, 9406–9411. • Psychische Nebenwirkungen unter Rimonabant-Therapie: Despres, J.P., Golay, A., Sjostrom, L. and Rimonabant in Obesity-Lipids Study Group (2005). Effects of rimonabant on metabolic risk factors in overweight patients with dyslipidemia. N. Engl. J. Med. 353, 2121–2134. • Schwere psychische Nebenwirkungen unter Rimonabanttherapie: Christensen, R., Kristensen, P.K., Bartels, E.M., Bliddal, H. and Astrup, A. (2007). Efficacy and safety of the weight-loss drug rimonabant: a meta-analysis of randomised trials. Lancet 370, 1706–1713. • Schwere kognitive Störungen unter Topiramattherapie: Bray, G.A., Hollander, P., Klein, S., Kushner, R., Levy, B., Fitchet, M. and Perry, B.H. (2003). A 6-month randomized, placebo-controlled, dose-ranging trial of topiramate for weight loss in obesity. Obes. Res. 11, 722–733. • Risiko für Suizid erhöht unter der Behandlung mit neuen Antiepileptika wie Topiramate: Andersohn, F., Schade, R., Willich, S.N. and Garbe, E. (2010). Use of antiepileptic drugs in epilepsy and the risk of self-harm or suicidal behavior. Neurology 75, 335–340. • Zur Liste der Substanzen, die zur Adipositasbehandlung eingesetzt werden sollten und wegen vermehrter Suizidgedanken nicht zugelassen worden sind, gehört auch der D1/D5 Antagonist Ecopipam: Astrup, A., Greenway, F.L., Ling, W., Pedicone, L., Lachowicz, J., Strader, C.D. and Kwan, R. (2007). Randomized controlled trials of the D1/D5 antagonist ecopipam for weight loss in obese subjects. Obesity (Silver Spring) 15, 1717–1731. • Das Medikament Sibutramin, welches ebenfalls das Stresssystem aktiviert, wurde wegen schwerer Nebenwirkungen im Herz-Kreislauf-System vom Markt genommen: James, P., Caterson, I.D., Coutinho, W., Finer, N., Van Gaal, L., Maggioni, A., Torp-Pedersen, C., Sharma, A., Shepherd, G., Rode, R. and Renz, C. for the SCOUT Investigators (2010). Effect of Sibutramine on Cardiovascular Outcomes in Overweight and Obese Subjects. N. Engl. J. Med. 363, 905–917. • Übersichtsarbeit zum »hedonischen« Antrieb der Nahrungsaufnahme: Berridge, K.C., Ho, C.Y., Richard, J.M. and DiFeliceantonio, A.G. (2010). The tempted brain eats: pleasure and desire circuits in obesity and eating disorders. Brain Res. 1350, 43–64. • Das Zitat von Proust findet sich im 3. Band seines Romanwerks *Auf der Suche nach der verlorenen Zeit 3, Guermantes,* Frankfurter Ausgabe, 3. Auflage (Suhrkamp Verlag, Frankfurt am Main, 2003), S. 407.

• Nach Schädelhirntraumen kommt es relativ häufig zu einer Störung der Wachstumshormonfreisetzung aus der Hirnanhangdrüse: Popovic, V., Aimaretti, G., Casanueva, F.F. and Ghigo, E. (2005). Hypopituitarism following traumatic brain injury. Growth Horm. IGF. Res 15, 177–184. • Läsionen von VMH oder Amygdala verursachen schwerstgradiges Übergewicht: Grundmann, S.J., Pankey, E.A., Cook, M.M., Wood, A.L., Rollins, B.L. and King, B.M. (2005). Combination unilateral amygdaloid and ventromedial hypothalamic lesions: evidence for a feeding pathway. Am. J. Physiol. Regul. Integr. Comp. Physiol. 288, R702–R707. • Leptin bewirkt im Hypothalamus, dass absteigende sympathische Nervenbahnen zum Pankreas die Insulinfreisetzung hemmen: Mizuno, A., Murakami, T., Otani, S., Kuwajima, M. and Shima, K. (1998). Leptin affects pancreatic endocrine functions through the sympathetic nervous system. Endocrinology 139, 3863–3870. • Diese Meilensteinarbeit zeigt, dass der VMH für die normale Energiehomöostase unabdingbar ist: Dhillon, H., Zigman, J.M., Ye, C., Lee, C.E., McGovern, R.A., Tang, V., Kenny, C.D., Christiansen, L.M., White, R.D. and Edelstein, E.A. (2006). Leptin Directly Activates SF1 Neurons in the VMH, and This Action by Leptin Is Required for Normal Body-Weight Homeostasis. Neuron 49, 191–203. • Mäuse, denen wegen einer genetischen Mutation der Leptin-Rezeptor fehlt, entwickeln Übergewicht und haben Gehirne, die 25 Prozent kleiner sind als normal: Vannucci, S.J., Gibbs, E.M. and Simpson, I.A. (1997). Glucose utilization and glucose transporter proteins GLUT-1 and GLUT-3 in brains of diabetic (db/db) mice. Am. J. Physiol. 272, E267–E274. • Zerebrale Ischämie führt zu zerebraler Insulinsuppression: Harada, S., Fujita, W.H., Shichi, K. and Tokuyama, S. (2009). The development of glucose intolerance after focal cerebral ischemia participates in subsequent neuronal damage. Brain Res. 1279, 174–181. • Die durch zerebrale Ischämie induzierte zerebrale

Insulinsuppression wird über das Hypothalamus-Nebennierensystem vermittelt: McPherson, R.J., Mascher-Denen, M. and Juul, S.E. (2009). Postnatal stress produces hyperglycemia in adult rats exposed to hypoxia-ischemia. Pediatr. Res. 66, 278–282. • Eine Hyperglykämie ist ein typischer Befund bei der Krankenhauseinlieferung von Patienten mit akutem Schlaganfall: Scott, J.F., Robinson, G.M., French, J.M., O'Connell, J.E., Alberti, K.G. and Gray, C.S. (1999). Prevalence of admission hyperglycaemia across clinical subtypes of acute stroke. Lancet 353, 376–377. • Studie zur Assoziation zwischen Hirngewebsverlust und Übergewicht: Raji, C.A., Ho, A.J., Parikshak, N.N., Becker, J.T., Lopez, O.L., Kuller, L.H., Hua, X., Leow, A.D., Toga, A.W. and Thompson, P.M. (2009). Brain structure and obesity. Hum. Brain Mapp 31, 353–364. • Kommentar zum Thema Hirnschädigung und Übergewicht: Judson, O. Brain Damage. »The New York Times« 20. 04. 2010. New York, Arthur Ochs Sulzberger (Jr.) • Magnetresonanz-Spektroskopie-Studie, die zeigt, dass sich die kortikalen ATP-Konzentrationen bei übergewichtigen und normalgewichtigen Menschen nicht unterscheiden: Schmoller, A., Hass, T., Strugovshchikova, O., Melchert, U.H., Scholand-Engler, H.G., Peters, A., Schweiger, U., Hohagen, F. and Oltmanns, K.M. (2010). Evidence for a relationship between body mass and energy metabolism in the human brain. Journal of Cerebral Blood Flow and Metabolism 30, 1403–1410. • Peters, A., Bosy-Westphal, A., Kubera, B., Langemann, D., Goele, K., Later, W., Heller, M., Hubold, C., Müller, M. J. (2011). Why doesn't the brain lose weight, when obese people diet? Obesity Facts, in Revision. • Fallstudie eines angeborenen Leptin-Mangels: Farooqi, I.S., Jebb, S.A., Langmack, G., Lawrence, E., Cheetham, C.H., Prentice, A.M., Hughes, I.A., McCamish, M.A. and O'Rahilly, S. (1999). Effects of recombinant leptin therapy in a child with congenital leptin deficiency. N. Engl. J. Med. 341, 879–884. • Fallstudie eines angeborenen TrkB-Defekts: Yeo, G.S., Hung, C.C., Rochford, J., Keogh, J., Gray, J., Sivaramakrishnan, S., O'Rahilly, S. and Farooqi, I.S.

(2004). A de novo mutation affecting human TrkB associated with severe obesity and developmental delay. Nat. Neurosci. 7, 1187–1189.

Wie chronischer Stress unser Gehirn programmiert

• Zwei Studien an britischen Studenten zum Essverhalten unter chronischem Stress. Erstens: Oliver, G. and Wardle, J. (1999). Perceived effects of stress on food choice. Physiol. Behav. 66, 511–515. • Zweitens: Serlachius, A., Hamer, M. and Wardle, J. (2007). Stress and weight change in university students in the United Kingdom. Physiol. Behav. 92, 548–553. • Unterschiede zwischen typischer und atypischer Depression: Gold, P.W. and Chrousos, G.P. (2002). Organization of the stress system and its dysregulation in melancholic and atypical depression: high vs low CRH/NE states. Mol. Psychiatry 7, 254–275. • Es gibt genetische Varianten des Glukokortikoid-Rezeptors, welche unterschiedlich stark das Stresssystem dämpfen. Die stark dämpfende Variante geht einher mit hohem Insulin und vermehrtem Körperfett; die kaum dämpfende Variante mit normalem Körperfett, vermehrter Muskelmasse, besserer kognitiver Leistungsfähigkeit und Langlebigkeit: van Rossum, E.F. and Lamberts, S.W. (2004). Polymorphisms in the glucocorticoid receptor gene and their associations with metabolic parameters and body composition. Recent Prog. Horm. Res. 59, 333–357. • Letztere Variante geht mit höherem Risiko, eine Depression zu entwickeln, einher: van Rossum, E.F., Binder, E.B., Majer, M., Koper, J.W., Ising, M., Modell, S., Salyakina, D., Lamberts, S.W. and Holsboer, F. (2006). Polymorphisms of the glucocorticoid receptor gene and major depression. Biol. Psychiatry 59, 681–688. • Zwei Studien zur Ernährungs-Unsicherheit und dem damit verbundenen erhöhten Risiko, an Übergewicht zu erkranken: Erstens: Adams, E.J., Grummer-Strawn, L., and Chavez, G. (2003). Food insecurity is associated with increased risk of obesity in California women. J. Nutr. 133, 1070–1074. • Zweitens: Townsend, M.S.,

Peerson, J., Love, B., Achterberg, C. and Murphy, S.P. (2001). Food insecurity is positively related to overweight in women. J. Nutr. 131, 1738–1745.

Der programmierte Appetit

• Klassische Konditionierung der Nahrungsaufnahme bei Kindern: Birch, L.L., McPhee, L., Sullivan, S. and Johnson, S. (1989). Conditioned meal initiation in young children. Appetite 13, 105–113. • Erste bahnbrechende Studie, die im Tierversuch die klassische Konditionierung der Nahrungsaufnahme nachweist: Weingarten, H.P. (1983). Conditioned cues elicit feeding in sated rats: a role for learning in meal initiation. Science 220, 431–433. • Neuroanatomische Lokalisation der Hirnregionen, in denen bei der klassischen Konditionierung der Nahrungsaufnahme der Lernprozess stattfindet: Petrovich, G.D., Setlow, B., Holland, P.C. and Gallagher, M. (2002). Amygdalo-hypothalamic circuit allows learned cues to override satiety and promote eating. J. Neurosci. 22, 8748–8753. • Aufklärung der Rolle des Präfrontalen Kortex in der klassischen Konditionierung der Nahrungsaufnahme: Petrovich, G.D., Holland, P.C. and Gallagher, M. (2005). Amygdalar and prefrontal pathways to the lateral hypothalamus are activated by a learned cue that stimulates eating. J. Neurosci. 25, 8295–8302. • Nachweis, dass eine inkompetente Brain-Pull-Funktion (bei geschädigtem Stresssystem) einen neuroglukopenischen Zustand hervorruft, welcher durch Nahrungsaufnahme wieder beseitigt werden kann: Klement, J., Hubold, C., Cords, H., Oltmanns, K.M., Hallschmid, M., Born, J., Lehnert, H. and Peters, A. (2010). High-calorie glucose-rich food attenuates neuroglycopenic symptoms in patients with Addison's disease. J. Clin. Endocrinol. Metab. 95, 522–528. • Vergleich der relativen Gehirn-Energieaufnahmen bei normal- und übergewichtigen Menschen: Peters, A., Hitze, B., Langemann, D., Bosy-Westphal, A. and Müller, M.J. (2010). Brain size, body size and longevity. Int. J. Obes. (London) 34, 1349–1352. • Zwei

Studien an Kindern über die Steigerung der Nahrungsaufnahme durch »Food-Advertising«. Erstens: Harris, J.L., Bargh, J.A. and Brownell, K.D. (2009). Priming effects of television food advertising on eating behavior. Health Psychol. 28, 404–413. • Zweitens: Halford, J.C., Boyland, E.J., Hughes, G., Oliveira, L.P. and Dovey, T.M. (2007). Beyond-brand effect of television (TV) food advertisements/commercials on caloric intake and food choice of 5-7-year-old children. Appetite 49, 263–267. • Eine große britische Beobachtungsstudie zeigt, dass TV-Sehen in der frühen Kindheit zur Gewichtszunahme führt, welche im Erwachsenenalter nachweisbar wird: Viner, R.M. and Cole, T.J. (2005). Television viewing in early childhood predicts adult body mass index. J. Pediatr. 147, 429–435. • Analyse über die molekularen Mechanismen und stabilen Zustände an Synapsen, die der Gedächtnisbildung zugrunde liegen: Langemann, D., Pellerin, L. and Peters, A. (2008). Making sense of AMPA receptor trafficking by modeling molecular mechanisms of synaptic plasticity. Brain Res. 1207, 60–72. • Zwei Übersichtsarbeiten über Furchtkonditionierung und -extinktion. Erstens: LeDoux, J.E. (2000). Emotion circuits in the brain. Annu. Rev. Neurosci. 23, 155–184. • Zweitens: Pare, D., Quirk, G.J. and LeDoux, J.E. (2004). New vistas on amygdala networks in conditioned fear. J. Neurophysiol. 92, 1–9. • Ein pan-europäisches Projekt, das die Rolle von »Food Marketing« für Kinder untersucht, zeigt ineffektive und inkohärente Bestimmungen in den einzelnen Ländern, wobei sehr wenige Regierungen (Norwegen, Schweden) strikte Verbote erlassen haben, die meisten jedoch auf die Selbstregulation von Industrie und Mediagruppen setzen: Matthews, A.E. (2008). Children and obesity: a pan-European project examining the role of food marketing. Eur. J. Public Health 18, 7–11.

• In der Dutch-Famine-Studie gelang der Nachweis, dass Nahrungsmangel und Stress während der Schwangerschaft zu Übergewicht der Nachkommen in der nächsten und übernächsten Generation führen: Painter, R. C., Osmond, C., Gluckman, P., Hanson, M., Phillips, D. I. and Roseboom, T. J. (2008). Transgenerational effects of prenatal exposure to the Dutch famine on neonatal adiposity and health in later life. BJOG. 115, 1243–1249. • Mütterliches Verhalten »programmiert« die Kortisol-Stressantwort der Nachkommen: Liu, D., Diorio, J., Tannenbaum, B., Caldji, C., Francis, D., Freedman, A., Sharma, S., Pearson, D., Plotsky, P. M. and Meaney, M. J. (1997). Maternal care, hippocampal glucocorticoid receptors, and hypothalamic-pituitary-adrenal responses to stress. Science 277, 1659–1662. • Die »programmierte« Kortisol-Stressantwort ist bei den Nachkommen der nächsten und übernächsten Generation nachweisbar, und die Übertragung erfolgt durch epigenetische (d. h. nichtgenomische) Mechanismen: Francis, D., Diorio, J., Liu, D. and Meaney, M. J. (1999). Nongenomic transmission across generations of maternal behavior and stress responses in the rat. Science 286, 1155–1158. • Die »Programmierung« des Hypothalamus-Nebennierenrinden-Systems geht mit Veränderungen in der hippokampalen GR-Genexpression einher und ist potentiell reversibel: Weaver, I. C., Cervoni, N., Champagne, F. A., D'Alessio, A. C., Sharma, S., Seckl, J. R., Dymov, S., Szyf, M. and Meaney, M. J. (2004). Epigenetic programming by maternal behavior. Nat. Neurosci. 7, 847–854. • In der Dutch-Famine-Studie gelang weiterhin der Nachweis, dass epigenetische Veränderungen von Stoffwechsel-regulierenden Genen über 60 Jahre fortbestehen können: Heijmans, B. T., Tobi, E. W., Stein, A. D., Putter, H., Blauw, G. J., Susser, E. S., Slagboom, P. E. and Lumey, L. H. (2008). Persistent epigenetic differences associated with prenatal exposure to famine in humans. Proc. Natl. Acad. Sci. USA 105, 17046–17049. • Sexueller Missbrauch bei Mädchen schwächt deren spätere Kortisol-Stressreaktivität ab: De, B., Chrousos, G.P., Dorn, L.D., Burke, L., Helmers, K., Kling, M.A., Trickett, P.K. and Putnam, F.W. (1994). Hypothalamic-pituitary-adrenal axis dysregulation in sexually abused girls. J. Clin. Endocrinol Metab. 78, 249–255. • Seelische Not in der Kindheit erhöht das Risiko, später an Übergewicht und Typ-2-Diabetes zu erkranken: Thomas, C., Hypponen, E. and Power, C. (2008). Obesity and type 2 diabetes risk in midadult life: the role of childhood adversity. Pediatrics 121, e1240–e1249. • Bei Suizidopfern, die als Kinder missbraucht wurden, sind häufig Methylanlagerungen am GR-Gen im Hippocampus nachweisbar, sonst ist das deutlich seltener der Fall: McGowan, P.O., Sasaki, A., D'Alessio, A.C., Dymov, S., Labonte, B., Szyf, M., Turecki, G. and Meaney, M.J. (2009). Epigenetic regulation of the glucocorticoid receptor in human brain associates with childhood abuse. Nat. Neurosci. 12, 342–348.

Spielkonsolen und die Umprogrammierung unseres Hirnstoffwechsels

• Evidenz aus einer Studie an Jugendlichen, dass Inaktivität eine Folge und nicht die Ursache von Übergewicht ist: Metcalf, B.S., Hosking, J., Jeffery, A.N., Voss, L.D., Henley, W. and Wilkin, T.J. (2010). Fatness leads to inactivity, but inactivity does not lead to fatness: a longitudinal study in children (EarlyBird 45). Arch. Dis. Child. • Zwei Studien zeigen, dass Langzeit-Bewegungsprogramme zu einer verstärkten Unterdrückung der Nüchtern-Insulinkonzentrationen (bei gleichbleibendem Blutglukose-Niveau) führen. Erstens: Potteiger, J.A., Jacobsen, D.J., Donnelly, J.E. and Hill, J.O. (2003). Glucose and insulin responses following 16 months of exercise training in overweight adults: the Midwest Exercise Trial. Metabolism 52, 1175–1181. • Zweitens: Oppert, J.M., Nadeau, A., Tremblay, A., Despres, J.P., Theriault, G. and Bouchard, C. (1997). Negative energy balance with exercise in identical twins: plasma glucose and insulin responses. Am. J. Physiol. 272, E248–E254. • Negative Effekte von TV-Sehen und Computer-Gebrauch auf das seelische Befinden von Kindern: Page, A.S., Cooper, A.R., Griew, P. and Jago, R. (2010). Children's Screen Viewing is Related to Psychological Difficulties Irrespective of Physical Activity. Pediatrics 126, 1011–1017.

Falschsignale

• Zwei Studien, die zeigen, dass nicht-kalorische Süßstoffe zur Verunsicherung bezüglich des Energiegehaltes süßer Nahrung führen und damit zu anhaltenden Verhaltensänderungen – insbesondere gesteigertem ingestiven Verhalten mit Gewichtszunahme: Erstens: Swithers, S.E. and Davidson, T.L. (2008). A role for sweet taste: calorie predictive relations in energy regulation by rats. Behav. Neurosci. 122, 161–173. • Zweitens: Swithers, S.E., Martin, A.A. and Davidson, T.L. (2010). High-intensity sweeteners and energy balance. Physiol. Behav. 100, 55–62. • Schmid, S. M., Jauch-Chara, K., Hallschmid, M., Wilms, B. and Schultes, B. (2008). Perception of sweetness during oral glucose intake enhances subsequent increase of blood glucose and decreases spontaneous food intake in normal weigth but not obese men. 39th Annual ISPNE (International Society of Psychoneuroendocrinology) Conference, Dresden. • Von außen zugeführte Glukocorticoide wirken über zentralnervöse Mechanismen hemmend auf das Hypothalamus-Nebennierenrinden-System (senken Kortisol) und steigernd auf die pankreatische Insulinsekretion: Zakrzewska, K.E., Cusin, I., Stricker-Krongrad, A., Boss, O., Ricquier, D., Jeanrenaud, B. and Rohner-Jeanrenaud, F. (1999). Induction of obesity and hyperleptinemia by central glucocorticoid infusion in the rat. Diabetes 48, 365–370. • Oral eingenommene Sulfonylharnstoffe zeigen direkte zentral-nervöse Effekte: Slingerland, A.S., Hurkx, W., Noordam, K., Flanagan, S.E., Jukema, J.W., Meiners, L.C., Bruining, G.J., Hattersley, A.T. and Hadders-Algra, M. (2008). Sulphonylurea therapy improves cognition in a patient with the V59M KCNJ11 mutation. Diabet. Med. 25, 277–281. • In der Hypoglykämie hemmen Sulfonylharnstoffe das Ansprechen des Hypothalamus-Nebennierenrinden-Systems: Szoke, E., Gosmanov, N. R., Sinkin, J. C., Nihalani, A., Fender, A. B., Cryer, P. E., Meyer, C. and Gerich, J. E. (2006). Effects of glimepiride and glyburide on glucose counterregulation and recovery from hypoglycemia. Metabolism 55, 78–83. • Die Kontroverse über die Sicherheit der Sulfonylharnstoffe begann 1970 mit der Publikation der University Group Diabetes Study (UGDS), einer wegen methodischer Schwächen kritisierten Studie, welche über eine erhöhte Sterblichkeit unter der Sulfonylharnstoff-Behandlung berichtete: Meinert, C. L., Knatterud, G. L., Prout, T. E. and Klimt, C. R. (1970). A study of the effects of hypoglycemic agents on vascular complications in patients with adult-onset diabetes. II. Mortality results. Diabetes 19, Suppl-830. • Heute wird über die Sicherheit der Sulfonylharnstoffe immer noch kontrovers diskutiert, vor allem wegen ungünstiger Effekte auf kardioprotektive Mechanismen: Schwartz, T. B. and Meinert, C. L. (2004). The UGDP controversy: thirty-four years of contentious ambiguity laid to rest. Perspect. Biol. Med. 47, 564–574. • Serotoninwiederaufnahmehemmer hemmen sowohl das sympathische Nervensystem als auch das Hypothalamus-Nebennierenrinden-System: Jongsma, M. E., Bosker, F. J., Cremers, T. I., Westerink, B. H. and den Boer, J. A. (2005). The effect of chronic selective serotonin reuptake inhibitor treatment on serotonin 1B receptor sensitivity and HPA axis activity. Prog. Neuropsychopharmacol. Biol. Psychiatry 29, 738–744. • Übersichtsarbeit zu Gewichtsveränderungen unter Medikation mit Antidepressiva: Fava, M. (2000). Weight gain and antidepressants. J. Clin. Psychiatry 61, Suppl. 11, 37–41. • Opioide hemmen das Stresssystem: Degli Uberti, E. C., Salvadori, S., Trasforini, G., Margutti, A., Ambrosio, M. R., Rossi, R., Portaluppi, F. and Pansini, R. (1992). Effect of deltorphin on pituitary-adrenal response to insulin-induced hypoglycemia and ovine corticotropin-releasing hormone in healthy man.

J. Clin. Endocrinol. Metab. 75, 370–374. • Opioide steigern ingestives Verhalten: Zhang, M., Balmadrid, C. and Kelley, A.E. (2003). Nucleus accumbens opioid, GABAergic, and dopaminergic modulation of palatable food motivation: contrasting effects revealed by a progressive ratio study in the rat. Behav. Neurosci. 117, 202–211. • Fallbericht über den Gebrauch von Opioid-Pflastern und das konsekutive Auftreten eines akutes Nebennierenrinden-Versagens: Oltmanns, K.M., Fehm, H.L. and Peters, A. (2005). Chronic fentanyl application induces adrenocortical insufficiency. Journal of Internal Medicine 257, 478–480. • Stimulatorische Wirkung des empfindlichen (hochaffinen) Kortisolrezeptors auf die Expression von Amygdala- und Hypothalamus-Neuropeptiden: Watts, A.G. and Sanchez-Watts, G. (1995). Region-specific regulation of neuropeptide mRNAs in rat limbic forebrain neurones by aldosterone and corticosterone. J. Physiol. 484 (Pt 3), 721–736. • Reduktion des Hirnstoffwechsels unter Alkoholeinfluss: Volkow, N.D., Ma, Y., Zhu, W., Fowler, J.S., Li, J., Rao, M., Mueller, K., Pradhan, K., Wong, C. and Wang, G.J. (2008). Moderate doses of alcohol disrupt the functional organization of the human brain. Psychiatry Res. 162, 205–213. • Alkohol steigert über zentral-nervöse Mechanismen die Insulinsekretion: Huang, Z. and Sjoholm, A. (2008). Ethanol acutely stimulates islet blood flow, amplifies insulin secretion, and induces hypoglycemia via nitric oxide and vagally mediated mechanisms. Endocrinology 149, 232–236. • Alkohol verstärkt die Dopaminfreisetzung in den Kerngebieten des Belohnungssystems: Boileau, I., Assaad, J.M., Pihl, R.O., Benkelfat, C., Leyton, M., Diksic, M., Tremblay, R.E. and Dagher, A. (2003). Alcohol promotes dopamine release in the human nucleus accumbens. Synapse 49, 226–231. • Stress durch wiederholte soziale Niederlagen erhört im Tierexperiment den Alkoholkonsum: Caldwell, E.E. and Riccio, D.C. (2010). Alcohol self-administration in rats: Modulation by temporal parameters related to repeated mild social defeat stress. Alcohol 44, 265–274.

Die wahren Ursachen von Übergewicht erkennen und bekämpfen

• Effektivitätsstudien zu Mellins Brain-Training bei übergewichtigen Jugendlichen und Erwachsenen. Erstens: Mellin, L.M., Slinkard, L.A. and Irwin, C.E. (Jr.) (1987). Adolescent obesity intervention: validation of the SHAPEDOWN program. J. Am. Diet. Assoc. 87, 333–338. • Zweitens: Mellin, L. M., Croughan-Minihane, M. and Dickey, L. (1997). The Solution Method: 2-year trends in weight, blood pressure, exercise, depression, and functioning of adults trained in development skills. J. Am. Diet. Assoc. 97, 1133–1138. • Zu Mellins Programm gibt es eine englischsprachige Anleitung für betroffene Menschen mit Übergewicht: Mellin, L.M. (1997). The Solution: 6 Winning Ways to Permanent Weight Loss (New York: Harper Collins). • Für Menschen mit Essstörungen gibt es ein psychotherapeutisches Therapiemanual, basierend auf der sogenannten Dialektisch-Behavorialen Therapie; es wäre prinzipiell auch für Patienten mit schwerer Adipositas einsetzbar: Schweiger, U. and Sipos, V. (2010). Dialektisch Behavoriale Therapie für Patienten mit Borderline – Störung und Essstörungen [DBT-Essstörungen] (Stuttgart: Kohlhammer Verlag). • Zu den neurobiologischen Grundlagen und Begriffsbildungen von »Comfort Food« und »Comfort Eating« gibt es zwei Arbeiten. Erstens: Dallman, M.F., Pecoraro, N., Akana, S.F., la Fleur, S.E., Gomez, F., Houshyar, H., Bell, M.E., Bhatnagar, S., Laugero, K.D. and Manalo, S. (2003). Chronic stress and obesity: a new view of »comfort food«. Proc. Natl. Acad. Sci. USA 100, 11696–11701. • Zweitens: Peters, A. and Langemann, D. (2010). Stress and eating behavior. f1000 Biology Reports 2, 13, doi:10.3410/B2-13.

Unsere Gefühle als Wegweiser

• Die Geschichte von 'Alâ ed-Dîn und der Wunderlampe. Aus: *Die Erzählungen aus den Tausendundein Nächten.* Nach dem arabischen Urtext der Kalkuttaer Ausgabe aus dem Jahre 1839, übertragen von Enno Littmann, Zweiter Band (Insel Verlag), S. 659–791. • Zur Rolle von MR-Kortisolrezeptoren bei der Gedächtniskonsolidierung im Tiefschlaf: Wagner, U., Degirmenci, M., Drosopoulos, S., Perras, B. and Born, J. (2005). Effects of cortisol suppression on sleep-associated consolidation of neutral and emotional memory. Biol. Psychiatry 58, 885–893. • Zum Einfluss des Belohnungssystems auf die Kontrolle zielgerichteten Verhaltens: Grace, A. A., Floresco, S. B., Goto, Y. and Lodge, D. J. (2007). Regulation of firing of dopaminergic neurons and control of goal-directed behaviors. Trends Neurosci. 30, 220–227. • Zum dualen Zusammenspiel von D1- und D2-Dopamin-Rezeptoren in der synaptischen Plastizität: Shen, W., Flajolet, M., Greengard, P. and Surmeier, D. J. (2008). Dichotomous dopaminergic control of striatal synaptic plasticity. Science 321, 848–851.

Metabolische Erziehung oder wie unsere Kinder schlank bleiben können

• Neuroeconomics: In der funktionellen Bildgebung des Gehirns lässt sich zum Beispiel die Rolle des Präfrontalen Kortex aufzeigen, wenn Menschen zwischen zwei Süßgetränken wählen: McClure, S. M., Li, J., Tomlin, D., Cypert, K. S., Montague, L. M. and Montague, P. R. (2004). Neural correlates of behavioral preference for culturally familiar drinks. Neuron 44, 379–387. • Neuromarketing: Pradeep, A. K. (2010). *The Buying Brain*: Secrets for Selling to the Subconcious Mind (Hoboken, New Jersey: John Wiley & Sons), 1–252. • Nachweis von Spiegelneuronen am Menschen durch Ableitung von Nervenzellen, während die Probanden emotionale Gesichtsausdrücke selber erzeugten oder an anderen Personen beobachteten: Mukamel, R., Ekstrom, A. D., Kaplan, J., Iacoboni, M. and Fried, I. (2010). Single-Neuron Responses in Humans during Execution and Observation of Actions. Curr. Biol. 20, 750–756. • Tierexperimentelle Studie, die zeigt, dass die Amygdala in der konditionierten cephalischen Insulinausschüttung unabdingbar ist: Roozendaal, B., Oldenburger, W.P., Strubbe, J.H., Koolhaas, J.M. and Bohus, B. (1990). The central amygdala is involved in the conditioned but not in the meal-induced cephalic insulin response in the rat. Neurosci Lett 116, 210–215. • Das Zitat »In den Tiefen des Gartens …« stammt aus Proust, M. (2003), *Auf der Suche nach der verlorenen Zeit, Guermantes.* Frankfurter Ausgabe, 117.

Epilog

• Proust als literarischer Antizipator auf dem Gebiet der Beschreibung der emotionalen Erinnerung: Peters, A. und Günther, A. Quartette – Beziehungsmuster bei Proust, Racine und Goethe (2010). PROUSTIANA, Hrsg. Speck, R. Moritz, R., Magner, M. (Insel Verlag, Berlin), 75–94. • Die am Ende des Epilogs zitierten Sätze stammen aus der Madeleine-Episode, in: *Auf der Suche nach der verlorenen Zeit. In Swanns Welt.* Deutsch von Eva Rechel-Mertens (2000) (Suhrkamp Verlag, Frankfurt am Main), 67.

Danksagung

Für ihre kritischen Anregungen und Kommentare bei der Erstellung des Buchmanuskriptes danke ich herzlich Dirk Langemann, Britta Kubera, Christian Hubold, Sabine Wittnebel, Regina van Dyken, Sonja Entringer.

Ich danke außerdem allen Mitgliedern der Lübecker Forschergruppe für ihre große Begeisterung und ihre exzellenten Leistungen in der Selfish-Brain-Forschung: Prof. Dirk Langemann, Prof. Luc Pellerin, Prof. Thomas Peters, Prof. Kerstin M. Oltmanns, Dr. Uwe H. Melchert, Prof. Ferdinand Binkofski, Prof. Ulrich Schweiger, Prof. Dirk Petersen, Prof. Fritz Hohagen, Dr. Isabel Pais, Prof. Jan Born, Dr. Manfred Hallschmid, Dr. Kamila Jauch-Chara, Prof. Hendrik Lehnert, Prof. Olaf Jöhren, Dr. Jeroen Mesters, Prof. Rolf Hilgenfeld, Dr. Britta Kubera, Dr. Christian Hubold, Regina van Dyken, Dr. Sonja Entringer, Dr. Matthias Chung, Anika Gallinger, Dr. Thorsten Biet, Dr. Michaela Loebig, Dr. André Schmoller, Dipl.-Phys. Harald Scholand-Engler, Dr. Wiebke Greggersen, Dr. Johanna Klement, Dr. Sebastian M. Schmid, Dr. Britta Brix, Mailin Döpkens, Prof. Horst Lorenz Fehm, Prof. Jürgen Prestin, Prof. Andreas Moser, Sabine Wittnebel, Kirstin Nordhausen, Jutta Schwanbom.

Auch den hundert Doktoranden, die in den letzten Jahren zum Thema »Selfish Brain« promoviert haben und mit ihrer Freude nicht nur einen wissenschaftlichen Beitrag in der Forschergruppe geleistet haben, gilt mein besonderer Dank.

Ich danke ferner der Deutschen Forschungsgemeinschaft für die mehrere Millionen Euro umfassende finanzielle Förderung unserer Klinischen Forschergruppe und das in uns gesetzte Vertrauen.

Die außerordentlich konstruktive und gründliche Lektoratsarbeit von Bettina Eltner und Heike Gronemeier weiß ich sehr zu schätzen. Herzlichen Dank.

Die intensive Zusammenarbeit mit Sebastian Junge beim Schreiben dieses Buches war für mich eines meiner schönsten Arbeitsprojekte überhaupt. Dafür möchte ich ihm an dieser Stelle herzlich danken.

Schließlich gilt mein großer Dank Astrid, die meine Forschung mit ihren Fragen, ihrem Verständnis und ihrer Unterstützung begleitet hat.

Richard Dawkins
Die Schöpfungslüge

Warum Darwin Recht hat
Aus dem Englischen von Sebastian Vogel
528 Seiten, mit zahlreichen farbigen Illustrationen
Gebunden mit Schutzumschlag
ISBN 978-3-550-08765-3
www.ullsteinbuchverlage.de

Richard Dawkins' fulminanter Beweis der Evolutionstheorie

Richard Dawkins' provozierendes Buch beseitigt jeden Zweifel an Darwins Theorie. Mit Brillanz und Präzision pariert Dawkins alle Angriffe gegen die Evolutionstheorie. Er erklärt, worauf Fossilien hindeuten, warum Rehpinscher und Rosenkohl Belege für experimentelle Evolution sind und warum Wale Hinterbeine haben. Streitbar, fundiert, mit Leidenschaft und Humor belegt der Bestsellerautor, was Darwins Theorie wirklich besagt und wie sie begründet ist.

»Richard Dawkins ist ein beeindruckender Denker. Er widerlegt die Argumente seiner Gegner mit der Präzision eines Staranwalts.« *The Times*

ullstein

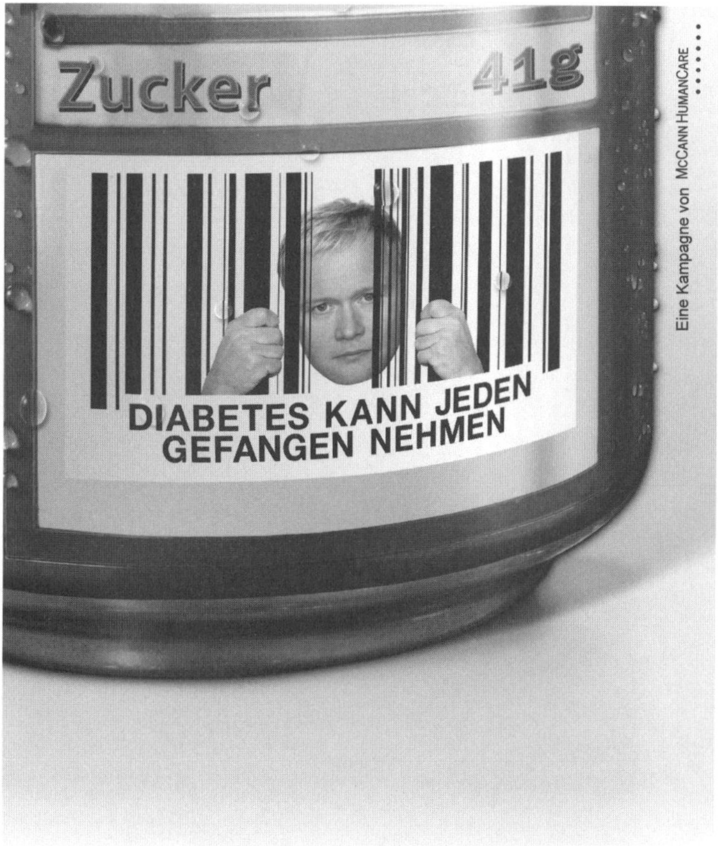

Helfen Sie uns im Kampf gegen Diabetes

Spendenkonto 60 60 Bank für Sozialwirtschaft (BLZ 100 205 00)
oder senden Sie eine SMS mit „Diabetes“ an 81190 (2,99 Euro pro SMS)

diabetesDE, Reinhardtstr. 31, 10117 Berlin, Tel. 030-201 677 0, E-Mail: info@diabetesde.org

diabetes DE
www.diabetesde.org